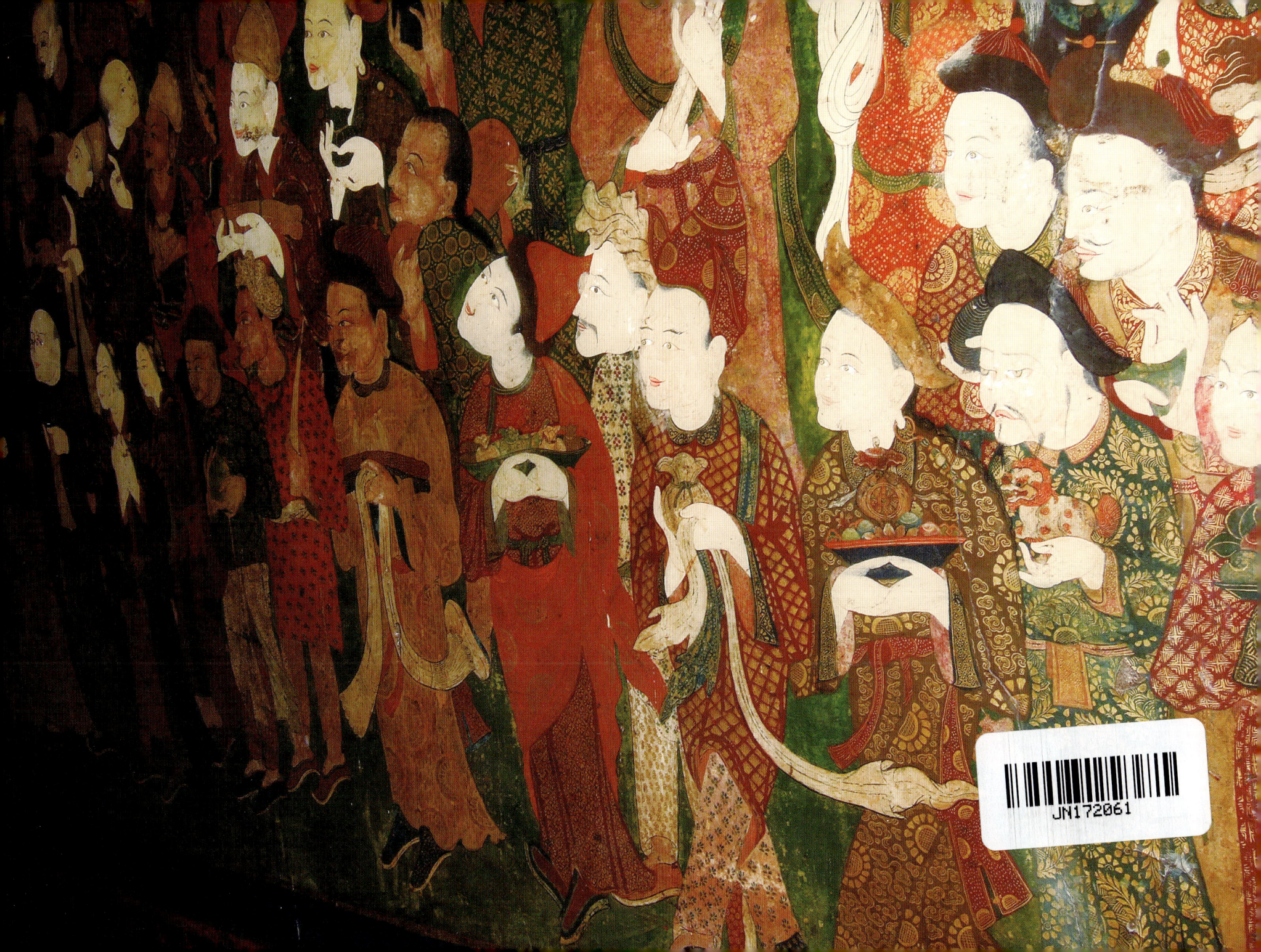

JN172061

チベット伝統医学の薬材研究

石濱裕美子　西脇正人　福田洋一　谷田伸治

藝　華　書　院

ༀ། གསོ་རིག་པའི་རྒྱུ་ཡི་རྫས་སྨན་ཞིབ་འཇུག

チベット伝統医学の薬材研究

目　次

第1章
チベット医学の歴史と先行研究

チベット医学は、インド（ラダック、ザンスカール、ヒマーチャルプラデーシュ州のヒマラヤ地域、シッキム）、モンゴル、中国（西蔵自治区、青海省、四川省、甘粛省、雲南省内の蔵族自治州・自治県）、ロシアのブリヤート共和国・カルムキア共和国・トゥヴァ共和国、ブータンなどのチベット文化の影響を受けた地域において、現在も臨床で用いられ、かつ研究されている伝統医学であり[1]、一部のチベット薬は世界市場に進出して一定の評価を得ている。

チベット医学はインドのアーユルヴェーダ医学や中国の伝統医学の影響を強く受けている。とは言え、その根本に仏教思想を据えていること、チベット高原の豊かな動・植物相は他の医学にない豊富な薬材をチベット医学に提供していることなどから、それら近隣の伝統医学と一線を画していることは明らかである。それにも関わらず、現在チベットという国が存在しないことから、チベット医学は中国国内においては中国医学の一部として扱われ、また、インドにおいてはアーユルヴェーダの影響を過大視しつつ説かれる傾向がある。

そこで本書は、チベット医学をインドや中国の医学の一部としてではなく、チベット医学という一つの伝統として理解すべく、チベット医学の古典を、チベット医たちの解釈によって理解し、さらに古典に現れる薬材の名の下にチベット医がどのような動植物及び鉱物を具体的に用いているかを明らかにすることを目的とする。第2章においては、チベット医学を代表する古典『四部医典』中の、主に薬材が扱われている「解釈タントラ」の第19章から第21章の訳注を行った。本章では、その背景として『四部医典』の解題と先行

研究の概説を行う。

第1節『四部医典』解題

チベット医学典籍を代表する古典、『八部門からなる医学の甘露の心髄秘密の口伝タントラ』（*bdud rtsi snying po yan lag brgyad pa gsang ba man ngag gi rgyud*）は、「根本タントラ」（*rtsa ba'i rgyud* 全6章）・「〔根本タントラの〕解釈タントラ」（*bshad rgyud* 全31章）・「口伝タントラ」（*man ngag gi rgyud* 全92章）・「結尾タントラ」（*rgyud phyi ma* 全27章）の四部構成であることから『四部医典』（*rgyud bzhi*）と通称される。

チベットにおいて医学を志す者は医学校に入門すると同時にこの『四部医典』の内の、根本、解釈、結尾の三タントラの暗唱を行い、師からその説明を受けることから勉強を始める[2]。

『四部医典』がいつ成立したかについて定説はない。現行の『四部医典』の後書きには二つの説が併記されており、一説は、古代チベットの王ティソンデツェン（khri srong lde btsan, 在位755頃-797）の侍医ユトク（g-yu thog）が[3]、インド、中国、シャンシュン（西チベットに栄えた古代王国。チベットの土着宗教ポン教発祥の地と言われている）の医学書を統合して編纂し、それをユトクの子孫であるユトク・ユンテングンポ（g-yu thog yon tan mgon po, 1126-1201）が完成させたというもの。もう一説は行者パドマサンバヴァ（Padmasaṃbhava）がチベット初の僧院サムエ寺（bsam yas）の柱の下に隠したものを11世紀にタパ・ゴンシェー（grwa pa mngon shes, 1012-1090）がとり出したという説である（GZ, IV, colophon, 63a5-6）。

一方、17世紀に編纂された『四部医典』の著名な注釈書、『青瑠璃』（*bai D'ur sngon po*, 略号BN）によると、『四部医典』はティソンデツェン王代の翻訳家ヴァイロチャナ（Vairocana）によってインドの言葉からチベット語に翻訳されインドからチベットにもたらされた後、地下に埋蔵され、それをティソンデツェン王の大臣チム・ドルジェテチュン（mchims rdo rje sbre chung）の子孫にしてヴァイロチャナの生まれ変わりであるタパ・ゴンシェーが発掘したものとする（BN, nga, 228b6-229a3）。このように『四部医典』成立の由来は様々に伝えられるものの、いずれの説も『四部医典』の原形は古代チベットにおいて成立し、11世紀以後に現在の形になったことを暗示して

いる。

　現在われわれが入手し得た『四部医典』の版は、ポタラ宮の向かいに建つ医学堂チャクポリで1888年に刷られたチャクポリ版[4]、ブータン版、18世紀にチベット仏典の経廠嵩祝寺で刷られた北京版[5]、17世紀末から18世紀初頭にかけて東チベットのデルゲで刷られたデルゲ版[6]の四版である。この四版を校訂してみると中央チベット、ブータン、北京、東チベットと出版された地域が様々であるにも関わらず、細かい異綴があることを除けば、内容に大きな差違はないことが分かる。これはチベット文化圏で『四部医典』がほぼ固定した形で流通していたことを示していよう[7]。

　次に、『四部医典』の世界観について述べよう。
　『四部医典』の冒頭に位置する「根本タントラ」は、東西南北を薬草の園に囲まれた、五種の宝石から作られた薬師仏の宮殿の描写から始まる。それが終わると、宮殿の主である薬師仏の様子が描かれ、さらに薬師仏の教えを聴聞する人達として、医学に通達した神々・仙人・ヒンドゥーの聖者・仏教の聖者などの四グループが列挙される。このような冒頭の構成は『青瑠璃』によると、『四部医典』が仏典と同じく「五つの完璧な条件」(phun sum tshogs pa lnga < longs sku'i nges pa lnga)、すなわち、場所、時、説者、聴聞者（眷属）、教えの五つが完璧な状況下で説かれたことを示すものだという(BN, ka, 7a6-b1)。

　タントラの続く部分では、薬師仏が「四百四の病を癒す薬王」という名の瞑想に入り、光を放つ。光は十方の有情の心の欠点を取り除き、無明より生まれる三毒（貪・瞋・痴）の病を全て消し去り、再び薬師仏の心臓にもどった。すると薬師仏の心臓からリクペーイェーシェー仙が化現し、薬師仏の前の中空に浮かんで、聴聞者たちに医学を学ぶべきことを呼びかけた。すると、今度は薬師仏の舌から百千の光が十方に向けて放たれ、十方の命あるものたちの言葉の欠点を取り除いて病や魔を鎮めて再び舌に戻っていった。すると薬師仏のお言葉からイレーケー仙が化現した。そして、イレーケーはリクペーイェーシェーに、いかに医学を学ぶべきかを問うた。こうして、イレーケーの質問に対して、リクペーイェーシェーが答えるという形で『四部医典』の各部は説かれていく。そして、リクペーイェーシェーは「根本タントラ」を説いた後には薬師仏の心臓に、「解釈タントラ」を説いた後には頭に、「口伝タントラ」を説いた後には臍に、「結尾タントラ」を説いた後には秘所へと溶け込んでいった。

　以上を見れば明らかなように、『四部医典』は仏の言葉の象徴であるイレーケー仙と仏の心の象徴であるリクペーイェーシェー仙の対話からなること、『四部医典』の各部が薬師仏の四部位（心臓・頭・臍・秘所）に関連づけられていること、そして密教においては仏の体の四つの部位は仏の四つの智恵と関連して説かれることから、『四部医典』は薬師仏の四智の現れと考えられていることが分かる（KB, 194b5-195a2）。

イレーケーの本質		貪りを取り除く	妙観察智
根本タントラ	薬師仏の心臓	無明を取り除く	大円鏡智
解釈タントラ	薬師仏の頭頂	瞋を取り除く	法界体性智
口伝タントラ	薬師仏の臍	我慢を取り除く	平等性智
結尾タントラ	薬師仏の秘所	嫉妬を取り除く	成所作智

　このように、『四部医典』は薬師仏の覚りの意識を開示するものと考えられていたことから、チベット医は毎朝薬師仏のマントラを唱え薬師仏と一体化する瞑想を行い、癒しのパワーを得たのち、患者の治療にあたる。これらのことは全て、チベット医学が仏教思想をその根源に据えていることを示していよう。

　「根本タントラ」に続く三タントラにおいては、医学原理、診断法、治療法の三本の大きな柱と、そこから派生する様々な問題が詳述される。
　まず、医学原理では、生理学と病理学の二つが説かれる（TMP, plate no.2）。生理学においては、人間の体にはルン（rlung）、ティーパ（mkhris pa）、ペーケン（bad kan）の三ニェパ（nyes pa gsum）があることが説かれる。これらはそれぞれインドのアーユルヴェーダ医学に説かれるヴァータ（vāta）、ピッタ（pitta）、カパ（kapha）に対応し、その理論もほぼアーユルヴェーダと同じである。
　病理学においては、この三ニェパが様々な原因によってバランスを失うことから病が生じることが説かれ、そのうちもっとも根本的な病因は、仏教の説く根本煩悩「無明」であるとされる。
　続く診断法においては、視診、問診、触診の実際が説かれ（TMP, plate no.3）、最後の治療法においては、食餌療法（zas）、日常療法（spyod lam）、薬物療法（sman）、外科療法（dpyad）の四つが説かれる（TMP, plate no.4）。
　本書第二章で訳注を行う「解釈タントラ」第19、20、21の三つの章は、薬材に関する内容を扱う章として一つのまとまり（gnas）を構成している。

第19章には薬材の味と消化後の味、第20章冒頭には薬材の効能が説かれ、薬理学概論ともいうべき一般論が展開される。第20章後半においては各論として個々の薬材の効能が扱われる。第21章は、「解熱作用をもつ薬材のグループ」など、薬材の作用や適用される症状による分類が説かれる。

薬理学概論においては、味や味のもつ効能が病を癒すことが論じられている。日常の飲食物も味を有するが故に、『四部医典』においては薬ばかりではなく日常の飲食物も病を癒やすものとして説かれる。「解釈タントラ」第16章では日常の飲食物が扱われ、そこでは薬物の味に関する語彙と同じものを用いて日常の食材の味や性質が説明される。

また、第19章で列挙された薬材の中には、第20章後半の各論部分においては扱われずに、日常の飲食物を説明する第16章で扱われているものもある。従って、チベット医学の薬材を全面的に理解するためには、第19、20、21の3章以外に飲食物を扱う第16章も視野に入れる必要がある。なお、具体的な薬の製剤法は、「結尾タントラ」第3章から第12章までに述べられている。

第2節 『四部医典』の注釈書の歴史

チベットにおける『四部医典』の解釈の歴史を述べる前に、まず『四部医典』の医学理論に大きな影響を与えたインドの医学文献について述べておきたい。

『四部医典』はインドの伝統医学の古典『アシュターンガ・フリダヤ・サンヒター』(略号 AHS)[8]から大きな影響を受けており、章立、文章表現、単語のレベルに至るまで類似していることはつとに指摘されてきた。『アシュターンガ・フリダヤ・サンヒター』は『チャラカ・サンヒター』、『スシュルタ・サンヒター』と並ぶインドの三大医書の一つであり、チベット大蔵経には同書と、同書の著者による注釈書（自注）と、チャンドラナンダナによる注釈書『月光注』の三つのチベット語訳が収められている[9]。『四部医典』はチベット人の解釈にそって理解すべきとはいえ、『四部医典』の構成及び内容に大きな影響を与えた『アシュターンガ・フリダヤ・サンヒター』のサンスクリット語原文とチベット語訳、また、『アシュターンガ・フリダヤ・サンヒター』のチベット訳と『四部医典』とを比較検討することは、チベット医学とアーユルヴェーダ医学の関係を考えるための基礎的な作業と考えら

れる[10]。本書で訳出した『四部医典』の「解釈タントラ」第19章から第21章と『アシュターンガ・フリダヤ・サンヒター』との対応関係については、本書第2章訳注の冒頭において示した。

次に、チベット人による『四部医典』の解釈の歴史について述べよう。15世紀頃『四部医典』の解釈を巡りチャン（byang）派とスル（zur）派という二つの学派が成立した。スルカルワ・ロドゥーゲーポ（zur mkhar ba blo gros rgyal po, 1509~?）が記した『祖先の教え』(mes po'i zhal lung, 略号 MZ）は、著者の名が示す通りスル派の立場から『四部医典』の「根本タントラ」「解釈タントラ」二タントラと「結尾タントラ」第1章に対して注釈を加えたものである。同書は『四部医典』の内容を細かい科段に分け、それぞれの科段ごとに「概説」(spyi'i don)と「語釈」(tshig gi don)の二方面から『四部医典』本文の注釈を行っている。このうち「概説」では、その節で扱われているテーマについて先行文献を引用しながら『四部医典』の本文を離れて解説を行い、一方の「語釈」では、『四部医典』の本文に即して注釈を行っている。ちなみに第19、20章でもっとも多く引用されている文献は前述した『アシュターンガ・フリダヤ・サンヒター』の注釈書『月光注』である。

『祖先の教え』が注釈していない「口伝タントラ」と「結尾タントラ」第2章以降に対しては、ダライラマ五世の侍医タルモ・メンラムパ＝ロサンチュードゥク（dar mo sman rams pa blo bzang chos grags, 1638-1710）が注釈を行っており、「口伝タントラ」の注釈書の名は『善説・金の飾り』(legs bshad gser rgyan)』、「結尾タントラ」第2章以降の注釈の名は『第二の御教え・金剛の結び目をほどくもの(zhal lungs gnyis pa dka' gnas rdo rje'i mdud 'grol)』(1679年著)である。これら三つの注釈書を合わせると『四部医典』全体の注釈が得られることとなる[11]。

ダライラマ五世の摂政サンゲギャムツォ（sangs rgyas rgya mtsho, 1653-1705）は医学の大家として知られ、1687年から1697年にかけて『四部医典』に対する注釈書『青瑠璃』を著した[12]。さらに同書に基づいて各章の内容を79枚に及ぶ表装された絵画（タンカ）に描かせた。『青瑠璃』は『祖先の教え』と異なり、語釈のみからなる注釈であり、チャン派の立場からの注釈書と言われるが、スル派の注釈書である『祖先の教え』の強い影響を受けており、本書で訳出した中では第19章と第21章に『祖先の教え』の文章をそのまま使用している箇所が数多く見受けられた。また、サンゲギャムツォとタルモ・メンラムパはともにダライラマ五世の弟子であり、『金の飾り』の

開版にはサンゲギャムツォが施主となるなど、両者は密接な関係にある。ちなみに、サンゲギャムツォには、『四部医典』「口伝タントラ」を補足する『口伝タントラの補遺　痛みの熱を除く樟脳、時ならぬ死の訪れを断ち切る剣』（*man ngag yon tan rgyud kyi lhan thabs zug rngu'i tsha gdung sel ba'i katpū ra dus min 'chi zhags gcod pa'i ral gri*）という著作もある[13]。

■ 第3節　『四部医典』の翻訳と研究の歴史

　次に、『四部医典』の翻訳の歴史について述べよう。

　1903年にロシアのバドマエフ（П. А. Бадмаев）が「根本タントラ」「解釈タントラ」二タントラの抄訳を行い[14]、五年後の1908年、モンゴル学者のポズドニエフ（А.М. Позднеев）がモンゴル訳の『四部医典』から「根本タントラ」「解釈タントラ」の二タントラをロシア語訳し[15]、これがチベット文化圏以外における『四部医典』の翻訳史の始まりとなった。

　以後しばらく間を置いて、1961年に龍谷大学の芳村修基が同大学に所蔵されるチベット語の『四部医典』の残葉から「解釈タントラ」の第7章後半と第11章を、ボズドニエフのロシア語訳から「根本タントラ」の全6章と「解釈タントラ」の第1章から第7章の前半までを訳出して発表した[16]。

　また、1973年に英国で、レチュン・リンポチェ（Rechung Rinpoche）が、『四部医典』の「解釈タントラ」全31章と「結尾タントラ」第1・2章の部分訳、並びに『四部医典』の作者である新旧ユトクの伝記を含んだ *Tibetan Medicine*[17] を出版した。本書は部分的とはいえ『四部医典』の初の本格的な英訳となり、チベット医学の研究に大きく裨益した[18]。また二年後の1975年にはエリザベス・フィンケ（Elisabeth Finckh）により、「根本タントラ」の第3章と第6章がドイツ語訳され、三年後にはその英訳が出版された[19]。

　一方80年代に入ると、二種類の漢訳が出版された。一つは1983年の李永年による漢訳[20]であり、もう一方は、1987年の馬世林・羅達尚・毛継祖・王振華による漢訳[21]である。これらはモンゴル語を除くと『四部医典』の初の外国語への全訳という意味で評価できるが、複数のチベット医から誤訳が多いとの指摘がなされている[22]。

　また、1988年には、ロシアのダシエフ（Д. Б. Дашиев）による『四部医典』の「根本タントラ」「解釈タントラ」「結尾タントラ」三タントラのロシア語訳が刊行された[23]。さらに1991年には残りの「口伝タントラ」の訳が刊行され、『四部医典』のロシア語訳が完成した[24]。ポズドニエフの三タントラの全訳はモンゴル語版『四部医典』からの重訳であるものの、ダシエフ訳はチベット語版『四部医典』からの初のロシア語訳である。さらに、バグワン・ダーシ（Vaidya Bhagwan Dash）が「根本タントラ」「解釈タントラ」および「口伝タントラ」の第11章までの英訳とチベット文テクストのサンスクリット語への復元を試み[25]、バリー・クラーク（Barry Clark）が『四部医典』の「根本タントラ」「解釈タントラ」の二タントラを英訳した（Clark 1995）[26]。氏はダライラマの侍医イェシェー・ドゥンデン（ye shes don ldan）らに20年間師事し、現在はニュージーランドに在住して、チベット医学の臨床と教育にあたっている。

　2008年より、チベット亡命政府の所在地ダラムサラの医学・暦学センター（sman rtsis khang）から「根本タントラ」「解釈タントラ」[27]、「結尾タントラ」[28]の英訳が順次出版されている。

　次に、前述の芳村以後の和訳について述べれば、1989年の中川和也による「根本タントラ」第1章の和訳[29]、並びに1991年の自治医科大学と大正大学の研究者による「根本タントラ」の和訳[30]を数えるのみである。

注

[1] チベット医学の臨床と研究の現状は、中国については『中国中医薬年鑑』（中国中医薬出版社）並びに蔡景峰著『蔵医学通史』（青海人民出版社、2002年）を、インドについては、ジャムパ・サムテン著「チベット医学体系——その歴史と亡命チベット政府における現状」（『アーユルヴェーダ研究』第31号、2001年、pp.145-149）、山本哲士著『チベット医学の世界』（東方出版、1996年）、並びに小川康著『僕は日本でたったひとりのチベット医になった』（径書房、2011年）を参照。

[2] イェシェー・ドゥンデン著『チベット医学』三浦順子訳、地湧社、2001年、p.28。

[3] ユトクの伝記については『ユトク伝』中川和也訳、岩波文庫、2001年、参照。

[4] *rgyud bzhi: A Reproduction of a Set of Prints from the 1888 lha sa lcags po ri Blocks*, Smanrtsis Shesrig Spendzod 87, Leh: T.S. Tashigangpa, 1978.テクストは影印である。

[5] *rgyud bzhi: A Reproduction of a Set of Prints from the 18th Century zung cu ze Blocks from the Collections of Prof. Raghu Vira*, ed. O-rgyan Namgyal, Smanrtsis Sherig Spendzod Series 68, Leh : S.W.Tashigangpa, 1975.

[6] *bdud rtsi snying po yan lag brgyad pa gsang ba man ngag gi rgyud*, bod ljongs mi dmangs dpe skrun khang, 1992. テクストは活字に組み直されている。

[7] ちなみに、蔡景峰、洪武娌著『《四部医典》考源』大象出版社、1999年、pp.175-183は、これら四版以外にダタン（Gra thang）版、ガムポ（sGam po）版、ボトン（Bo dong）版、ゾンガ（rDzong dga'）版、クンブム（sKu 'bum）版の存在を伝えている。

[8] 本書は *Aṣṭāṅgahṛdayam (The Core of Octopartite Āyurveda) Composed by Vāgbhaṭa : with the Commentaries (Sarvāṅgasundarā) of Aruṇadatta and (Āyurvedarasāyana) of Hemādri*, ed. Bhaiṣagāchārya Hariśāstrī Parāḍakara Vaidya, Jayakṛṣṇadāsa Āyurveda Series 52, Varanasi : Chaukhambha Orientalia, 1982 (Originally published in 1939) を用いる。

[9] バーグバタ『アシュターンガ・フリダヤ・サンヒター』Derge No.4310, so rig pa, he, 44b1-335a7. バーグバタ『アシュターンガ・フリダヤ・サンヒター自註』Derge No.4311, so rig pa, he, 335b1-e 421a7. チャンドラナンダナ『アシュターンガ・フリダヤ・サンヒター複註言葉の意味の月の光』Derge No.4312, so rig pa, ko 1b1-go 304a7.

[10] フォーゲルは『アシュターンガ・フリダヤ・サンヒター』のサンスクリット語テキストとチベット語訳を対比させたテクストを出版している（C. Vogel, *Vāgbhaṭa's Aṣṭāṅgahṛdayasaṃhitā: The First Five Chapters of its Tibetan Version*, Wiesbaden: F. Steiner, 1965.）。

[11] これら『祖先の教え』、『善説・金の飾り』、『金剛の結び目をほどくもの』の三書は合冊されて影印出版されている（*mes po'i zhal lung: Reproduced from the lha sa Old Zhol dga' ldan phun tshogs gling Blocks*, Smanrtsis Shesrig Spendzod 100-103, Leh: T.S. Tashigang, 1980）。また中国から活字に組み直された『祖先の教え』が出版されており（*rgyud bzhi'i 'grel pa mes po'i zhal lung*, 2 vols, 中国蔵学出版社、1989年）、この活字本の底本は明記されていないものの、インド出版の影印本とも共通する1542年に開版されたガンデンプンツォクリン版であると思われる。本書ではこの活字体を用いている。

[12] サンゲギャムツォはダライラマ五世の最晩年の1679年からダライラマ六世が即位する1697年までの間、ダライラマの代理としてチベットの政治を司った政治家である。彼は医学・天文学・建築学などの外明の専門家としても名高く、医学の代表作としては『四部医典』の注釈書である『青瑠璃』（*bai D'ur sngon po: Being the text of "gso ba rig pa'i bstan bcos sman bla'i dgongs rgyan rgyud bzhi'i gsal byed bai D'ur sngon po'i ma llika" sde srid sangs rgyas rgya mtsho's detailed synthetic treatise on the rgyud bzhi, the fundamental exposition of Tibetan ayurvedic medicine*, Smanrtsis Shesrig Spendzod 51-54, Leh: S.W.Tashigangpa, 1973）並びに、インド医学がチベットへと伝わり、サンゲギャムツォ自身によって興隆する歴史を記した『医学史』*dpal ldan gso ba rig pa'i khog 'bugs legs bshad bai D'urya'i me long drang srong dgyes pa'i dga' ston*. (*Ayurveda in Tibet: a Survey of the History and Literature of Lamaist Medicine*, Smanrtsis Shesrig Spendzod 4, Leh: S. W. Tashigang, 1970. 略号 KB）がある。後者にはGavin Kiltyによる英訳 *Mirror of Beryl: A Historical Introduction to Tibetan Medicine*, Wisdom Publication, 2009. がある。

[13] sde srid sangs rgyas rgya mtsho, *Lamaist Medical Practice : being the Text of man ngag yon tan rgyud kyi lhan thabs zug rngu'i tsha gdung sel ba'i katpū ra dus min 'chi zhags gcod pa'i ral gri, Reproduced from a Print from the 1733 sde dge blocks by o rgyan rnam rgyal*, Smanrtsis Sherig Spendzod 86, Leh: T.S. Tashigangpa, 1978.

[14] Петр Александрович Бадмаев, *Тибетская медицина Главное руководство по врачебной науке Тибета Жуд-Ши*, St. Petersburg, 1903.

[15] Алексей Матвеевич Позднеев, *Учебник тибетской медицины*, St.Petersburg, 1908.

[16] 芳村修基「チベット醫學文献の残葉-《壽命藏八科〔醫〕の教説奥義》残葉の譯註」文部省科学研究費総合研究報告『西域文化研究』第四「中央アジア古代語文献」、法藏館、1961年、pp.255-316。

[17] Rechung Rinpoche, *Tibetan Medicine*, London: Wellcome Institute of the History of Medicine, 1973.レチュン・リンポチェはラサに生まれ、13歳のときミラレパの弟子レチュンパ（1140-1223）の第14代目の生まれ変わりに認定され、現在はシッキムのガントクにあるナムギャル・チベット学研究所で活動している。

[18] 本書はアメリカでリプリントされ（*Tibetan Medicine*, Berkeley: University of California Press, 1976）、さらに、漢訳（『西蔵医学』蔡景峰訳、西蔵人民出版社、1986年）も出版された。

[19] Elisabeth Finckh, *Foundations of Tibetan Medicine According to the Book rgyud bzhi*, 2 vols, London: Watkins, 1978.

[20] 李永年訳『四部医典』、人民出版社、1983年（略号：人民版漢訳）。訳者の李氏が出版以前に死去した後、訳稿は古典チベット語の専門家である青海民族学院の謝佐が校訂し、その他にも多数の関係者が修正意見を出して完成させた。韻文体に訳しているため、訳が数語から何行も抜け落ちている例が散見される。

[21] 馬世林・羅達尚・毛継祖・王振華訳『四部医典』、上海科学技術出版社、1987年（略号：上海版漢訳）。

[22] 李多美「評『四部医典』訳注本」『西蔵研究』1989年第3期、pp.146-148。

[23] Д.Б. Дашиев, "*Чжуд-ши*": *памятник средневековой тибетской культуры*, 3 vols, "Наука", Сибирское отделение, 1988.

[24] Д.Б. Дашиев, "*Чжуд-ши*", *т. III : тантра наставлений : памятник средневековой тибетской культуры*, Министерство печати и средств массовой информации БурССР, 1991.

[25] Bhagwan Dash, *Encyclopaedia of Tibetan medicine : being the Tibetan text of rGyud bźi and Sanskrit restoration of Amṛta Hṛdaya Aṣṭāṅga Guhyopadeśa tantra and expository translation in English*, 7 vols, Delhi: Sri Satguru Publications, 1994-2001.

[26] Barry Clark, *The Quintessence Tantras of Tibetan Medicine*, Ithaca, N.Y.: Snow Lion Publications, 1995.

[27] Men-Tsee-Khang tr., *The Basic Tantra and The Explanatory Tantra from the Secret Quintessential Instructions on the Eight Branches of the Ambrosia Essence Tantra*, Dharamsala, India: Men-Tsee-Khang Publications, 2008.

[28] Men-Tsee-Khang tr., *The Subsequent Tantra from the Secret Quintessential Instructions on the Eight Branches of the Ambrosia Essence Tantra*, Dharamsala, India : Men-Tsee-Khang Publications, 2011.

[29] 中川和也「『四部医典』（ギュー・シ）「根本タントラ」第1章試訳」『アーユルヴェーダ研究』第19号、1989年、pp.25-32。同氏は『四部医典』の著者と言われる旧ユトクの伝記の和訳も行っている（[3] 参照）。

[30] 伊東紘一、岡本宏明、奥野正孝、中村進、金子英一、正木進、正木智恵「へき地医療における伝統医学の役割に関する研究──西蔵伝統医学：ギュ・シ［四部医典］の現代的意義について」『山間・離島における住民福祉に関する研究』財団法人地域社会振興財団、栃木県、1991年、pp.251-308。

第2章
チベットの薬材とその効能

（『四部医典』「解釈タントラ」第19-21章訳注）

『四部医典』の「解釈タントラ」のうち第19章から第21章の3章は薬材の分類と効能を述べる。具体的には、第19章から第20章の前半までは、薬理学概論が述べられ、第20章後半は具体的な薬材の分類とその効能が述べられる。第21章においては薬効の観点から薬材が分類されている。この3つの章に言及される薬材は、チベット医学で用いられる薬材のほぼ全体像を示すものである。この3章を以下のような方針の下に和訳する。

①『四部医典』各章の本文は、一行9音節の韻文から構成されており、訳文も原文に合わせて9音節の訳が終わるごとに改行している。
②和訳を作成するにあたり重視したのは、伝統的なチベット人の解釈である。従って、異綴や複数の解釈が考えられる場合、現代人の解釈ではなく、チベット人が『四部医典』の最も権威ある注釈書とする16世紀の『祖先の教え』（MZ）、並びに17世紀の『青瑠璃』（BN）、同書を絵画化した医学絵画（TMP）に則った。
③伝統的な薬材の名の下に、臨床においてどのような学名の動植物が用いられているかについては、本書第4章で詳述するため訳注においては述べない。
④伝統的なチベット語薬材名に日本語名が明確に対応する場合（例：金等）を除き、原則としてチベット語名をそのままカタカナ書きで音写し、チベット語原綴を括弧の中に記した。またチベット名に対する漢名の参考に、清代に成立した『番漢薬名』[1]の漢語表記をページ番号とともに併記した。『番漢薬名』の判読できない文字は□で表記した。

⑤フォリオ番号は『四部医典』チャクポリ版によって付した。

第1節　全体の構成（科段）

最初に全体の構造を把握できるように、第19章から第21章の科段（伝統的なチベット文献の章節構造）を以下に提示した。（＝　）内のローマ数字とアルファベットは、『アシュターンガ・フリダヤ・サンヒター』の対応する章と偈の番号である。全て第1部に対応箇所があるため、章番号と偈番号のみを示した。

以下に見るように、一般論の部分、特に第19章は『アシュターンガ・フリダヤ・サンヒター』とはっきりとした対応関係があるものの、第20章の薬材の名称と効能を具体的に述べる部分は対応箇所が見いだせない。また、『アシュターンガ・フリダヤ・サンヒター』第1部第15章は、「解釈タントラ」第21章と同様に、薬効ごとに薬材の名前をグループ化する構成であるものの、薬効の取り上げ方には異なる点も多い。本書では『アシュターンガ・フリダヤ・サンヒター』の第15章と「解釈タントラ」第21章の比較検討は行っていない。

A3　薬の調合法の説明
  B1　〔イレーケーがリクペーイェーシェーに〕薬の調合法について問う
  B2　〔リクペーイェーシェーが〕答える
    C1　聴聞の勧めと概説
    C2　詳説
      D1　薬の味の説明（第19章）
      E1　概説
      E2　詳説
        F1　味の基体[2]の説明（＝IX, 1ab）
          G1　概説（＝IX, 1c-3b）
          G2　詳しい説明（－X, 1）
          G3　より詳細な説明（＝IX, 5c-10a）
          G4　最後のまとめ（＝IX, 10b-11）
        F2　味の分類の説明（＝I, 14cd）
        F3　味の本質についての説明（＝X, 2-5d）

第2節　『四部医典』「解釈タントラ」第19章

A3　薬の調合法の説明

B1　〔イレーケーがリクペーイェーシェーに〕薬の配合法について問う

　それからまた、イレーケー仙がこのように申し上げた。

　「ああ、導師リクペーイェーシェー仙様。薬の調合学はいかように学ぶべきでしょうか。癒しの君（'tsho mdzad）にして医者の王（薬師仏）よ、説きたまえ。」と〔23b5〕申し上げた。

B2　〔リクペーイェーシェーが〕答える

C1　聴聞の勧めと概説

　そこで導師（リクペーイェーシェー）がおっしゃった。

　「ああ、大仙人（イレーケー仙）よ、聞くがよい。

病を治す〔四つの〕対治〔の一つ〕[3]である
薬の調合学の学ぶべきものには
「味」（ro）と「消化後の味」（zhu rjes）と「効能」（nus pa）と「調合法」（sbyor
　thabs）の四つがある[4]。

C2　詳説

D1　薬の味の説明
####### E1　概説

まず、「味」については、「〔味の〕拠り所すなわち基体」（rten）と「〔味の〕
　分類」（dbye ba）と
「〔それぞれの味の〕本質」（ngo bo）[5]、「〔それぞれの味の〕グループ」（sde
　tshan）、「〔それぞれの味の〕働き」（las）の五つがある。

E1 詳説

F1 味の基体の説明
G1 概説

「〔味の〕基体」は五つの元素より [23b6] 生じる。
「地〔の元素〕」は支え、「水〔の元素〕」は潤し、「火〔の元素〕」は暖め、
「風〔の元素〕」は動かし、「空〔の元素〕」は隙間をあける。
これ〔ら五つの元素〕が〔「味の基体」を〕生じるが、〔元素の〕割合の大小
　があるのでいろいろな「味」が生まれる。

G2 詳しい説明

地水、火地、水火、水風[6]
火風、地風の二つ〔ずつの組みあわせ〕で「六味」を生じる[7]。

G3 より詳細な説明

地〔の元素〕の薬〔の性質として〕は「重い」(lci)、「不動性」(brtan)、「鈍
　い」(rtul)、「滑らか」('jam)[8]、「潤滑」(snum)、「乾く」(skam) があり、
〔作用としては〕頑健にし、体力を増進し、体をひきしめ、[24a1] ルンの病
　を取り除く。

水〔の元素〕の薬〔の性質として〕は「〔濃度等が〕薄い」(sla)[9]、「清涼感」
　(bsil)、「重い」(lci)、「鈍い」(rtul)、「潤滑」(snum)、「軟らかい」(mnyen)
　[10] があり、
〔作用としては〕潤し、なめらかにし、体をひきしめる、ティーパの病を取
　り除く。

火〔の元素〕の薬〔の性質として〕は「熱い」(tsha)、「鋭い」(rno)、「乾く」
　(skam)、「粗い」(rtsub)、「軽い」(yang)、「潤滑」(snum)、「動性」(g-yo)
　があり、
〔作用としては〕消化の火を生じ、〔体組織を〕作り[11]、血色を良くし、ペー
　ケンの病を取り除く。

風〔の元素〕の薬〔の性質として〕は「軽い」(yang)、「動性」(g-yo)、「寒」
　(grang)、「粗い」(rtsub)、「ぱさぱさ」(skya)[12]、「乾く」(skam) があり、
〔作用としては〕頑健にし、動かし、〔栄養分 (dwangs ma) を始めとする体
　組織を体中に〕行き渡らせ[13]、ペーケンとティーパ〔の病〕を [24a2]
　取り除く。

空〔の元素〕は〔地水火風の〕四つの元素の薬全体にゆきわたっており、
中空であり、〔作用としては〕広い空間を明け、〔三ニェパが〕集まっ〔て生
　じ〕た病を取り除く。

G4 最後のまとめ

従って、それ自体〔が薬であるもの〕と〔もともとは毒であっても対治とな
　るものとそれらを〕配合したことから生じる力により[14]
地上には薬にならないものは一つとしてないのである。

上に向かう〔力をもつ〕薬は、火〔の元素の薬〕と風〔の元素の薬〕であり
下に向かう〔力をもつ薬〕は、地〔の元素〕と水〔の元素の薬〕から生じる。
　従って、
下剤は大部分が〔下に向かう力をもつ地の元素と水の元素の合わさって生じ
　る〕[24a3]「最初の味」(甘い味) から作られるのである。

F2 味の分類の説明

〔味の分類として〕味には「甘」「酸」「塩辛」「苦」「辛」「渋」〔の六味〕が
　あり
この順番で癒しの力は大きいのである[15]。

F3 味の本質についての説明

〔味の〕本質 (ngo bo)〔について説明すると〕、舌に〔のせた時に違いが〕
　分かるので味と言われる。
それについても、甘味を感受した時、
〔味が〕口に残って美味しいので〔もっと欲しいという〕欲望が生じる。

酸味は歯にしみて、渋面となり、よだれが垂れる。

塩辛味はそれに触れる［24a4］と熱くて唾液がたまる。

苦味は口の臭いを消し食欲を減退させる。

辛味は口舌がひりひりして涙がでる。

渋味は舌と口蓋（lce rkan）[16]に味が残って不快な感覚がする。

F4　味のグループの説明

G1　単独の味をもつもの
H1　甘味をもつもの

六味それぞれの薬のグループを［味ごとに］示す。

シンガル（shing mngar, 甘艸 6a）[17]、葡萄（rgun 'brum, 葡萄 5a）、グルクム（gur kum, 紅花 4b）[18]、チュカン（cu gang, 石膏 4b）[19]、

ドンガ（dong ga, 牙皂 6b）、ラニェ（ra mnye, 白及 9b）、ニェシン（nye shing, 黄精／天冬 9b）[20]、チャワ（lca ba, 玉竹 9b）、

精糖（ka ra, 欠）、粗糖（bu ram, 黒糖 11a）、蜂蜜（sbrang, 紅蜜（sbrang rtsi）11a）、肉（sha, 欠）[21]、［24a5］バター（mar, 欠）[22]等

これらとこれらに似たものは、甘味のする薬群である。

H2　酸味をもつもの

石榴（se 'bru, 石榴 5a）[23]、タルブ（star bu, 慈梨膏／鮫刺膏 5a）、セヤプ（bse yab[24], 酸李乾 5a）、キュルラ（skyu ru ra, 山査 5b）、

ギャシュク（rgya shug, 棗 11b）[25]、ダティク（da trig, 五味子／葛藤果 6b）[26]、ヨーグルト（zho, 欠）[27]、酪漿（dar, 欠）[28]、酒（chang, 欠）[29]、ツァプ（発酵のスターター）（rtsabs, 欠）[30]、

これらとこれらに似たものは、酸味のする薬群である。

H3　塩辛味をもつもの

ギャムツァ（rgyam tsha, 光明塩 5b）[31]、ギャツァ（rgya tsha, 礵沙 5b）、チェニャンツァ（lce myang tsha, 黒塩 5b）[32]、

ラツァ（rwa tsha, 欠）[33]、カルツァ（kha ru tsha, 紅塩 5b）、ツァプルツァ（tsabs ru tsha, 欠）、

セツァ（ze tsha, 火硝 3b）、バツァ（lba tsha, 鹹塩 5a）、ヅェツァ（mdze tsha, 皮硝 5b）、テルツァ（thal tsha, 灰塩 5b）[34]、

シンツァ（shing tsha, 官桂 5a）[35]、ヤバクシャーラ（ya bakSHa ra, 芒硝 3b）[36]、ブルトク（bul tog, 碱 3b）［24a6］等

これらとこれらに似たもの等は塩辛味のする薬群である。

H4　苦味をもつもの

ニンバ（nim pa, 山豆根 9b）[37]、ティクタ（tig ta, 蒂丁 6a）[38]、白いボンガ（bong nga dkar po, 麥冬 6a）、

ホンレン（hong len, 胡連 7b）[39]、セルキメトー（gser gyi me tog, 金線沐鱉 5a）[40]、ドゥクモニュン（dug mo nyung, 雀瓜／蓮翹 5a）、

麝香（gla rtsi, 麝香 4b）[41]、胆嚢（mkhris pa, 欠）[42]、ケルパ（skyer ba, 黄栢 6b）、バシャカ（ba sha ka, 鬧陽花 6a）[43]、

タクシュン（brag zhun, 五灵脂 3b）[44]、キチェ（kyi lce, 葵花子 7b）[45]、レコン（re skon, 丹参 7b）[46]等

これらとこれらに似たもの等は苦味のする薬群である。

H5　辛味をもつもの

ナレシャム（na le sham, 胡椒 5a）、チャガ（bca' sga, 欠）[47]、ピピリン（pi pi ling, 蓽橃 5a）[48]、

生姜（sga gsher, 閙姜 11b）[49]、［24b1］シンクン（shing kun, 阿魏 5a）[50]、スプカ（srub ka, 欠）、チェツァワ（lce tsha ba, 欠）、

ダワ（dwa ba, 南星（dwa ba'i rtsa ba）8b）、葱（btsong, 葱 11b）[51]、ゴクキャ（sgog skya, 獨頭蒜 9b）[52]等

これらとこれらに似たもの等は辛味のする薬群である。

H6　渋味をもつもの

栴檀（tsan dan, 白檀香（tsandan dkar po）／紫檀（tsandan dmar po）4a）[53]、アルラ（a ru ra, 柯子 5b）、バルラ（ba ru ra, 川練 5b）、

ウトパラ（utpala, 蜀葵子 4b）[54]、ガドゥル（ga dur, □休／金□／□6a）[55]、マク（smag, 臭裡子 6b）、ムンチャラ（mon cha ra, 象子 6b）、

オンブ（'om bu, 三川柳 6b）等とこれらに似たもの等は渋味のする薬群である。

G2　複数の味をもつもの

ガブル（ga bur, 氷片（shel ga bur）／朝脳（mang ga bur）4a）[56]、チュマツィ（chu ma tsi, 欠）等の
複数の味をもった薬群は、以上のものから類推して調べよ。

F5　味の働きの説明

G1　総論

どの病を［24b2］取り除くかという味の働きを示す。
甘味、酸味、塩辛味、辛味はルンを減らす。
苦味、甘味、渋味はティーパを除く。
辛味、酸味、塩辛味はペーケンを取り除く。

G2　各論

H1　甘味の働き

各論として、甘さは体によく[57]、体組織と力を増す（zungs stobs skyed）[58]。
老人、小児、痩せた人、喉のつまり（gre ba）と肺穿孔（glo）[59]によい。
身体を壮健にし、傷を癒し、体色をよくし[60]、［24b3］感覚を明晰にする。
長寿にし、壮健にし、毒とルンとティーパを取り除く。
〔甘味を〕取りすぎるとペーケンと脂肪を増やし、消化の火を減らす。
身体を太らせ、尿の病（gcin nad）[61]、甲状腺腫（lba ba）とイボ（rmen bu）[62]を生じる。

H2　酸味の働き

酸味は消化の火を生じ、食欲を増進し、
〔気持ちを〕満足させ、〔食べ物を〕こなし、〔ペーケン等を〕断ち（gcod byed）[63]、消化し、〔体に塗ると〕感覚を喪失させる[64]。
滞ったルンを廻らせ（rgyu）、取りすぎると血とティーパ〔の不調〕（khrag

mkhris）[65]を生じる。［24b4］
体をゆるめ、眼の病（rab rib）[66]、目眩（mgo 'khor）、初期の水腫（skya rbab）、中期の水腫（'or）[67]、
丹毒（me dbal）[68]、疥癬（g-yan pa）、吹き出物（thor bu）、渇き、伝染性熱病（rims）[69]を生じる。

H3　塩辛味の働き

塩辛味は〔体の〕こり（sra）〔を除き〕、〔大便とルンの〕吹きだまり（'khyil）〔を解消し〕、〔脈管の〕滞り（'gags）を取り除く[70]。
罨法によって汗を出し消化の火を生じ、食欲を増進する。
取りすぎると、髪が抜け、白髪になり、皺を増やす、
体力を衰えさせ、喉を渇かし、ハンセン病（mdze）[71]、丹毒、血とティーパ〔の不調〕を生ずる。

H4　苦味の働き

苦味は［24b5］食欲不振、寄生虫、渇き、毒、
ハンセン病、昏倒、伝染性熱病、吐き気、ティーパを滅ぼす。
膿んだ傷口（'drul）、油脂（tshil zhag）[72]、骨髄（rkang mar）、大便と尿の水気をとる。
意識を明晰にし、乳房の病と発声障害（skad 'gags）[73]を除く。
取りすぎると、体の構成要素を消耗し、ルンとペーケンを増加させる。

H5　辛味の働き

辛味は喉の病（lkog nad）、口腔・喉の炎症（gag pa）[74]、ハンセン病と中期の水腫を取り除く。
傷を消し、消化の火を生じ、［24b6］消化力を高め、食欲を増進する。
脂肪と膿んだ傷口（'drul bag）[75]を乾かす、下剤の働きがあり、脈管（rtsa sbubs）[76]を開く。
取りすぎると、精液と体力が尽き、身体が萎縮し、ふるえが来て、
昏倒して腰と背等が病む。

H6 渋味の働き

渋味は血とティーパと脂肪と膿んだ傷口を乾かす。
傷を塞ぎ、脂肪と皮膚の色をつややかにする。
取りすぎると、粘液（be snabs）[77] が ［25a1］たまり、便秘となる。
腹部膨満（lto sbo）、心臓の病を生じ、〔栄養分等の体組織を〕乾かし[78]、脈
　管の門（rtsa sgo）が滞る。

G3 まとめ

〔三ニェパと六味の関係を〕まとめると、甘味はルンとティーパを除き、
古いハダカムギ[79]（nas rnying, 青□（nas）11a）、乾燥地の肉（skam sa'i sha）[80]
　以外の
大部分〔の甘いもの〕はペーケンを増進するけれども、
野生のヤク（g-yag rgod）〔の肉〕、魚（nya）〔の肉〕[81]、羊（lug）の肉と蜂
　蜜（sbrang rtsi, 紅蜜 11a）は〔ペーケンによく〕効く[82]。

酸味はペーケンを取り除き、ティーパを ［25a2］増進するが
〔酸っぱいものの中でも〕キュルラは血とティーパと熱病を除く[83]。

塩辛味はルンとペーケンを取り除き、
チェニャンツァとギャムツァ以外〔の塩辛味〕はティーパを増進する。
取りすぎると、重くなるのでペーケンを生じる。

苦味はティーパを除き、ペーケンとルンを増進させるが、
カランジャ（ka ranydza, 建蓮子／蕹頭子 5a）[84] とレテー（sle tres, 苦参 6a）
　はペーケンとルンを除く。

辛味はルンとペーケンを取り除く。
ゴクキャ、［25a3］ピピリン以外はティーパを増進する。
取りすぎると、軽くて粗いので、ルンも増進する。

渋味はティーパを除き、アル〔ラ〕、バルラ
以外の大部分はペーケンとルンの二つに害となる。

E3 付論。消化後の味を示す

消化後の味については、〔薬が〕胃の火と出会った時、
ペーケンとティーパとルンによって順次消化されて[85]
甘味と塩辛味の消化後の味は甘味になり、
酸味は〔消化後の味は〕同じ〔酸〕味に、［25a4］苦味・辛味・渋味の三つ
　は苦味になる。
〔ルン・ティーパ・ペーケンという〕三ニェパのうち、それぞれ二つのニェ
　パを消化後の三味が除く[86]。」

とおっしゃられたのである。

E4 章の題名

　『八部門からなる医学の甘露の心髄　秘密の口伝タントラ』の中から、味
と消化後の味について示した第19章である。

第3節　『四部医典』「解釈タントラ」第20章

D2 薬の効能の説明

E1 聴聞の勧め

　それからまた、リクペーイェーシェー仙がこのようにおっしゃった。

　「ああ、大仙人よ、［25a5］聞くがよい。

E2 本論

F1 概説

薬の効能（nus pa）には味による効能（ro nus）と〔その薬材固有の〕本質（ngo
　bo）の二つがある。
〔これらはそれぞれ、薬材の味ごとに〕共通〔する効能〕と、〔その薬材〕個

別〔の本質〕である。」とおっしゃった。

F2　詳説

G1　薬一般の味の効能の説明

H1　概説

「最初のものは、「効能」(nus)、「力」(stobs)、「性質」(yon tan) の三つに分けて説かれる。

H2　詳説

I1　効能一般の説明

「〔薬の〕効能」とは、「重い」(lci ba)[87]、「潤滑」(snum pa)、「清涼感」(bsil ba)、「鈍い」(rtul ba)、

「軽い」(yang ba)、「粗い」(rtsub pa)、「熱い」(tsha ba)、「鋭い」(rno ba) の八種類である[88]。

最初の四つはルンとティーパを取り除く。

後の四つは [25a6] ペーケンを取り除く。

「軽い」「粗い」「清涼感」の三つはルンを生ぜしめ、

「熱い」「鋭い」「潤滑」の三つはティーパを生ぜしめ、

「重い」「潤滑」「清涼感」「鈍い」の四つはペーケンを生ぜしめる。

〔以上の八つは、後述の〕全ての性質の核となり、

〔他の性質よりも〕優れた効能をもっているので「威力」(mthu) と〔も〕言う。

I2　薬の力の説明

ヒマラヤ山脈 (gangs can) は月の力をもっているので〔清涼感の力のある薬材を産出し〕、ビンドゥヤ山脈 ('bigs byed) は太陽の力を [25b1] もっているので〔温感の力をもつ薬材を産出し〕[89]、

〔両所に産する薬材は、それぞれ〕「清涼感」と「温感」(drod) が素晴らしく強力なので、〔清涼感と温感の二つを〕「力」(stobs) という。

そのうち「熱い (tsha ba)〔という力〕」[90]は寒性の病を取り除き、

「清涼感〔の力〕」は熱性の病を取り除く。

I3　〔薬の〕性質の説明

J1　性質自体の説明

「〔薬の〕性質」(yon tan) は、「滑らか」('jam)、「重い」(lci)、「温かい」(dro)、「潤滑」(snum)、「不動性」(brtan)、

「寒」(grang)、「鈍い」(rtul ba)、「清涼感」(bsil)、「軟らかい」(mnyen)、「(濃度等が) 薄い」(sla)、「乾く」(skam)、

「ぱさぱさ」(skya)、「熱い」(tsha ba)、「軽い」(yang)、「鋭い」(rno)、「粗い」(rtsub)、「動性」(g-yo) であり、

この十七〔の性質〕が「〔病の〕二十の特質」[91][25b2] をうち破る[92]。

それが故に、「性質」(yon tan)[93]と言うのである。

J2　味の違いの説明

K1　効能、力、性質が全て味に依拠するあり方

それら〔効能・力・性質〕は、大部分「〔六〕味」に従って生じるものであり、〔その〕味は「地」等〔の五元素〕に依っているので、

「重い」、「潤滑」を始め〔とする効能[94]は〕〔全て〕それ（＝六味）[95]より生じたものである。

「塩辛」「渋」「甘」の三種類は後ろのもの程「重い」。

同じように、「塩辛」「酸」「甘」は〔後ろになる程〕「潤滑」であり、

「渋」「苦」「甘」は〔後ろになる程〕「清涼感」があり、「苦」[25b3]「渋」「甘」は〔後になる程〕「鈍」く、

「酸」「辛」「苦」の三種類は〔後ろになる程〕「軽」く、かつ「粗」く、

「辛」「酸」「塩辛」の三種類は〔後ろになる程〕「熱」くて「鋭い」。

K2　味等が一致しないことが生じる原因

味等が変化しないもの (ma bcos pa)[96]は何であれ〔大きな〕「力」がある。

味〔、効能、消化後の味〕[97]が同じで〔あっても〕、それぞれの効能〔の〕基体〔である五元素の割合〕の力と、

変化すること[98]、製剤をつうじて、〔最終的な効能の大きさや有効性 (phan gnod) の違いが〕[99]生じることになる。

〔味と効能と消化後の味が〕一致していないものは、後のものが前のものを [100]圧倒する。

K3 それを一致させる必要性

〔味と効能と消化後の味の〕全てが一致している［25b4］場合には、「味」が 機能する。

「味」〔の働き〕通りの阻害作用を行わないものは「消化後の味」が機能する。

「味」〔の働き〕とは逆の〔の働きを行う〕ものは、「効能」が機能する。

従って、「味」〔が機能するもの〕は一緒に、また「効能」〔が機能するもの〕 は一緒に、また「消化後の味」〔が機能するもの〕は一緒にして、調合す る〔べきである〕。

G2 個々の薬の効能の説明

H1 概説

〔薬の〕本質であるそれぞれの薬材（rdzas）の効能を示す。

宝物の薬、土の薬、石の薬[101]、

木の薬、エッセンス薬（rtsi sman）[102]、平原植物薬（thang sman）[103]、草の 薬、

動物薬で［25b5］八種に分けて説く。

H2 詳説

I1 宝物の薬

最初に宝物〔薬〕の効能は

金（gser, 金 2a）は長寿〔をもたらし〕、老化防止に効き[104]、宝石の毒（dbyig dug）[105]を取り除く。

銀（dngul, 銀 2a）は黄水（chu ser）[106]の病と膿血を乾かす。

銅（zangs, 銅 2a）は膿を乾かし、肺・肝の熱を取り除く。

鉄（lcags, 鉄 2a）は、肝毒、眼病、初期の水腫（skya rbab）を取り除く。

トルコ石（g-yu, 松児石 2b）[107]は、毒と肝の熱[108]を取り除く。

真珠（mu tig, 珎珠 2b）[109]は脳漏れ（klad pa 'dzag）[110]を断ち、［25b6］毒の 病を取り除く。

ニャチー（nya phyis, 石決明 2b）[111]の効能は真珠と同じである。

法螺貝（dung, 瑶渠／貝 2b）は膿を乾かし、膨隆に穴をあけ（'gying 'bigs）[112]、 骨の熱を取り除く。

珊瑚（byu ru, 白珊瑚 2b）は肝の熱と脈管（rtsa）の熱と毒による熱を取り除 く。

ラピスラズリ（mu men, 青金 2b）は、毒と黄水とハンセン病（mdze nad） を取り除く。

I2 石の薬

〔二番目に〕石の薬の効能を示す。

赤紫ベルギャプ（smug po sbal rgyab, 無名異 2b）[113]には雄のベル〔ギャプ〕 と雌のベル〔ギャプ〕の二つ[114]があり、

黄水を抜いて乾かし、骨髄（lha ba）[115]を［26a1］保つ。

折れた骨を接合させ、脳を引き締める。

白ベルギャプ（dkar po sbal rgyab, 欠）と白チクトゥプ（dkar po chig thub, 欠） [116]、

赤紫チクトゥプ（smug po chig thub, 欠）等はそれ（赤紫ベルギャプ）[117]と 同じ〔効能をもつ〕。

ガンティク（gangs thig, 理石／爐甘石 2b）[118]は、〔効能は、赤紫ベルギャプと〕 同様であり、〔更に〕肝の熱を取り除く。

磁石（khab len, 慈石／歇鉄石 2b）[119]は、鏃を抜き出し、脳・骨・脈管の病 を取り除く。

ベナプ（be snabs, 欠）[120]は、骨を接合し、傷口にできた〔質の悪い〕皮膚（rmen） [121]を断ち、新しい皮膚（sha'u）[122]を生じさせる。

マンジラ（manydzira , 菩薩石 2b）[123]は、［26a2］骨の熱を取り除く。

パクゴ（phag mgo, 欠）[124]は、骨を癒し、黄水を抜く。

チゴ（byi mgo, 石燕子 3a）[125]は、〔効能は、パクゴと〕同様に[126]新しい皮 膚を生じる。

セルド（gser rdo, 金星石 3a）[127]、グルド（dngul rdo, 銀星石 3a）[128]は黄水 を抜く。

タンシル（stang zil, 欠）[129]とセルシル（gser zil, 蜜陀僧 3a）[130]とグルシル （dngul zil, 玄精石 3a）[131]は骨の変色を取り除く（rus mdog 'byin）[132]。

ドゥシ（gru bzhi, 自然銅 3a）[133]は脳を癒し、黄水を抜く。

チョクラマ（cog la ma, 欠）は脈管と骨髄をしっかりさせる。

ドレー（rdo klad, 脳石 3a）[134] は脳を［26a3］引き締め、新しい皮膚を育てる。

リディ（li gri, 黄丹 3b）[135] は爛れを断ち、ドチュ（rdo chu, 欠）[136] は骨を接合する。

ドティー（rdo mkhris, 石中黄 3a）[137] は脈管を閉じ（rtsa sdom）[138]、シャカル（bsha' dkar, 欠）[139] は新しい皮膚を生じさせる。

ドンルー（ldong ros, 雄黄 3a）とバラ（ba bla, 石黄／雌黄 3a）は〔傷口にできた〕質の悪い皮膚（rmen ngan）[140] やただれを断つ。

ドソル（rdo sol, 煤 3a）[141] は諸々の石を溶かし[142]、脈管の口を閉じる（rtsa kha sdom）。

バヌ（ba nu, 石中乳 3a）[143]、ドギュー（rdo rgyus, 陽起石 3a）[144]、ティンギュー（mthing rgyus, 馬起石 3a）[145] は、靱帯を治す。

黄色いティツァ（ti tsha ser po, 花蘂石／窩鉛 3a）は傷を癒合し、目にいい。

ツェル（mtshal, 銀朱 3b）[146] は傷を癒合し、肺と肝と［26a4］脈管の熱を取り除く。

リクブミク（lig bu mig, 雲母石／長石 3a）とツァク（btsag, 紅土 3b）[147] とユク（yug, 欠）等は[148]

眼病と骨の熱を取り除き、黄水を乾かす。

チョンシ（cong zhi, 寒水石 3b）は、下痢を止め、ペーケンの熱を取り除く。

ドテル（rdo thal, 石灰 3b）[149] は胃にたまったペーケンを断つ。

ハシク（ha shig, 滑石 3b）[150] は脈管を浄化（sbyong ba）[151] し、モデ（mo rde , 欠）[152] は結石病（rde nad）を取り除く。

I3　土の薬

〔三番目に〕土の薬の効能を示す。

セルキチェマ（gser gyi bye ma, 海金沙 3b）[153] は腎臓病、排尿障害（chu 'gags）[154] を［26a5］取り除く。

シンドゥラ（sindhu ra, 太一餘粮 3b）[155] は、脈管の熱と〔五〕臓の傷を治す。

膿血を乾かしてやけどの傷に効く。

セツァ（ze tsha, 火硝 3b）は、石を溶かし、結石、石状の腫瘍（rdo skran）[156] を砕く。

ヤバクシャーラ（ya bakSHa ra, 芒硝 3b）は、消化の火を生じ、腫瘍を浄化法で治す。

ブルトク（bul tog, 碱 3b）は、爛れを断ち、ツァンパ（麦こがし）をこなれさせる。

硫黄（mu zi ser po, 硫黄 3b）は、妖魔（gdon）[157] を滅ぼし、膿血を乾かす。

黒ツル（nag mtshur, 黒礬（nag tshur）3b）と黄ツル（ser mtshur, 黄礬 3b）は、爛れを絶ち、腫瘍を取り除く。［26a6］

ビクペン（big pan, 膽礬 3b）[158] は、膿瘍（'bras）[159] を断ち、腫瘍を滅し、目の白濁（ling thog）[160] を取る。

ドデク（rdo dreg, 石花 3b）[161] は、毒と慢性の熱（tshad pa rnying pa）[162] を取り除く。

タクシュン（brag zhun, 五灵脂 3b）は、熱の病全てに効く。

特に、胃、肝臓、腎臓の熱を取り除くことにもっとも優れている。

I4　木の薬、I5　エッセンスの薬、I6　平原植物薬

木の薬は、根（rtsa ba）、茎（ldum bu）、幹（sdong po）と
枝（yal ga）、髄（rkang）、樹皮（shun pa）、樹液（thang chu）と
葉（lo ma）、花（me tog）、果実（'bras bu）の十種類になる。［26b1］

エッセンスの薬は、草、木、動物から生じる。
平原植物薬は、根、葉柄（ngar pa）、葉、
花、果実の五種類になる。
それら[163] がそれぞれ何に効くかの効能は以下のようである。

ガブル（ga bur, 氷片（shel ga bur）／朝脳（mang ga bur）4a）は、高熱（tshad ba rgyas pa）を落雷のように〔強力に〕滅する[164]。

慢性の頑固な熱（rnyings shing zhen pa'i tsha ba）[165] を完全に治す。

白檀（tsan dan dkar po, 白檀香 4a）は、肺と心臓における〔ニェパが〕霍乱しておきる熱（'khrugs tshad）[166] を取り除く。

紫檀（tsan dan dmar po, 紫檀 4a）は、［26b2］血の熱を取り除く。

アガル（a ga ru, 沈香（a gar nag po）／速香（a gar 'ba' zhig）／紫丁香（a ka ru）4ab）[167] は、心臓と命脈（srog）[168] の熱を取り除く。

ギワン（gi waM, 牛黄 4b）[169] は、伝染性熱病、毒〔による熱〕[170]、肝臓の熱、〔六〕腑の熱を取り除く。

チュカン（cu gang, 石膏 4b）は、肺病をあまねく取り除き、傷の熱を断つ。

グルクム（gur kum, 紅花 4b）は、肝臓病をあまねく取り除き、脈管の口を閉じる。

スクメル（sug smel, 白荳蔲 4b）[171]は、寒性の腎臓の病（mkhal nad grang ba）[172]を残さず取り除く。

ジャーティ（dz'a ti, 肉豆蔲 4b）[173]は、ルンを滅ぼし、心臓の諸病を取り除く。

リシ（li shi, 丁香 4b）は、命脈の［26b3］病と寒性のルン〔による病〕を取り除く。

カコーラ（ka ko la, 艸菓 4b）[174]は、寒性の胃と脾臓〔の病〕を取り除く。

麝香（gla rtsi, 麝香 4b）は、毒、寄生虫、腎臓、肝臓、ニェン病（gnyan nad）[175]を取り除く。

熊の胆（dom mkhris, 熊胆 4b）は、脈管を閉じ、爛れを断ち、新しい皮膚を生じさせる。

平原植物薬の種類

ウトパラ（utpala, 蜀葵子 4b）は、肺、肝臓の熱を残さず取り除く。

ナーガプシュパ（n'a ga puSHpa, 欠）[176]、ナーガケサル（n'a ga ge sar, 欠）[177]、ペマケサル（padma ge sar, 欠）[178]は、肺〔の熱〕、肝臓〔の熱〕、心臓の熱[179]を取り除く。

白いシラ（zi ra dkar po, 巨勝子 4b）[180]は、肺の熱を取り除く。［26b4］

黒いシラ（zi ra nag po, 云南巨勝子 4b）は、肝臓〔における〕寒性〔の病〕を取り除く。

ラララプー（la la phud, 蛇床子 4b）は、寒性の胃の病[181]を取り除く。

ソーマラージャ（so ma ra dza, 線麻子 4b）[182]は、皮膚病、黄水を取り除く。

テーカドルジェ（thal ka rdo rje, 艸決明 4b）[183]等もまた、〔ソーマラージャと〕同様〔の効能〕である。

セルキメトー（gser gyi me tog, 金線沐鱉 5a）は、〔六〕腑の熱（snod tshad）とティーパの熱を取り除く。

セルキプブ（gser gyi phud bu, 欠）[184]は、ティーパを上に引き上げる[185]。

ドゥクモニュン（dug mo nyung, 雀瓜／蓮翹, 5a）は、ティーパを取り除き、熱性の下痢（tsha 'khru）[186]を止める。

葡萄（rgun 'brum, 葡萄 5a）は［26b5］肺病を取り除き、熱を浄化法で下げる[187]。

ウス（'u su, 香菜子 5a）は、胃のペーケンと熱[188]を取り除く。

タルブ（star bu, 慈梨膏／鮫刺膏 5a）は、肺〔の痰〕を除き[189]、〔古〕血を溶かし（khrag 'ju）、ペーケンを断つ。

セヤブ（bse yab, 酸李乾 5a）は、ペーケンと熱[190]を取り除く。

石榴（se 'bru, 石榴 5a）は、胃の諸病を残らず取り除く。

消化の火を生じ、ペーケンと寒性の病を滅ぼす。

ナレシャム（na le sham, 胡椒 5a）は、ペーケンと寒性〔の病〕を取り除く[191]。

ピピリン（pi pi ling, 蓽撥 5a）は、［26b6］寒性の病を残らず取り除く。

薬のガ（sman sga, 姜 5a）は、消化の火を生じ、食を進め、ペーケンとルンを滅ぼす。

ガキャ（sga skya, 山奈 5a）は、ペーケンとルンを取り除き、固まった血（khrag 'kyags）を溶かす。

チトラカ（tsi tra ka, 秦椒 5a）[192]は、力は火のようで、消化の火を生じる。

中期の水腫、痔疾（gzhang 'brum）[193]、寄生虫の病[194]、ハンセン病を取り除く。

シンツァ（shing tsha, 官桂 5a）は、胃と肝臓〔における〕寒性のルン[195]を取り除く。

カランジャ（ka ranydza, 建蓮子／蓮頭子 5a）は、胃の消化の火を生じる。

シンクン（shing kun, 阿魏 5a）は、寄生虫を［27a1］滅ぼし、寒性の病と心臓のルンを取り除く。

チタンガ（byi tang ga, 曼荊子 5a）[196]は、寄生虫を取り除き、消化の火を生じる。

マルツェ（ma ru tse, 可瓜 5a）は、寄生虫の病を取り除く。

ゴチェ（go byed, 番木賊 5a）は、寄生虫を殺し、爛れを断ち（rul gcod）[197]、胃の伝染性熱病を取り除く。

プーカル（spos dkar, 芸香 5a）[198]は、黄水を浄化法で排出し、乾かす。

ググル（gu gul, 安息香／□巴香 5a）[199]は、地の妖魔（sa gdon）[200]、潰瘍（lhog pa）[201]、ニェン〔病〕による痛み（gnyan gzer）を滅ぼす。

シェルタ（shel ta, 没薬 5b）は、骨髄（lha）と骨（rus）の黄水を［27a2］取り込む（btson du 'dzin）。

ギャツァ（rgya tsha, 硇沙 5a）は、毒と寄生虫を取り除き、脈管の病を浄化する。

口腔・喉の炎症（gag pa）と壊死組織（sha ro）を除き、排尿障害を通す。

ギャムツァ（rgyam tsha, 光明塩 5b）は、ペーケン、ルン、未消化物（ma zhu）、寒さを取り除く。

チェニャンツァ（lce myang tsha, 黒塩 5b）も〔ギャムツァと〕同様に〔働く。さらに〕眼に〔も〕良い。

カルツァ（kha ru tsha, 紅塩 5b）とツァプルツァ（tsabs ru tsha, 欠）の二つは

消化の火を生じ、腹部膨満（sbo）、げっぷ（sgreg）、膨隆（'gying）とペーケンとルンを滅す。

ラツァ（rwa tsha, 欠）とテルツァ（thal tsha, 灰塩 5b）は、腑の寒性〔の病〕を取り除く。[27a3]

ゼツァ（mdze tsha, 皮硝 5b）は、〔古〕血を溶かし、傷の黄水を抜く。

ツァラ（tsha la, 硼砂 5b）は、傷を癒合し[202]、〔古〕血を溶かし、浄化法で排出する。

バツァ（lba tsha, 鹹塩 5b）は、甲状腺腫（lba ba）〔の腫れ〕を引かせる。

木の薬の種類

アルラ（a ru〔ra〕, 柯子 5b）[203]は、塩辛い味以外の五味をもっている。

体を養い、消化の火を生じ、消化を促進し、〔体に〕合うようにする。

ルン、ティーパ、ペーケンより生じた全ての病を滅す。

それ（＝アルラ）には五種類ある。〔すなわち〕「尊勝」（rnam rgyal）、「無畏」（'jigs med）、[27a4]

「甘露」（bdud rtsi）、「増益」（'phel byed）、「乾燥」（skem po）の五種類[204]である。

「尊勝」〔アルラ〕は、瓢箪（ku ba）の尾のようである。

ルン、ティーパ、ペーケン、この三つの集まった病等を取り除く。

特に縁起が良く、全ての目的が成就する（don grub）ので善い。

「無畏」〔アルラ〕は、〔果実の形が〕五角形で眼病や妖魔〔による病を治すの〕に推奨される。

「甘露」〔アルラ〕は、果肉が厚く、痩せた人を太らせる。

「増益」〔アルラ〕は、〔果実の形が〕[27a5]丸く、瓶のような形をしていて、傷〔を治すの〕に推奨される。

「乾燥」〔アルラ〕は、しわしわ〔の果実〕で、小児のティーパの病を取り除く。

バルラ（ba ru ra, 川練 5b）は、ペーケンとティーパと黄水を取り除く。

キュルラ（skyu ru ra, 山査 5b）は、ペーケンとティーパと血の病を取り除く。

ニンショシャ（snying zho sha, 建酸棗／廣酸棗 5b）とケルマショシャ（mkhal ma zho sha, 荳鬼見愁／黒大豆 5b）とラゴルショシャ（gla gor zho sha / zla gor zho sha, 木腰子 5b）という三つ〔の果実〕は、

〔順に〕心臓の熱、腎臓の熱、脾臓の熱を取り除く[205]。

アデー（a 'bras, 榧實 5b）、サデー（sra 'bras, 石蓮子 5b）[206]、ジャムデー（'jam 'bras, 欠）は、腎臓の〔27a6〕病を取り除く。

ダゴ（'bra go, 柿子／糯棗 5b）は、ペーケンムクポ（赤紫のペーケン）と黄色いペーケン〔病〕（bad kan smug ser）[207]と胃の病を取り除く。

マヌパトラ（ma nu pa tra, 青木香 5b）[208]は、ルン〔による病〕と血と熱[209]とを取り除く。

プシュカラムーラ（puSHka ra m'u la, 川木香 5b）[210]は、ペーケン〔による〕熱を取り除く。

ルタ（ru rta, 廣木香 5b）は、ルンと血、胃の膨満感を取り除く。

肺病、口腔・喉の炎症、壊死組織を除く。

ユンア（yung ba, 姜黄 5b）は、毒を取り除き、爛れ（rul）を断ち、ニェン病を消滅させる。

シュダ（shu dag, 白芷／石菖蒲（shu dag dkar po）5b-6a）は、消化不良〔に対して〕消化の火を生じ、口腔・喉の炎症と潰瘍を〔27b1〕取り除く。

プシェル〔ツェ〕（pu shel, 射干 6a）[211]は、嘔吐を断ち、ペーケン〔による〕熱を取り除く。

白と赤紫のキュンデル（khyung sder, 鈎藤 6a）[212]は、毒〔による〕熱を取り除く。

白と黄のパーオ（dpa' bo dkar ser, 白附子（dpa' bo ser po）6a）[213]と野生のパー〔オ〕（dpa' rgod, 欠）は同様〔の効能〕である。

白い[214]ボンガ（bong nga dkar po, 麥冬 6a）は伝染性熱病と毒〔による熱〕とティーパによる熱を取り除く。

赤と黄色のボンガ（bong nga dmar ser, 川烏（bong nga dmar po）6a）は、肉による中毒（sha dug）、トリカブトによる中毒（btsan dug）を取り除く。

シンガル（shing mngar, 甘艸 6a）は、肺病と、脈管の病を取り除く。

レテー（sle tres, 苦参 6a）とカンダカリ（kaNDa ka ri, 真朱干／藤梨干 6a）[215]は、〔27b2〕ルン〔による〕熱を除く。

ガタ（ga bra, 肉桂 6a）[216]等も同様〔の効能があり〕、伝染性熱病に効く。

ティクタ（tig ta, 蒂丁 6a）は、ティーパによる熱を残らず取り除く。

バシャカ（ba sha ka, 鬧陽花 6a）は、血の熱（khrag tshad）を残らず取り除く。

バレカ（ba le ka, 木通 6a）は、肺〔の熱〕、肝臓〔の熱〕、六腑の熱（snod tshad）を取り除く。

ガドゥル（ga dur, □休／金□／□ 6a）は、伝染性熱病と肺の熱と脈管の熱を取り除く。

タプセン（stab seng, 杜仲 6b）は、折れた骨を繋ぎ、骨の熱を取り除く。

トンシン（sgron shing, 油松 6b）[217]は、ペーケンとルン〔による病〕と寒性の黄水病[218]を［27b3］取り除く。

ケルパ（skyer ba, 黄栢 6b）とセグー（se rgod, 欠）[219]は、毒を収斂し、黄水を取り除く。

センデン（seng ldeng, 紫檀／木禾木 6b）は、血と黄水を乾かす。

〔ポ〕ソチャ（so cha, 娑羅子 6b）[220]は、一切の病を上へ引き上げる、吐剤の中の最上のものである。

デンロク（dan rog, 巴豆 6b）とシュリーカンダ（shr'i khaNDa, 欠）[221]は、浄化法で強力に排出する。

ドンガ（dong ga, 牙皂 6b）は、肝臓の病を取り除き、穏やかに下痢をさせる。

カペー（ka bad, 葫蘆 6b）[222]とダティク（da trig, 五味子／葛藤果 6b）とマク（smag, 臭裡子 6b）とムンチャラ（mon cha ra, 象子 6b）は、寒熱関係なく下痢を伴う病を［27b4］断つ。

I7 草の薬

草の薬の効能を示すと以下のようである。

ホンレン（hong len, 胡連 7b）は、血を乾かし、〔ニェパが〕霍乱しておきる熱と、〔五〕臓の熱（don tshad）を取り除く。

パンツィドウォ（spang rtsi do bo, 老鸛筋 7b）は、伝染性熱病、毒〔による熱〕と慢性の熱病を取り除く。

レコン（re skon, 丹参 7b）は、血を乾かし、〔ペーケン〕ムクポ（smug po）と脈管の熱を取り除く。

キチェ（kyi lce, 葵花子 7b）は、〔六〕腑の熱とティーパの熱を取り除く。

スムチュティク（sum cu tig, 欠）[223]は、肝臓と胆嚢の熱を取り除く。

プリヤング（pri yangku, 厄子花 7b）[224]は、胃と肝臓の［27b5］熱を取り除く。

サンティク（zangs tig, 紫花蒂丁 6a）[225]、チャクティク（lcags tig, 欠）[226]は、ティーパによる熱を取り除く。

ソロ（sro lo, 沙参 7b）とスクダ（sug 'dra, 桔梗 7b）[227]は、肺の熱を取り除く。

ヤキマ（g-ya' kyi ma, 欠）は、ティーパを鎮静し、〔ティーパを〕浄化法で排出する[228]。

ガンガチュン（gang ga chung, 冬花 7b）は、毒と、熱性の下痢を止める。

チャゴープー（bya rgod spos, 欠）[229]は、妖魔と毒と伝染性熱病を取り除く。

ソルゴンワ（srol gong ba, 欠）は、頭蓋骨折（mgo chag）と、毒による熱とを取り除く。

ユモデチン（yu mo mde 'byin, 欠）[230]は、［27b6］〔胎内〕死児と異物（zug rngu）を外に出す。

ダルヤカン（dar ya kan, 葶藶 7b）は、体腔内の黄水を乾かし、

頭蓋骨折（mgo bo'i rus chag）を治し、骨髄を保つ。

タパク（rta lpags, 玉英葉 10a）[231]は骨髄を保ち、黄水を排出する。

アビシャ（a bi SHa, 山丹花根／百合 7b）[232]は、頭蓋骨折と、毒による熱を除く。

タクシャ（stag sha, 翻白艸 7b）[233]は、傷を癒合し、ニェン〔病の原因となる虫〕を殺し、毒の病を取り除く

白いパンゲン（spang rgyan dkar po, 玉瑱花 8a）[234]は、喉〔の病〕と毒による熱を取り除く。

ユクシン（yu gu shing, 三七／山漆 7a）[235]［28a1］は、傷を癒合し、毒による熱を取り除く。

ツェー（rtsad, 欠）とグトゥプ（rgu thub, 欠）、ドゥムタク（ldum stag, 欠）は、毒による病を取り除く。

アチャク（a byag, 旋覆花（a byag gzer 'joms）7b）は、頭蓋骨折を癒し、黄水を乾かす。

ツェルグン（tsher sngon, 白頭翁 7b）[236]は、骨折を癒し、骨髄を増やす。

ムクチュンデンヨン（smug chung mdan yon, 欠）[237]等も、同様〔の効能〕である。

セルクー（gser skud, 兎児絲 7b）[238]は、肺と肝臓と脈管の熱、および毒による熱を取り除く。

赤紫のルクル（lug ru smug po, 山蹢躅 7b）[239]は、［28a2］毒を収斂し、肉による中毒を除く。

黄色のルクル（lug ru ser po, 欠）とチュルク（chu rug, 欠）は、余分な水分を体内より引く（chu 'thung byed）。

セワの花（se ba'i me tog, 慈梅花 7b）は、ティーパを除き、ルンを抑える。

ブスハン（'bu su hang, 欠）[240]は、傷を癒合し、肺の病を取り除く。

ゴントクパ（sgong thog pa, 欠）は、肉による中毒と〔ニェパが〕霍乱して起きる熱を取り除く。

アトン（a krong, 茵陳 7b）[241] は、肺の熱を取り除く。

ツァルボン（tshar bong, 欠）は、喉の熱と肺の病を取り除く。

タンクン（tang kun, 當歸 7b）[242] は、心臓の［28a3］熱と毒による病を取り除く。

セグーの実（se rgod 'bras bu, 慈梅子 8a）[243] は、毒による熱や肝臓の熱を取り除く。

シュクパ・ツェルチェン（shug pa tsher can, 赤栢枝（shug tsher）8a）[244] は、腎臓の熱と潰瘍を取り除く。

ケルパの花（skyer pa'i me tog）と実（skyer pa'i 'bras bu, 狗起子（skyer 'bras）8a）は、下痢を止める。

タントム（thang phrom, 佛茄／當陸／商陸（thang phrom dkar po）8a／補骨脂（thang phrom nag po）10a）、ランタンツェ（lang thang tse, 浪蕩子 8a）[245] は、寄生虫の病を取り除く。

シンシンナマの実（srin shing sna ma'i 'bras bu, 蘭花子 8a）[246] も同様〔の効能〕である。

デーメーケサル（dres ma'i ge sar, 馬蘭子 8a）[247] は、寄生虫を殺し、腹部の痛み（glang thabs）[248] を［28a4］消す。

白チクトゥプ（dkar po chig thub, 人参（sngo dkar po chig thub）8a）[249] は、毒を収斂し、ニェン虫（gnyang srin）[250] を消す。

アワ（a wa, 欠）[251] は、体腔の傷と眼に効く。

シムティクレ（zhim thig le, 欠）は、眼の白濁を取る。

パルパタ（par pa ta, 秦艽根／秦膠根 8b）[252] は、伝染性熱病熱と毒による熱を取り除く。

ダワの根（dwa ba'i rtsa ba, 南星 8b）は、寄生虫を殺し、骨の突起（rus mdzer）[253] を止める。

ダムブカラ（'dam bu ka ra, 三稜艸 8b）[254] は、肺と肝臓と脈管の熱を取り除く。［28a5］

ディタサジン（'bri ta sa 'dzin, 地錦／雀□蛋艸 8b）[255] は、膿血と黄水を排出する。

チャポツィツィ（bya po tsi tsi, 大黄豆（bya pho tsi tsi）8b）は、女性の〔過多〕月経[256] を止める。

シュモサ（shu mo za, 胡羅巴 8b）は、肺の膿と下痢を止める。

ニワ（snyi ba, 貝母 8b）[257] とルクムル（lug mur, 欠）[258] は、胸の熱（brang tsha）と風邪（cham pa）を取り除く。

イェルシンパ（g-yer shing pa, 欠）[259] は、疱瘡（'brum pa）による熱を取り除く。

メトセルチェン（me tog ser chen, 金蓮花 10a）[260] は、傷を癒合し、脈管の爛れを治す。

タクキャハボ（brag skya ha bo, 覆盆 8b）[261] は、毒を取り除き、熱による下痢を止める。［28a6］

タクプー（brag spos, 山茶花 8b）[262] は、傷を癒合し、膿を乾かし、骨髄を保つ。

ギャプー（rgya spos, 苜蓿 8b）[263] とパンプー（spang spos, 甘松 8b）[264] は、慢性の熱と毒による熱を取り除く。

ニャンツィテ（myang rtsi spras, 黄連 8b）[265] は、水分を吸収し、伝染性熱病を除く。

グドゥー（rgu drus, 欠）は、傷を癒合し、脈管をつなげ（rtsa 'thud）、腸のニェン病（rgyu gzer）[266] を取り除く。

バムポ（'bam po, 欠）は、腫れ（skrangs）を滅し、体腔の膿瘍（khong 'bras）を潰す。

メトクルクミク（me tog lug mig, 菊花 8b）[267] は、毒と伝染性熱病を取り除く。

ケンパ（mkhan pa, 日蒿 8b）は、［28b1］〔出〕血を止め、四肢の腫れを消す。

チュマツィ（chu ma rtsi, 欠）は、黄水と末期の水腫（dmu chu）[268] を浄化法で排出する。

チツェル（byi tsher, 欠）[269] は、伝染性熱病と毒〔による熱〕と腎臓の熱を取り除く。

デワ（de ba, 欠）は、伝染性熱病を除き、ツァティー（rtsa mkhris, 鷺食 8b）[270] は、ティーパによる病を取り除く。

レレル（re ral, 管仲／骨碎補 8b）とオンブ（'om bu, 三川柳 6b）は、肉による中毒と「外側から加えられた毒」（sbyar dug）[271] を取り除く。

シュケン（zhu mkhan, 石南／枇杷葉 8b）とツゥ（tshos, 紫艸茸 8b）とツゥ（btsod, 茜艸 8b）[272] は、肺と腎臓における拡散した熱（'grams tshad）[273] を取り除く。

チャムパ（lcam pa, 小蜀□／小葵子 8b）は、排尿障害と［28b2］渇き（skom dad）と下痢を除く。

岩のチャムパ（brag lcam, 欠）は傷を癒合し、タミク（rta rmig, 淫羊艸 9a）[274]

は脈管の門（rtsa sgo）を閉ざす[275]。

ダマの根（gra ma'i rtsa ba, 欠）は、肉の熱と脈管の熱を取り除く。

ゾモ（mdzo mo, 蘇木 6b）[276]は、固まった血（khrag 'khyags）を溶かし、血の熱を取り除く。

パンマの果実（phang ma'i 'bras bu, 益母子／茺蔚子 9a）は、心臓の熱と婦人病を取り除く。

白いセ（srad dkar ba, 老荳（srad dkar）9a）は、末期・初期の水腫を浄化法で排出する。

チルク（byi rug, 荊芥 9a）は傷口に虫がつくのを予防し（'bu srung）[277]、〔小児の〕寄生虫と臀部の膿（srin phol）[278]を取り除く。

ツェドゥム（mtshe ldum, 麻黄 9a）は、[28b3] 脈管の血を止め、肝臓の熱を取り除く。

デガ（bre ga, 猫児眼 9a）は、肺と腎臓の熱を取り除く。

ルクチュン（lug chung, 旱連艸 9a）[279]は、伝染性熱病と毒〔による熱〕と〔ペーケン〕ムクポと脈管の熱とを取り除く。

ルクゲル（lug ngal, 欠）は、毒を取り除き、四肢の腫れを消す。

サンツィワ（zangs rtsi ba, 欠）は、ティーパの病〔、特に[280]〕目が黄色くなる病（mig ser）を除く。

ニャロ（rnya lo, 紫蕷 9a）は小腸・大腸（rgyu long）〔を主とする[281]六〕腑の熱を取り除く。

ショマン（sho mang, 牛旁 9a）は、傷による熱を取り除く。[28b4]

パヤクの根（pa yag rtsa ba, 欠）は、肺を治し、肺にたまった膿を排出する。

チェウラプク（bye 'u la phug, 欠）[282]は、肉による中毒を除く。

ウクチョ（ug cho, 欠）は、耳の病を取り除き、腹部膨満（sbos pa）を浄化法で治す。

キワの果実（skyi ba'i 'bras bu, 欠）はティーパを上に引き上げる。

サルジカ（sardzi ka, 苗烏梅 9a）[283]は、胃の消化の火を生じさせる。

スプカ（srub ka, 欠）は、爛れを絶ち、消化の火を生じ、黄水を排出する。

チェツァ（lce tsha, 欠）とイモン（dbyi mong, 蓪骨艸 9a）の二つも同様〔の効能〕である。[28b5]

バル（ba lu, 冬青子 9a）は、熱い〔ペーケンと〕冷たいペーケンがせめぎあう（tsha grang 'thab pa）のを除く。

ゴニョ（go snyod, 小回香 9a）は、ルンの熱と毒と眼病を除く。

タラム（tha ram, 大葉馬藍 9a）とナラム（na ram, 車前子 9a）とチャカン（bya rkang, 欠）[284]は下痢を止める。

ソクカワ（sogs ka ba, 欠）は、全ての嘔吐を止める。

ワンポラクパ（dbang po lag pa, 仙人掌 9a）[285]は、体力と精液を生じさせる。

リショ（ri sho, 欠）はティーパを、チャンツェル（spyang tsher, 大小薊 9b）はペーケンを排出する。

ドゥルチ（dur byid, 離婁 9a）[286]とタルヌ（thar nu, 狼毒 9a）は、寒熱のあらゆる病を［28b6］浄化法で治す。

ゴンブ（sngon bu, 欠）は黄水を、トンブ（khrom bus, 欠）はティーパを浄化法で排出する。

チュムツァ（lcum rtsa, 大黄 9b）は、毒による熱と〔六〕腑の熱とペーケンを浄化法で排出する。

チュツァ（chu rtsa, 亜大黄 9b）は、ニェン〔病〕を浄化法で排出し、傷のかさぶたを作る（skam rtsi byed）。

レチャクパ（re lcag pa, 大戟艸 9b）は、膿瘍を鎮め、ニェン病を浄化法で治す。

チャワ（lca ba, 玉竹 9b）は、黄水と腎臓の後ろ辺り（mkhal rked）の冷えを取り除く。

ニェシン（nye shing, 黄精／天冬 9b）とラニェ（ra mnye, 白及 9b）は、寿命を延ばし、黄水を取り除く。

アショガンダ（a sho gandha, 百部／天冬／栝楼天花粉 9b）[287]は、［29a1］下半身の冷えと黄水を取り除く。

セマ（gze ma, 蒺藜 9b）は、排尿困難（gcin sri）と関節の痛み（grum bu）[288]と腎臓の病を取り除く。

I8　動物から生じる薬

動物から生じる〔薬〕には（1）角、（2）骨、
（3）肉、（4）血、（5）胆嚢、（6）脂肪、（7）脳、（8）皮、（9）爪、（10）毛
（11）尿、（12）糞、（13）全身〔を使うもの〕の十三種類がある。
それらについて、何に効くかの効能を示す〔と以下のようになる〕。[29a2]

J1　角

犀の角（bse ru, 犀角 10a）は体腔の膿血と黄水を乾かす。

ノロ鹿（kha sha）と赤鹿（sha ba）の角も同様〔の効能〕である。

アンテロープ（gtsod）とガゼル（dgo ba）の角は下痢を止める。

サイガ（rgya）の角と、去勢していない羊（lug thug）の角は分娩を促進する。

野生のヤク（rgod g-yag）の角は消化の火を生じ、腫瘍をつぶす。

野生の羊（gnyan）の角は伝染性熱病を除く。

J2　骨

人（mi）の頭蓋骨（dur thod）は黄水を乾かす。

〔焼いた〕人骨［29a3］の粉末（mi rus btsa' ma）[289]と〔焼いた〕肩甲骨の灰（sogs thal）は、

慢性の熱が全身に籠もっている（zhen pa）[290]のを滅する。

人の腰の骨（dpyi rus）は、潰瘍を滅する。

竜骨（'brug rus, 龍骨 10b）[291]は、爛れを止めて、〔外傷後に再生する質の悪い〕皮膚（rmen pa）[292]を癒す。

虎（stag）の骨は、骨髄を増やす。

子安貝（'gron bu, 海巴児 10a）[293]は、血を止め、膿水（rnag chu）を乾かす。

雷に打たれて死んだ〔人の〕骨[294]と

腸のニェン病〔で死んだ人〕の頭蓋骨[295]は、腸のニェン病を滅する。

豚（phag pa）の［29a4］骨は、〔ペーケン〕ムクポを取り除く。

羊（lug）の骨は、ルンの病を取り除く。

膝蓋骨（ser ba rus）[296]は、排尿障害を除く。

セルモ鳥（zer mo）[297]の骨は、流血を止める。

猿の骨（spre'u'i rus pa, 猴骨 10b）は、分娩を促進する。

ブキョク（'bu skyogs）[298]は、寄生虫を排出し、末期の水腫を浄化法で排出する。

有蹄類（bshul chags）[299]の骨は、黄水を取り除く。

J3　肉

人の肉は、膿瘍を鎮め、ルンと毒とニェン病を滅する。［29a5］

蛇（sbrul）[300]の肉は、初期の腫瘍（'dril）[301]をつぶし、排尿障害を通し、眼にきく。

鷲（bya rgod）の肉は、消化の火を生じ、甲状腺腫を潰す。

孔雀（rma bya）の肉[302]はティーパ〔の病〕と毒の病を除去する。

ダチー（da byid, 大雲虎 10b）の肉は、腎臓の後ろ辺りの冷えを除く。

川獺（sram）の肝臓は、排尿障害を除く。

マーモット（'phyi ba）の肝臓は裂けた骨を繋ぎ合わせる。［29a6］

山羊（ra）の肝臓は、眼に最も効く。

肺、心臓、肝臓、脾臓、腎臓の肉は、それぞれの病を治す。

狼（spyang ki）の胃は、消化の火を生じ、未消化物を消化する。

狼の舌は、舌の腫れを引かせる。

豚の舌は、骨の突起を止める。

犬（khyi）の舌は、いろいろな傷を癒合する。

驢馬（bong bu）の舌は、下痢を止める。［29b1］

トゥク（thug）[303]の睾丸（'bras）は強精作用（ro tsa）がある。犬の陰嚢（rlig）は胎盤（bu rogs）を排出させる。

狐（wa）とクゥクタ（khug rta, ツバメ）の肺は、肺穿孔（glo rdol）を止める。

蝙蝠（bya wang）の肉は、嘔吐を止める。

雀（mchil pa）と野雀（nas zan）[304]と蜥蜴（rtsangs pa, 雲虎／海馬 10b）〔の肉〕は、精液を生じる。

野鴨（ngur pa）の肉はこむら返り（nywa lhog）[305]を除く。

J4　血

赤鹿の血は、寄生虫を除き、子宮の出血を止める。

山羊の血は、［29b2］性病（reg dug）[306]と天然痘（'brum nag）[307]を除く。

野生のヤクの血（g-yag rgod khrag）とアンテロープの血（gtsod khrag, 灵羊血 10a）は、下痢を止める。

豚の血は、〔全身に〕散らばった毒と〔ペーケン〕ムクポを収斂する。

驢馬の血（bong khrag）は、関節の痛みと、関節（tshigs mig）の黄水を除く。

鶏のトサカの血（bya yi ze khrag）は、肉を養い、骨髄を保つ。

〔人の〕子宮の血（mngal khrag）は、脈管を閉じ、新しい皮膚を生じさせる。

J5　胆嚢

胆嚢（mkhris pa）の類はみな、脈管の［29b3］口を閉じ、

爛れを止め、肉を養い、毒を除き、眼に効く

J6 脂質

蛇の脂肪は〔ささった〕鏃を抜き出す。

赤鹿の脂肪は、寄生虫を除き、毒の病から〔身を〕守る。

豚の脂肪は、毒を収斂し、シュトル（shu thor）[308]を除く。

人の脂肪は、ルンを鎮め、シュトルを除く。

J7 脳

山羊の脳（klad）は、切れた靱帯と腱（rgyus）を治す。

羊の脳は、「頭がまわる目眩」（mgo 'khor）、と「体全体が揺れる目眩」（mtsho 'khyoms）[309]を治す。[29b4]

草食動物（ri dwags）[310]の脳は、下痢を止める。

兎の脳は、腸のニェン病を除く。

人の脳は、腫れ（skrangs）を消滅させ、黄水をつぶす。

J8 皮

蛇の抜け殻（sbrul lpags）は、シャタ（sha bkra）[311]とランシュ（glang shu）[312]を除く。

犀の皮（bse ko, 犀皮（bse go）10b）と牛の皮（glang ko, 象皮（glang go）10a）は、天然痘を除く。

鼠（byi ba）の皮は、膿を引き出す。

J9 爪等

鰐（chu srin）の爪は、骨の熱を除く。

驢馬の蹄（bong bu'i rmig pa）は、[29b5] 排尿障害を除く。

馬の蹄（rta yi rmig pa）は、腫瘍を除く。

馬の附蝉（bon pa）[313]は、こむら返りを治す。

J10 毛

孔雀の飾り羽（rma bya'i mdongs）は、毒と肺の膿を取り除く。

鷲鳥（so bya）[314]の羽毛（so bya'i sgro, 青□羽（gso bya'i sgro）10a）は、排尿障害を通じさせる。

梟の羽毛（'ug pa'i sgro）は、末期の水腫を除く。

チャマチ（ムササビ）の飛膜（bya ma byi'i sgro, 鸄鼠羽毛 10a）[315]は、子宮の病（mngal nad）を除去する。

ナーワ（gna' ba, 羊の一種）の毛は、毒の病を除く。

去勢していない山羊の [29b6] 陰毛（ra thug rmongs spus）は、潰瘍を消す。

J11 尿

人の尿は、ニェン虫を除き、伝染性熱病から身を守る。

牝牛の尿は、黄水と慢性の熱を浄化法で治す。

J12 糞

鷲の糞（rgod brun）は、消化の火を生じ、腫瘍をつぶし、腫れを退かせる。

豚の糞は、未消化物、ニェンによる伝染性熱病（gnyan rims）[316]、ティーパによる腫瘍（mkhris skran）[317]を除く。

人の糞は、ティーパによる腫瘍と毒を除き、腫れを消す。

馬の糞（rta spangs）は、寄生虫を除き、[30a1] ティーパとルンの合併症と嘔吐[318]を止める。

兎の糞（ri bong brun, 望月沙 10a）は、末期の水腫を浄化法で治す。

犬（khyi）〔の糞〕と、狼（spyang）〔の糞〕と雪鶏（gong mo）[319]の糞（brun）は、腫れを消す。

鶏の糞（bya brun）[320]と鼠の糞（byi brun）の両者は、膿を引き出す。

鳩の糞（phug ron brun, 鴿糞 11a）は、腫れを膿にして引かせる。

J13 全身の薬

斑猫（byang pa, 斑猫虫 10b）は、諸々の脈管の病を浄化法で治す。

蟹（sdig srin, 螃蟹 10b）[321][30a2] とチュブル（chu sbur）[322]の二つは、排

尿障害を除く。

セブル (bse sbur)[323]とチンチントゥル (bying bying thu lu)[324]は、腹部の痛みを消す。

トゥマの虫 (spru ma'i 'bu)[325]は、出血している脈管 (rtsa khrag shor) を閉じる。

カタツムリ (na bun bu mo)[326]は、脳漏れを止める。

水鼠 (chu byi)[327]とバチ (rba byi)[328]の肉は、肉による中毒を除く。

ミクパ (rmigs pa) は、寄生虫の病と毒の病を除く。

「薬の馬」(sman rta)[329]については、粗糖 (bu ram, 黒糖 11a)[330]は、寒と[30a3]ルン[331]を取り除く「馬」である。

精糖 (ka ra) は、血とティーパと熱を取り除く「馬」である。

蜂蜜 (sbrang rtsi, 紅蜜 11a) は黄水とペーケンを取り除く「馬」である。

以上がそれぞれの薬材の効能である。

諸仙人たちはこれを大切なものとして記憶しなさい。」

とおっしゃられたのである。

E3 章の題名

『八部門からなる医学の甘露の心髄 秘密の口伝タントラ』の中から、薬の[30a4]効能について示した第20章である。

第4節 『四部医典』「解釈タントラ」第21章

D3 薬の味と効能両方による調合法
E1 聴聞の進め

それからまた、リクペーイェーシェー仙が次のようにおっしゃった。

「ああ、大仙人(イレーケー仙)よ、聞くがよい。

E2 〔リクペーイェーシェーの〕答え
F1 概説

調合方法は、〔どの病に効くかという〕グループと味に合わせる調合〔方法〕・効能に合わせる調合〔方法〕がある。

F2 詳説
G1 〔薬効の〕グループによる調合〔法の説明〕
H1 概説

〔まず、〕どの病を取り除くかという観点から薬をグループにして示す。

H2 詳説
I1 熱一般に効く薬

ガブル (ga bur)、白檀 (tsan dan dkar po)、[30a5] ギワン (gi waM) とチュカン (cu gang)[332]、グルクム (gur kum)[333]、青いウトパラ (utpala sngon po) 等が熱一般を区別なく滅ぼす薬のグループである。

I2 ティーパ〔の病〕に効く薬

ティクタ (tig ta)[334]、セルキメトー (gser gyi me tog)、ドゥクモニュン (dug mo nyung)

白いボンガ (bong nga dkar po)、ツァティー (rtsa mkhris)、ヤキマ (g-ya' kyi ma)

キチェ (kyi lce)[335]、ケルパ (skyer pa) はティーパ〔の病〕を取り除く〔薬の〕グループである。

I3 血の病に効く薬

紫檀 (tsan dan dmar po)、ゾモ (mdzo mo)[336]、センデン (seng ldeng)[337] と

ホンレン (hong len)、バシャカ (ba sha ka)[338][30a6] とキュルラ (skyu ru ra)、

レコン（re skon）、パンツィドゥォ（spang rtsi do bo）、ツゥ（btsod）とツゥ（tshos）[339] は

血の病を取り除く薬のグループである。

I4 伝染性熱病に効く薬

ギワン、セルキメトー、白いボンガ、

ガドゥル（ga dur）[340]、チツェル（byi tsher）、デワ（de ba）[341]、パルパタ（par pa ta）と

タクカン（khrag rkang）[342] は伝染性熱病を除く薬のグループである。

I5 毒に効く薬

麝香（gla rtsi）、白いボンガ、黄色いボンガ、赤いボンガ（bong nga dkar ser dmar po）の三つ、

白いキュンデルと赤紫のキュンデル（khyung sder dkar smug）と白いパーオと黄色いパーオ（dpa' bo dkar ser）、[30b1] ツェー（rtsad）、

ナムパル（rnam par）[343]、グトゥプ（rgu thub）、タクシャ（stag sha）、〔タクキャ〕ハボ（ha bo）[344] と

ユンア（yung ba）、ガンガチュン（gang ga chung）とレレル（re ral）[345] と

オンブ（'om bu）、パンゲン（spang rgyan）、パンツィドゥォと

セグー（se rgod）、ケルパの樹皮（skyer pa'i bar shun）は毒〔による病を癒す〕薬のグループである。

I6 肺の病に効く薬

チュカン、シンガル（shing mngar）、葡萄（rgun 'brum）、タルブ（star bu）と

ルタ（ru rta）、ガドゥル[346]、アトン（a krong）、ソロカル（sro lo dkar）[347]、スクダ（sug 'dra）[348] 等が肺の〔病に効く〕薬のグループである。[30b2]

I7 ルンによっておきる熱に効く薬

レテー（sle tres）、カンダカリ（kaNDa ka ri）、アガル（a ga ru）[349]、

ゴニョ（go snyod）、ルタ[350]、ググル（gu gul）[351]、ゴクキャ（sgog skya）等が

ルンによっておきる熱〔に効く〕薬のグループである。

I8 ペーケンによる熱に効く薬

セヤプ（bse yab）、マヌ〔パトラ〕（ma nu）[352]、ウス（'u su）、タルブとウトパラ（utpala）[353]、石榴（se 'bru）、ガキャ（sga skya）、キュルラ（kyu ru ra）は

ペーケンによる熱を除く薬のグループである。

I9 ペーケン、ルンによる病に効く薬

薬のガ（sman sga）、ガキャ、シンクン（shing kun）、カルツァ（kha ru tsha）、

葱（btsong）、ゴク〔キャ〕（sgog）[354] はペーケン、ルン〔による病〕を除く薬の [30b3] グループである。

I10 ペーケンによる寒に効く薬

石榴、ポワリ（pho ba ris）[355] とピピリン（pi pi ling）、

薬のガ、チトラカ（tsi tra ka）とカコーラ（ka ko la）、

スクメル（sug smel）、シンツァ（shing tsha）、ジャムデー（'jam 'bras）、チタンガ（byi tang ga）、

ダリ（da lis）[356]、黒いシラ（zi ra nag po）、ララプー（la la phud）、

イモン（dbyi mong）[357]、スプカ（srub ka）、チェツァ〔ワ〕（lce tsha）、ツァプルツァ（tsabs ru tsha）、

ギャツァ（rgya tsha）、ギャムツァ（rgyam tsha）、ラツァ（rwa tsha）、テルツァ（thal tsha）等は

ペーケンによる寒を取り除く薬のグループである。

I11 ルンによる病に効く薬

ジャーティ（dz'a ti）、粗糖（bu ram）、[30b4] 各種の骨（rus sna）[358] はル

I12 黄水病に効く薬

プーカル (spos dkar)[359]、テーカドルジェ (thal ka rdo rje)、ソーマラ〔ージャ〕 (so ma ra)[360]、

センデン[361]、ケルパ[362]は黄水〔病に効く〕薬のグループである。

I13 寄生虫の病に効く薬

麝香、シンクン、ゴクキャ、マルツェ (ma ru tse)、

タントム (thang phrom)、ランタンツェ (lang tang tse)、チタンガ、

デーマの実 (dres 'bru)[363]、ブキョク ('bu skyogs)、プル〔モ〕の灰 (phur thal)[364]、シンシン〔ナマ〕の実 (srin shing 'bru)[365]、

ダワ (dwa ba)、イェルマ (g-yer ma, 花椒 7a)[366]、トゥマ (spru ma)[367]は 寄生虫〔の病に効く〕薬のグループである。

I14 下痢に効く薬

カペー (ka bad/ped)、ビルバ (bil ba)[368]、ダティク (da trig)、ムンチャラ (mon cha ra)、[30b5]

マク (smag) とタラム (tha ram)、ナラム (na ram)、ギャケクシン (rgya skyegs shing)[369]、

アンテロープの血 (gtsod khrag)[370]、チャカン (bya rkang)[371]は下痢を断 つ薬のグループである。

I15 利尿薬

ギャツァ、ギャムツァ、セルキチェマ (gser gyi bye ma) と

蟹 (sdig srin)、スクメル、ニガー (nyi dga')[372]は利尿の薬である。

I16 吐剤

ソンチャ (son cha)[373]、リショ (ri sho)[374]、チャンツェル (spyang tsher)、

シュダ (shu dag)[375]と

セル〔キ〕プ〔ブ〕(gser phud)[376]、ディタサジン ('bri ta sa 'dzin)、キ〔ワ〕 の実 (skyi 'bru) と

ヤキ〔マ〕(g-ya' kyi)、ユンカル (yungs kar, 白芥子 (yungs dkar) 11a)[377]等 は [30b6] 吐剤のグループである。

I17 下剤

アル〔ラ〕(a ru)[378]、デンダ (danda, 蓖麻子 (dan ta) 6b)[379]、ドンガ (dong ga)、シュリーカン〔ダ〕(shr'i kha Na)、

ドゥルチ (dur byid)、タルヌ (thar nu)、チュムツァ (lcum rtsa)、ゴンブ (sngon bu) と

トンブ (khron bu)、ツィタク (tsi stag)[380]、レチャク〔パ〕(re lcag)、チュ ツァ (chu rtsa) 等は

下剤のグループである。

G2 味と効能による調合〔法〕
H1 概説

調合方法は味に合わせた調合方法と効能に合わせた調合方法の二つがある。

H2 詳説
I1 味による調合〔法〕の説明

味を組み合わせる調合は五十七種類ある、〔すなわち〕

二種類〔の味を組み合わせる〕調合としては、甘味〔と他一種類の味と組み 合わせる調合〕が五種類、〔以下同様に〕酸味〔との調合〕が四種類、

塩辛味〔との調合〕が [31a1] 三種類、苦味〔との調合〕が二種類、辛味〔と の調合〕が一種類ある。

三種類〔の味を組み合わせる〕調合としては、甘味〔と他二種類の味を組み 合わせる調合〕が十種類、〔以下同様に〕酸味〔との調合〕が六種類

塩辛味〔との調合〕が三種類、苦味〔との調合〕が一種類だけある。

四種類〔の味を組み合わせる〕調合としては、甘味〔と他三種の味を組み合 わせる調合〕が十種類、〔同様に〕酸味〔との調合〕が四種類、塩辛味〔と

の調合〕が一種類ある。

五つ〔の味を組み合わせる〕調合としては、甘味〔と他四種類の味を組み合わせる調合〕が五種類、酸味〔との調合〕が一種類ある。

〔以上を総計すると〕四種類〔の味〕と二種類〔味を組み合わせる調合〕がそれぞれ十五種類、五種類〔の味〕が六種類

三種類〔の味を組み合わせる調合〕が［31a2］二十種類、六種類〔の味を組み合わせる〕調合が一種類

それに六つの味があるため、計六十三種類〔の調合方法〕がある。

〔これらはニェパの〕増減によって生じる七十四種類の病[381]の対治として調合される。

I2 効能による調合〔法〕の説明
J1 概説

効能に応じて調合するものには、鎮静法と浄化法の二つがある。

J2 詳説
K1 鎮静法

鎮静法の薬の調合方法は五種類、あるいは七種類あり

煎じ薬、粉薬、丸薬、膏薬、脂薬（sman mar）[382]の五種類に、

薬酒、硬膏の二種類を加えて計七種類[383]が説かれる。［31a3］

K2 浄化法

浄化法には緩下剤と普通の下剤と吐剤と浣腸、

点鼻剤があり、これら[384]は三つのニェパが集まって生じる病、頭の病を抜く。

四百四の病[385]の対治として調合される。」

とおっしゃられたのである。

E3 章の題名

『八部門からなる医学の甘露の心髄　秘密の口伝タントラ』の中から、薬のグループと調合方法を示した［31a3］第21章である。

注

[1] 『番漢藥名』（『中國本草全書』中国本草全書・中国文化研究会編纂、第395巻、華夏出版社、1999年、pp.555-574）。チベット語の原題は *sman ming bod dang rgya'i skad shan sbyar ba bzhugs.* モンゴル語の原題は *em-ün ner-e töbed kitad-un qadamal orusibai.* 『四部医典』第20章にでてくる薬材が順番もほぼそのままに抽出され、チベット語名、漢訳名、チベット文字による漢語の音写が対照されている。著者のゴンポジャブ（mgon po skyabs、モンゴル名gom-bojib、漢音写 工布査布）は、17世紀に南モンゴルのウジュムチン右翼（現内蒙古自治区烏珠穆沁旗）の王侯の家庭に生まれ、康熙帝の時代に北京の宮廷においてチベット語を学び、雍正・乾隆両帝の時代に理藩院に属したチベット語の学校、唐古特学の校長の任についた。モンゴル語・チベット語・漢語をよくしたため、チベット大蔵経の論書（bstan 'gyur）のモンゴル語訳事業の統括、『チベット語速習書』（*Töbed üge kilbar surqu bicig*, 1737）、『中国仏教史』（*rgya nag chos 'byung*）、文殊菩薩の聖地五台山の案内書『五台山志』の著作等、チベット仏教文化に関係した著作を数多く残している。

[2] 『祖先の教え』（上），p.457, l.9では「薬の基体（sman gyi rten）」となっているが、『四部医典』の本文に基づいて「味の基体」と解した。

[3] 〔 〕内は、『祖先の教え』（上），p.457, ll.1-2、『青瑠璃』kha, 150a3-4の解釈に従って補った。

[4] 以下、「味」と「消化後の味」は第19章で、「効能」は第20章で、「調合法」は第21章で述べられる。

[5] ngo boとは、「そのもの自体」、「あるものの固有の性質」を意味する。

[6] 『アシュターンガ・フリダヤ・サンヒター』における該当箇所は「空風」である（AHS, sū, x. 1, チベット語訳 he, 68a2）。

[7] 『祖先の教え』（上），p.460, ll.16-19、並びに『青瑠璃』kha, 150b3-4には「地と水で甘味、火と地で酸味、水と火で塩辛味、水と風で苦味、火と風で辛味、地と風で渋味が生まれる」とより詳しい解説がある。なお、注〔6〕に示したように、『アシュターンガ・フリダヤ・サンヒター』では四番目の元素の組を空風とし、『月光注』ko, 132a4-5では、「空と風の割合が大きい場合に苦味が生じる」とするため、水と風で苦味が生まれるとする『四部医典』と解釈が異なる。

[8] 'jamを両漢訳は「柔」、Clark（1995），p.125、Men-Tsee-Khang（2008），p.189は共にsmooth（滑らか）と訳す。[10] 参照。

[9] sla を両漢訳はともに「稀」と訳し、Clark（1995），p.125は liquid（流動性・液性）、Men-Tsee-Khang（2008），p.189はfluidity（流動性）と訳す。後述される薬の17性質の中のsla baについて、『祖先の教え』（上），p.505, l.8、並びに『青瑠璃』kha, 156b6に「gar baに対立する sla ba」という説明がある。gar baは酒、茶、粥等が濃いことを意味するので、本訳ではその対立概念である「〔濃度等が〕薄い」と訳した。

[10] mnyenを、人民版漢訳は「軟」、上海版漢訳は「柔、軟」と訳し、'jamの訳との違いは明瞭ではない（[8] 参照）。Clark（1995），p.125ではpliable、Men-Tsee-Khang（2008），p.189ではflexibleといずれも「柔軟な」と訳されている。『祖先の教え』（上），p.505, ll.4-8、並びに『青瑠璃』kha, 56b4-6によると、'jamはrtsub（粗い）の対立概念、mnyenはsra ba（硬い）の対立概念である。これに基づき、'jam は「滑らか」、mnyen は「軟らかい」と訳した。

[11] 「〔体組織を〕作り」の原語は「熟する」を意味するsminである。『祖先の教え』（上），p.462, ll.19-20、並びに『青瑠璃』kha, 151a3では、飲食物が消化され体組織を作りあげていくことをsminと表現している。体組織については [13] 参照。

[12] skyaは『祖先の教え』（上），p.505, ll.8-9、並びに『青瑠璃』kha, 157a1によると、潤滑（snum pa）の対立

概念なので「ぱさぱさ」と訳した。人民版漢訳は「淡白」、上海版漢訳は「燥」、Clark（1995），p.125はabsorbent（吸水性）、Men-Tsee-Khang（2008），p.190はparch（乾かす）と訳す。

[13] 〔 〕内は『祖先の教え』（上），p.462, ll.22-23の解釈に基づいて補った。飲食物は消化された後、栄養分 dwangs ma → 血 khrag → 肉 sha → 脂肪 tshil → 骨 rus pa → 骨髄 rkang mar →精液 khu ba の七段階に変化する。これら七つは体を構成する組織（lus zungs）と呼ばれる（GZ, II, ch. 5, 7a1）。

[14] 〔 〕内は、『祖先の教え』（上），p.464, ll.18-19、並びに『青瑠璃』kha, 152a2の解釈に基づいて補った。

[15] 「この順番で」とは「甘味が一番強くそれ以後は順に弱くなる」という意味である（MZ（上），p.466, ll.7-8; BN, kha 152b1-2）。

[16] Men-Tsee-Khang（2008），p.191、並びに両漢訳にならって、舌と口蓋と訳した。Clark（1995），p.125は口蓋とのみ訳す。

[17] 文字通りは「甘い木」を意味し、『番漢藥名』の甘草と同じ意味である。

[18] 植物名であるサンスクリット語kuṃkumaの訛伝か。

[19] 漢語竹黄（zhuhuang）の音写か。

[20] 『祖先の教え』（上），p.468, l.3、並びに『青瑠璃』kha, 152b6はnye shing paと綴る。

[21] 「解釈タントラ」第20章の各論と飲食物を扱う第16章20a4-b6において、各種動物の肉が扱われる。

[22] バターは、飲食物を扱う「解釈タントラ」第16章20b6-21a2において言及される。

[23] 'bruは種を意味する。

[24] 『祖先の教え』（上），p.468, l.7はse yabと綴る。

[25] 『祖先の教え』（上），p.468, l.7、並びに『青瑠璃』kha, 153a1は「ギャシュクの核（tshig gu）」と記す。「解釈タントラ」第20章の各論に取り上げられない薬物は『青瑠璃』において補足説明がなされる（本書第三章参照）。ギャシュクも「解釈タントラ」第20章の各論には取り上げられていないが、『青瑠璃』kha,

214a6-b1におけるde ba da ruの一種として詳述されている。

[26] BhD（1995），p.151があてるサンスクリット語dhātakīの訛伝か。

[27] ヨーグルトは、飲食物を扱う「解釈タントラ」第16章22a2において扱われている。

[28] 『祖先の教え』（上），p.468, l.8、並びに『青瑠璃』kha, 153a1はdar baと綴る。酪漿は、飲食物を扱う「解釈タントラ」第16章22a2において扱われている。

[29] 酒は、飲食物を扱う「解釈タントラ」第16章22a6-b2において扱われている。

[30] 『祖先の教え』（上），p.468, l.8は'o rtsabs（乳のツァプ）と綴る。ツァプは「解釈タントラ」第20章の各論には取り上げられていないが、『青瑠璃』kha, 221b6-222a2に詳論されている。

[31] 以下tsha / tshwa（ツァ）は塩を意味する。

[32] lceは「舌」、myangは「感じる」を意味する。

[33] rwaは「角」を意味する。

[34] thalは「灰」を意味する。

[35] 「木の塩」を意味する。

[36] サンスクリット語yavakṣāraの音写。Monier-WilliamsのA Sanskrit-English Dictionaryによると、yavakṣāraはオオムギの灰からとれるアルカリ成分を指す。『祖先の教え』（上），p.513, ll.2-3,『青瑠璃』kha, 165a1にも同様に、ムギ（nas ハダカムギ）を焼いて作ることが説明されている。『青瑠璃』kha, 165a3は「最近は、大きな岩の座にできた白い灰で、手にとって押すと音がするものも用いられている」と述べる。

[37] ニンバは「解釈タントラ」第20章の各論には扱われないが、『青瑠璃』kha, 212a6-b2に項目が立てられている。nim paはサンスクリット語nimbaの音写。

[38] 「苦い」を意味し植物名でもあるサンスクリット語tiktaの音写。

[39] ホンレンは黄連（huanglian）の音写。『番漢薬名』の漢名の胡連は胡黄連の略称であろう。

[40] 「金の花」を意味する。

[41] glaは麝香鹿、rtsiは分泌物を意味する。

[42] 『祖先の教え』（上），p.468, l.16、並びに『青瑠璃』kha, 153aの解釈に基づいてmkhris paを三ニェパの一つとしてのティーパではなく胆嚢と解した。

[43] 植物名であるサンスクリット語vāsakaの音写。『番漢薬名』の綴りはba she kaである。

[44] brag は「岩」、zhun は「溶けたもの」を意味する。TMP, 24-16～21の図は岩の滲出物が掲載されている。

[45] キの綴りが音が類似するkhyiであれば「犬」を意味し、lce は「舌」を意味するので、khyi lceは「犬の舌」を意味する。BhD（1995），p.152は「犬の舌」を意味するサンスクリット語のśvāna-jihvāを訳語にあてる。

[46] 『祖先の教え』（上），p.468, l.17、並びに『青瑠璃』kha, 153a5は re skon paと綴る。

[47] 「食用のガ」を意味し『青瑠璃』kha, 171b6によれば第20章に取り上げられる「薬のガ」（sman sga）の別名である。sga は飲食物を扱う「解釈タントラ」第16章21b5においても言及されている。

[48] サンスクリット語pippalī の訛伝か。漢語の「蓽撥」（bibo）も同語源である。

[49] 「水分のあるガ」を意味する。『祖先の教え』（上），p.468, l.19、並びに『青瑠璃』kha, 153a6は sge'u gsherと綴る。『青瑠璃』kha, 172a2 は第20章に取り上げられる sga skya の別名としてsge'u gsherをあげる。

[50] チベット語で「すべての木」を意味するが、BhD（1995），p.142 があてるサンスクリット語　hiṅguの訛伝か。

[51] 葱は飲食物を扱う「解釈タントラ」第16章21a3-4、第20章の補足部分である『青瑠璃』kha, 223b4-5に言及されている。

[52] sgog skya は飲食物を扱う「解釈タントラ」第16章21a4において言及されている。

[53] 『祖先の教え』（上），p.468, l.23、並びに『青瑠璃』kha 153b1は「白、赤の栴檀」（tsandan dkar dmar）と記す。tsandanはサンスクリット語candanaの音写。漢語「栴檀」も同語源である。

[54] 『祖先の教え』（上），p.468, l.23、並びに『青瑠璃』kha, 153b1は「青いウトパラ」（utpala sngon po）と記す。utpalaは青蓮華を意味するサンスクリット語utpalaの音写。

[55] 『祖先の教え』（上），p.468, l.23、並びに『青瑠璃』kha, 153b1はli ga durと綴る。li はチベット語では銅を主体とする合金、あるいは、大乗仏教の聖地リュル（li yul　現ホータン）を指す。

[56] サンスクリット語karpūraの訛伝か。

[57] 「合う」（'phrod cing）を、「体によい」と解するのは、『祖先の教え』（上），p.474, l.20、並びに『青瑠璃』kha, 153b6の解釈「体にとくに合う」（khams la lhag par du 'phrod）、に則る。

[58] zungs stobs skyedは「zungs stobsを産み出す」の意味。『祖先の教え』（上），p.474, l.20、並びに『青瑠璃』kha, 135b6は zungsをlus zungsと注釈し、lus zungsとstobsを並列に解しているので、これに従った。体組織（lus zungs）については［13］参照。

[59] 「喉と肺」という原文を「喉のつまりと肺穿孔」という病名に解したのは、『祖先の教え』（上），p.474, l.21、並びに『青瑠璃』kha, 154a1の解釈に則る。Clark（1995），p.127はhoarseness（嗄声）とpunctured lung（穴の開いた肺）、Men-Tsee-Khang（2008），p.193は throat infection（喉の感染）と cough（咳）と訳す。

[60] 『祖先の教え』（上），p.474, l.23並びに『青瑠璃』kha, 154a1-2は、「解釈タントラ」原文のbkra（輝く）を同音のskra（髪の毛）に読み替えて、「体色と髪と感覚を明晰にする」と解す。しかし、mdangs（体色）に続く単語はbkraの方が適当なので、原綴のままに解釈した。対応する内容を述べる『アシュターンガ・フリダヤ・サンヒター』（AHS, sū, x . 7d, チベット語訳 he, 68a6）には「体色と髪と感覚器官」とある。

[61] 「解釈タントラ」第12章16b2には、尿に関連する病気として「尿閉」（gcin 'gags）、「頻尿あるいは尿漏れ」（gcin snyi）の二つを挙げる。Clark（1995），p.127

は urinary disorders（排尿障害）、Men-Tsee-Khang（2008）, p.193, p.347 は gcin snyi と解して糖尿病とし、両漢訳は「遺尿」と訳す。[154] も参照。

[62] rmen bu という語は『四部医典』では、「非外傷性の傷（lhan skyed kyi rma）」に分類される病名であり、その治療を扱う「口伝タントラ」第67章 135b2 によると、頸、眼尻等によくできるイボのようなものである。後出するニェン病の一つに数えられる。[175] 参照。Clark（1995）, p.127 は glandular growths（腺腫）、Men-Tsee-Khang（2008）, p.193 は enlargement of glands（腺肥大）と訳す。

[63] 〔 〕内は『祖先の教え』（上）, p.475, ll.4-6、並びに『青瑠璃』kha, 154a4-5 に基づいて補った。

[64] 『祖先の教え』（上）, p.475, ll.5-6 は「触感を冷たくする」（reg pa bsil bar byed）、Men-Tsee-Khang（2008）, p.194 は give a cooling effect（冷却効果をもたらす）と解する。一方、『青瑠璃』kha, 154a4 は「取り除く」（sel）と解し、Clark（1995）, p.127 も同様の解釈を行う。本稿では『青瑠璃』の解釈に従った。なお、『アシュターンガ・フリダヤ・サンヒター』の対応箇所（AHS, sū. x. 10c, チベット語訳 he, 68a6-7）では「触感を冷たく」（reg pa bsil）となっている。

[65] khrag mkhris を『祖先の教え』（上）, p.475, l.7、並びに『青瑠璃』kha, 154a5 は「血とティーパ」と並列に解するため、本稿もこれに従った。

[66] rab rib は目の病を扱う「口伝タントラ」第29章に説かれる5種の眼病の1つで、視力障害を主症状とする（GZ, III, ch. 29, 93a4, 94a1）。Clark（1995）, p.127、Men-Tsee-Khang（2008）, p.195 はいずれも blurred vision（視力障害）と訳す。

[67] 「口伝タントラ」第8章 33a6-b1 に基づくと、skya rbab は「未消化物があることにより、肝臓において血の生成が順調に行われず、悪血、黄水が増え、それがルンによって全身に撒布されることで引き起こされる病」である。「口伝タントラ」第8〜10章は順に skya rbab、'or nad、dmu chu の治療法を説く。こ

のうち第9章には 'or nad の発症原因の一つとして「skya rbab が長期化すること」（GZ, III, ch. 9, 34b6）とあり、第10章には「一切の病は誤った治療（bcos nyes）により skya rbab や 'or となり、'or が長期化すると dmu chu となる」（GZ, III, ch. 10, 36a6）とあることから、skya rbab、'or nad、dmu chu を、それぞれ、初期、中期、末期の水腫と解した。黄水については [106] 参照。

[68] me dbal は「口伝タントラ」第65章に扱われる「非外傷性の傷」の一つで、後出するニェン病の一つである。病態は「血とティーパが増大し、熱い黄水によって悪化した」ものである（GZ, III, ch. 65, 134b2）。皮膚、心臓等に発症し、皮膚の場合は瀰漫性の火傷のようになる（GZ, III, ch. 65, 134b3）。[106]、[175] 参照。

[69] rims は「解釈タントラ」第12章に熱病の一種として挙げられ、rims には「ベル病」（bal nad）、「腸のニェン病」（rgyu gzer）、「疱瘡」（'brum pa）、「口腔・喉の炎症と潰瘍」（'gag lhog）、「風邪」（cham pa）の5種があるとする。また「口伝タントラ」第23章に、「釈尊の教えが形骸化する時代、人々は欲に駆られて倒錯した行いをするようになる。その時、マモ女神とダーキニー（mkha 'gro）が争うことによって病の気が雲になる。それが汗を通じて身体に入ると発病する。その他、四季が不順であること、残酷な行為、怒りや欲望、或いは偏った食事等も条件となって発症する。病気が6つの侵入経路（皮膚、肉、脈管、骨、臓、腑）から順に（rim pas）侵入するので、また、〔病の〕「におい」（dri）によって次々（rim gyis）感染するので rims と呼ばれる」（GZ, III, ch. 23, 75b3-6; BN, ga, 169a3-170a5; TMP, 42-70〜105）と説明されている。以上の解説に基づき、rims を「伝染性熱病」と訳した。[74], [170], [175], [266], [307], [316] 参照。

[70] 「こり、たまり、滞り」のみの原文にこのように言葉を補ったのは、『祖先の教え』（上）, p.475, ll.11-12、並びに『青瑠璃』kha, 154a6-b1 の解釈に基

[71] ハンセン病（mdze）は「口伝タントラ」第81章 155a6-b1 に基づくと、「前世の業や食事や日常生活が原因となり、黒い黄水が増えて全身に拡がった病気」である。黄水については [106] 参照。

[72] 『祖先の教え』（上）, p.475, l.19、並びに『青瑠璃』kha, 154b3 では tshil と zhag（動物性脂肪と油）を並列に解するため、先行訳も並列に解するものが多い。人民版漢訳は「脂膏」、上海版漢訳は「脂肪」、Clark（1995）, p.127 は fat, grease、Men-Tsee-Khang（2008）p.195 では、fats, oils と訳す。

[73] skad 'gags は「口伝タントラ」第44章に扱われる。

[74] 「口伝タントラ」第26章 88b6 によると、gag pa は「喉におきるニェン病」を指し、口腔内の発疹、喉のつまり等の症状がでるという。ニェンについては [175] 参照。Clark（1995）, p.127 は constriction（声帯の収縮）、上海版漢訳は「咽蛾」、Men-Tsee-Khang（2008）p.195 は ジフテリアと訳す。

[75] 'drul bag を H4「苦味の働き」の項にある 'drul と同義に解した。

[76] rtsa とは、人体内部にある血、ルン等の通り道となる管の総称である。「解釈タントラ」第4章 5a4-6a1 等において扱われる。

[77] 上海版漢訳は「胃液」、人民版漢訳は「鼻水」と訳す。何液か特定し難いため粘液と訳した。[120] 参照。

[78] 〔 〕内は『祖先の教え』（上）, p.476, l.5、並びに『青瑠璃』kha 155a1 の解釈に基づいて補った。体組織については [13] 参照。

[79] ハダカムギは「解釈タントラ」第20章の各論では取り上げられず、飲食物を扱う「解釈タントラ」第16章 20a2、『青瑠璃』kha, 220a5 において言及されている。『祖先の教え』（上）, p.391, ll.1-2、『青瑠璃』kha, 129b1 によると、古い穀物（'bru rnying pa）とは一年たった穀物である。

[80] 「解釈タントラ」第16章では、肉のもととなる動物の生育環境が乾燥地、湿潤地、その両方のいずれ

かによって3種に分けられている。[21] 参照。

[81] 魚肉は「解釈タントラ」第20章の各論には取り上げられないが、飲食物を扱う「解釈タントラ」第16章20b4-5において扱われ、『青瑠璃』kha, 228b5には「魚」の項目がある。

[82] 〔 〕内は『祖先の教え』（上），p.477, l.10、並びに『青瑠璃』kha, 155a3に基づいて補った。

[83] チャクポリ版ではskyed（生じる）、ブータン、デルゲ、北京三版はsel（除く）と綴る。本書では後者に従った。

[84] 植物名であるサンスクリット語karañjaの音写。

[85] 「解釈タントラ」第5章 7a5-6には「ペーケンが〔飲食物を〕こなれさせ、ティーパが溶かし、ルンが清濁を分ける」という消化のプロセスが詳述される。上海版漢訳のみ「ルンがペーケンとティーパを消化する」と主述関係に解釈する。

[86] 『祖先の教え』（上），p.495, ll.11-12、並びに『青瑠璃』kha, 155b5によると、消化後には六味のうち甘・酸・苦の三つの味が残り、このうち、甘味がルンとティーパの二つ、酸味がペーケンとルンの二つ、苦味がペーケンとティーパの二つを除くという。

[87] チャクポリ版はspyi、ブータン、北京、デルゲ三版はlciと綴る。本書は文脈に基づき後者の綴りに従った。

[88] 『祖先の教え』（上），p.498, ll.8-10、並びに『青瑠璃』kha, 156a4-5によると、「重い」「潤滑」「清涼感」「鈍い」が基本的な四つの効能（rtsa ba'i nus pa）であり、後の四つはこれらに対立する効能である。

[89] 『四部医典』「根本タントラ」第1章によると、薬師仏の化身リクペーイェーシェー仙は『四部医典』をタナドゥク（lta na sdug / 善見城）において説いた。ヒマラヤ山脈、ビンドゥヤ山脈はそれぞれこのタナドゥクの北方、南方に位置する山とされ、ヒマラヤは月の力を備え、熱を除く薬効をもつ植物が生育する山として、ビンドゥヤは太陽の力を備え、寒を除く薬効をもつ植物が生育する山として描かれている（GZ, I, ch. 1, 2a1-2b2; TMP, 23-17〜18）。『祖先の教

え』（上），p.498, ll.20-24; p.500, ll.1-2、並びに『青瑠璃』kha, 156b2は、ヒマラヤとビンドゥヤを固有名ではなくそれぞれ日陰の山（sribs ri）と陽の当たる山（gdags ri）と解す。

[90] 前出の「温感」を言い換えたもの。

[91] 「病の」と補うのは、『祖先の教え』（上），p.505, ll.11-13、『青瑠璃』kha, 156b4-157a4に基づく。「解釈タントラ」第5章 8b2-3は、「病」を「三ニェパ」ととらえ（GZ. I. ch3 7a2）、ルンの病には「粗い」（rtsub）、「軽い」（yang）、「寒」（grang）、「微細」（phra）、「硬い」（sra）、「動性」（g-yo）の六つ、ティーパの病には「やや潤滑」（snum bcas）、「鋭い」（rno）、「熱い」（tsha）、「軽い」（yang）、「臭い」（dri mnam）、「下痢する」（'khru）、「湿っている」（gsher）の七つ、ペーケンの病には「潤滑」（snum）、「清涼感」（bsil）、「重い」（lci）、「鈍い」（rtul）、「滑らか」（'jam）、「不動性」（brten）、「粘着性」（'byar bag can）の七つの特質があるとし、総計二十の病の特質を列記する。

[92] 17の薬のいずれの性質が20の病の性質のいずれを打ち破るかについて、『祖先の教え』（上），p.505, ll.4-11、『青瑠璃』kha, 156b5-157a2は右表のように説く。

[93] yon tan には仏教用語で美質を意味する「功徳」の意味があり、ここでは「病気を克服することが薬の功徳」という意味で用いている。

[94] 『青瑠璃』kha, 157a5は「効能」と補い、『祖先の教え』（上），p.507, l.19は「性質」と補う。以下に薬の八つの効能と六味の関係が続くので、文脈に合わせて『青瑠璃』の説を採用した。

[95] 「六味」と解釈するのは『祖先の教え』（上），p.507, l.19、並びに『青瑠璃』kha, 157a6に則る。

[96] 「味等が変化しないもの」について『青瑠璃』kha, 157b2 は「味、効能、消化後の味が一致すること」（ro nus zhus rjes mthun pa ma bcos pa）と注釈している。

[97] 〔 〕内は、『祖先の教え』（上），p.508, l.3、並びに『青瑠璃』kha, 157b2-3の解釈に基づいて補った。以下、この一段の〔 〕は注 [98]、[99] の箇所を除き、『祖

薬の十七性質とそれぞれが打ち破るニェパの特質

薬の性質	ニェパの特質		
	ルン	ティーパ	ペーケン
滑らか	粗い		
重い	軽い	軽い	
温かい	寒		
潤滑	微細		
不動性	動性		
寒		温かい(*)	
鈍い		鋭い	
清涼感		熱い	
軟らかい	硬い		
薄い		臭い	
乾く		下痢する	
		湿っている	
ばさばさ		やや潤滑	潤滑
熱い			清涼感
軽い			重い
鋭い			鈍い
粗い			滑らか
			粘着性
動性			不動性

(*) 『祖先の教え』（上），p.505, l.5に基づくと、「寒」は「温かい」（dro ba）の対立概念、『青瑠璃』kha, 156b5-6に基づくと「潤滑で温かい」（snum la dro ba）の対立概念であるが、「温かい」という性質は三ニェパの二十の特質の一つには数えられていない。本表では「温かい」をティーパの「熱い」特質と同等とみなした。

先の教え』（上），p.508, ll.4-8と『青瑠璃』kha, 157b3-5に共通する注釈に基づいて補った。

[98] 「変化」について、『祖先の教え』（上），p.508, ll.4-5 は「各薬材の新旧によっておきる変化」（sman so so'i gsar rnying sna tshogs las gyur pa）と述べ、『青瑠璃』kha, 157b3は「効能や消化後の味によって、

本来の薬剤それぞれの味から変化すること」と解している。

[99] 〔 〕内は『祖先の教え』（上）、p.508, ll.5-6に基づいて補った。

[100] 『青瑠璃』kha, 157b4-5は「後のものが前のものを圧倒する」ことの内容を、「味よりも効能、効能よりも消化後の味、それよりも製剤等が順に圧倒することになる」と解している。このように「味」「効能」「消化後の味」の強弱について、『青瑠璃』は、味＜効能＜消化後の味と解する一方、『アシュターンガ・フリダヤ・サンヒター』（sū, IX, 25, チベット語訳he 67b6）のサンスクリット語原文では、味＜消化後の味＜効能＜独自の効能、と「独自の効能」（prabhāva）に圧倒的な位置づけを与える。prabhāvaは「解釈タントラ」における薬物の本質（ngo bo）に当たる概念であるが、「解釈タントラ」では「味の効能」と「本質」を効能の下位区分とし、prabhāvaのような圧倒的な概念とみなさない。

[101] 石の薬についての説明は、土の薬の前に行われる。

[102] どの薬材がrtsi smanのグループに属するかは明瞭ではないが、後出のI4, I5, I6の分類中初めに並ぶ臭いの強い薬材が相当すると考えられる。［163］参照。

[103] thang には「平原」、「スープ（抽出液）」の両義があることより、先行訳には「平原薬」と「煎じ薬」の二通りの解釈がある。「結尾タントラ」第3章においては、thang は「煎じ薬」という剤形の意味で言及されているものの、エッセンスの薬を除く他の分類群が基源により分類されていること、また『水晶の数珠』10b5-11a1では thang が多年草を指していることから、平原植物薬と解した。［163］参照。

[104] 長寿と老化防止はチベット医学の八部門の一つ、「老年医学」（rgas pa gso ba）のテーマであり、「口伝タントラ」第90章において詳述される。なお医学の八部門とは、身体全般（lus）、小児（byis pa）、婦人（mo）、妖魔（による病）（gdon）、外傷（mtshon）、毒（dug）、老年（rgas）、不妊治療（ro tsa）を指す。

[105] 「口伝タントラ」第87章221b4において金、銅、水銀、青銅、鉄、鉛からでる毒について述べられ、それに対する治療法が同章231a5-b1において述べられている。

[106] 『四部医典』によると、黄水は、肉、骨、臓腑の内外に偏在し、特に皮下（sha mdangs bar）や関節に存在する。黄水の生成過程を述べると、食物は胃で栄養分と残滓に分離し、栄養分は肝臓で血になり、血の栄養分からは肉ができる。血の残滓は胆嚢にたまり胆汁となり、胆汁の栄養分が黄水になる。黄水の病とは黄水の増加や停滞によってひきおこされるものである。寒性のペーケン、ルンと結びついた白い黄水と、熱性の血、ティーパと結びついた黒い黄水の二種がある（GZ, II, ch. 5; GZ, III, ch. 59）。

[107] g-yu（ユ）の音は漢語の「玉」（yu）と関係するか。

[108] 原文は「毒と肝の熱」（dug dang mchin pa'i tsha ba）であり、「毒」と「肝の熱」、あるいは「毒の熱」と「肝の熱」いずれにも解釈できる。Men-Tsee-Khang（2008）, p.202は「毒」と「肝の熱」、両漢訳とClark（1995）, p.132は「毒の熱」と「肝の熱」と解す。ここではどちらともとれる原文そのままに訳した。

[109] mu tig は真珠を意味するサンスクリット語 muktā の訛伝か。

[110] 脳漏れは頭部の外傷を扱う「口伝タントラ」第83章168a3; 170b4において言及されている。

[111] 『祖先の教え』（上）, p.510, ll.2-3は、「〔当時の〕多くの真珠はnya phyisの中に生じたもの」とあり、nya phyisは真珠を生む貝の貝殻と考えられていることが分かる。

[112] 『四部医典』では、三ニェパや血が混合したものであるペーケンムクポ（GZ, II, ch. 12, 15a4, 16a3; III, ch. 5, 20a1-2）や、栄養分と残渣に分離されないままの未消化物（GZ, III, ch. 6, 26b3）の様態の一つとして、byer（散る）、rgyas（広がる）、'dril（一塊になる）と並んで'gyingsが挙げられているものの、具体的な説明はない。「口伝タントラ」における'gyingsの用例（ch. 6, 26b5; ch. 40, 110a6-b1; ch. 41,

110b6-111a1; ch. 52, 119a4; ch. 56, 122b5; ch. 72. 142a4; 142b6; ch. 76, 150b5）を検討すると、「停滞していたものが'gyingsした後に排出される」という共通したイメージがある。本箇所を、人民版漢訳は「積」、Clark（1995）, p.133はwhorls of pus, etc.（膿等の渦巻）、BhD（1995）, p.127はabscess（膿瘍）、Men-Tsee-Khang（2008）, p.202はswollen abscesses（膨れた膿瘍）と訳す。「解釈タントラ」第12章での'gyingsの用例については、両漢訳、Clark（1995）, p.91; p.95、Men-Tsee-Khang（2008）, p.124; p.131はみな「膨張」の意味に解している。以上を参考として、本書では「膨隆」と訳した。ペーケンムクポについては［207］参照。

[113] sbal は「蛙」、rgyabは「背中」を意味する。『祖先の教え』（上）, p.510, l.18、並びに『青瑠璃』kha, 160b3によると「蛙の背中のような」石である。

[114] 『祖先の教え』（上）, p.510, ll.18-19、並びに『青瑠璃』kha, 160b3によれば、凹凸のあるものが雄、ないものが雌である。

[115] lha baは「口伝タントラ」第24章84a2; 155b2には、病気の侵入経路の一つとして挙げられ、外傷の治療を扱う「口伝タントラ」第83～86章にも言及がある。頭部の外傷を扱う第83章では、頭蓋骨の部分名称としてmdungとlha baという語が使われている（GZ, III, 164b4ff）。この箇所に対し『祖先の教え』（下）p.372, l.18は、「mdungとは上下二つの硬いもの。lha baとはその間の海綿状のもの」と注釈している。第83章173b4-5には「骨の脈管が損なわれるとlha baが失われる」という記載がある。また、四肢の外傷を扱う第86章199b4-5には、肩関節、膝関節等の「大きい関節の上下指の幅四本分の長さにlha baを伴っているものは」という記述がある。このようにlha baは頭蓋骨や長管骨骨端部にあるとされることから、訳語は骨髄とした。

[116] chig thubとは「一つ（chig）で全部が可能になる（thub）」を意味するので、万能薬というニュアンスがある。［249］参照。

[117] 「それ」の解釈は『青瑠璃』kha, 161a2に則った。

[118] 「雪の滴」の意味。『番漢薬名』の綴りはgangs thigs。

[119] khabは「針」、lenは「取る」の意味。鉄を吸引する磁石の特徴を表すか。

[120] 注［77］で扱ったベナプ（be snabs）は粘液であったが、本箇所のベナプは明らかに薬材名称である。しかし、人民版漢訳のみ「鼻汁」と訳し、ベナプの直前の薬材である磁石の効能として「鼻汁を止める」ことをあげ、更に本書でベナプのものとして訳されている効能も、磁石の効能と解している。

[121] rmenという語は、外傷について扱う「口伝タントラ」第82、83、86章に散見する。このうち第82章には外傷を治療する三つの段階として、①腫れをひかせる（skrangs gzhom）、②消毒する（red sbyang）、③新しい皮膚を養う（sha'u gso）を挙げ（GZ, III, 161a6）、さらに③の説明として「rmenを養う（rmen brtas）」という記述があるので（GZ, III, 163a5、205b1、206a4）、文脈から推してrmenは傷の治癒過程にできる皮膚組織を指すものと思われる。さらに、四肢の外傷を扱う第86章には「壊死組織とrmenを取り、新しい皮膚を養う。」（sha ro rmen gcod sha'u gso）という記述があり（GZ, III, ch. 86, 203a1）、ここではrmenは取り去るべき皮膚組織を意味している。本訳ではこの第86章の記述を踏まえ、傷口にできる悪い状態の皮膚と解した。従って注［62］に述べたrmen buとは別の概念とみなした。

[122] 傷の治癒過程でできる肉芽組織と考えられる。前注参照。

[123] サンスクリット語の音写か。マンジラ（mañjira）は「足首の飾り」を意味する語。

[124] 「豚の頭」を意味する。TMP, 23-97では、豚の頭の絵が描かれ、「そのような形をした化石」と解説されている。

[125] 「小鳥の頭」の意味。『番漢薬名』はbye mgo、TMPはbye'u'i mgoと綴る。パクゴと同様「小鳥の頭のような形をした化石」という意味であろうか。

[126] ［］内は『青瑠璃』kha, 161b5の解釈に基づいて補った。

[127] 「金の石」を意味する。

[128] 「銀の石」を意味する。

[129] チャクポリ版はstong、ブータン、北京、デルゲ三版はstangと綴る。本書は後者に従う。

[130] セルは「金」を意味する。

[131] グルは「銀」を意味する。

[132] 文字通りには「骨の色を抜く」を意味する。Clark（1995）, p.135とBhD（1995）, p.129に従い「骨の変色を治すこと」と解した。人民版漢訳は「骨生色」、上海版漢訳は「生骨色」、Men-Tsee-Khang（2008）, p.204はgive color to bones（骨に色を与える）と解すが、これらは 'byin（抜く）を、音が類似するsbyin（与える）と解した結果と思われる。

[133] ドゥシは正方形や立方体を意味し、TMP, 23-105～106の図も正方形である。Clark（1995）, p.135、BhD（1995）, p.129はpyrite（黄鉄鉱）と訳すが、黄鉄鉱の立方形の結晶はドゥシの原義と符合する。

[134] 「石の脳」を意味する。TMP, 23-110の図は脳の形に描かれている。

[135] 『番漢薬名』の綴りはli khriで、土の薬に分類されている。liについては［55］参照。

[136] 「石の水」あるいは「石の靭帯」を意味する。

[137] 「石の胆嚢」を意味する。TMP, 23-116～117の図は胆嚢のような形を描く。

[138] 『青瑠璃』kha, 163a2は「脈管の口（rtsa kha）を閉じる（sdom）」と注釈している。「止血する」と解されることが多い。

[139] 「白い錫」を意味する。

[140] 「口伝タントラ」第86章203b2に「質の悪い皮膚や腫れを押さえる」という用例がある。［121］参照。

[141] 「石の炭」を意味する。

[142] 未消化物を扱う「口伝タントラ」第6章28a2において飲食物に由来する未消化物を列挙した中に「未消化の石」（rdo ma zhu ba）がある。薬として服用された石を指すか。

[143] 「雌牛の乳房」を意味する。TMP, 23-123～126の図も雌牛の乳房状の石を描く。

[144] 「石の腱」を意味する。

[145] 「藍色の腱」を意味する。TMP, 23-129によると青い石である。

[146] mtshalは『番漢薬名』では土の薬に分類され、石の薬としてはツェルグー（mtshal rgod、硃砂 3a）の名で言及される。

[147] 『番漢薬名』はbtsagと綴る。

[148] 原文はlig bu mig dang btsag yug rnam である。『祖先の教え』（上）p.512, ll.10-11はツァクユクナムを一つの薬物名とする。一方、『青瑠璃』kha, 163b4-164a3はlig bu mig、btsag、yugを三つの薬物名称とし、rnamを複数語尾のrnamsと解する。btsagと yugそれぞれ単独の用例が見いだせなかったものの、「口伝タントラ」第29章95a5-6もrnamsと綴ることから、『青瑠璃』の解釈に従った。

[149] 「石の灰」を意味する。『番漢薬名』ではrdo zhun「石が溶けたもの」を見出しとし、rdo thalは小さな文字で付記され、rdo zhunと点線で結ばれている。

[150] 漢語「滑石」（huashi）の音写か。

[151] 浄化（sbyong）は『四部医典』に説かれる治療原則の一つであり、ニェパが悪化した段階で行う治療である。対概念はニェパが蓄積しつつある段階で行う鎮静法（zhi ba）である（GZ, II, ch. 27, 35b1-2）。浄化法については、病気が胃にある時は吐法を、腸以降にある場合は浣腸を、全身に拡がっている場合は脈管の浄化を行う（GZ, II, ch. 29, 38b5）。

[152] 「女の結石」を意味する。

[153] 「金の砂」を意味する。

[154] 排尿障害（chu 'gags）は「口伝タントラ」第54章に扱われている。排尿障害は、排尿困難（gcin sri）と尿閉（gcin 'gags）に分類される（GZ, III, ch.54, 120a4）。［61］参照。

[155] 鉛丹を意味するサンスクリット語 sindūraの音写であると思われる。

[156] rdo'i skranは「口伝タントラ」第7章に説かれる

11種の腫瘍病（skran nad）の一つであり、胃と膀胱にできるとされる。「栄養分が消化されず胃に長期にわたって留まり、冷たいペーケンが原料となり、ルンによって捏ねられ、そのようなものが次々に重なって固くなったもの。」と説明されている（GZ, III, ch. 7, 29a3, 26a6-b1）。

[157]「妖魔（gdon）による病気」はチベット医学の八部門の一つであり（GZ, I, ch. 2, 4b4-5）、「口伝タントラ」第77章から第81章において扱われる。特に小児の妖魔病は同タントラ第73章において扱われる。

[158] panの音は硫酸塩鉱物に多く用いられる漢語「礬」（ban）と関係するか。

[159] 'brasは「口伝タントラ」第63章131a4-5に説かれる「非外傷性の傷」八種の一つ。

[160] ling thogは「口伝タントラ」第29章に説かれる「五種の眼病」の一つ。ルン、ティーパ、ペーケン、血等が原因となっておきる眼球の異常である（GZ, III, ch. 29 , 3b5-6）。

[161] rdoは「石」、dregは「もち上げる」を意味。

[162]「慢性の熱」については「口伝タントラ」第19章において扱われている。

[163]『番漢薬名』4aに「四番目の木の薬と五番目のエッセンスの薬と六番目の平原植物薬はテキストでは一緒にまとめて説かれている。」とあるので、「それら」とは木とエッセンスと平原植物の三つの薬を指すとみられる。『祖先の教え』では、ウトパラ（GZ, II, 26b3）の前に「平原薬」のタイトルが入り（MZ（上）, p.515, l.9）、アルラ（GZ, II, 27a3）の前に「木の薬」のタイトルが入る（MZ（上）, p.519, ll.11-12）。『青瑠璃』kha, 166a4-5は、「ある学者の説」として「ガブルからアガルまで（GZ, II, 24b1-2）が木の薬、ギワンからウトパラまで（GZ, II, 24b2-26b3）がエッセンス薬、ナーガプシュパからムンチャラまで（GZ, II, 26b3-27b3）が平原植物薬とする」という説にも言及している。TMPの図では「木の薬」「エッセンスの薬」「平原植物薬」は一見出しのもとに描かれ、全体像とともに使用部位が皿に盛った形で表されて

いる。

[164]「落雷のように〔強力に〕滅する」（thog babs gsod）は、高熱を扱う「口伝タントラ」第16章に「高熱には病勢の強いものと弱いものがあり、強いものに対しては落雷のように強い対処をせねばならない」とあるように強い高熱の治療に関して現れる表現である（GZ, III, ch. 16, 59a1; BN, ga, 135b5）。

[165]「口伝タントラ」第19章65b1に、「〔慢性の熱は〕肉に広がり（rgyas）、皮に広がり（'gram）、脈を巡り（rgyu）、骨にとりつく（zhen）」という表現があるため、「頑固な」と訳したzhen paには、「骨につく熱」というより限定された意味の可能性がある。

[166] 'khrugs tshadは「口伝タントラ」第22章71a4-5に「熱い性質をもつティーパが原因となり、季節・妖魔・食餌・生活習慣の四つの条件によってニェパが霍乱されることによって、血の熱が生じて、身体が熱で焼けること」と説明されている。BhD (1995), p.135は「下痢を伴った熱」、Clark (1995), p.140、Men-Tsee-Khang (2008), p.206は共にdisturbed fever（意識障害を伴う熱）と訳す。

[167] 植物名であるサンスクリット語 agaruの音写。

[168]『青瑠璃』kha, 167a6に従い、srogをsrog rtsaと解して「命脈」と訳した。

[169] 漢語牛黄（niuhuang）の音写か。

[170]「伝染性熱病、毒〔による熱〕」と並列に訳したが、原文の rims dug は一つの概念とも考え得る。『四部医典』でrims dugの用例を確認すると、「解釈タントラ」第20章において、白いボンガ、パンツィドゥォ、チツェル、ルクチュンの効能の条に現れるのみで、他の箇所では確認できない。『青瑠璃』には註釈されていないが、Clark (1995), p.140; p.156; p.168; p.171と、BhD (1995), p.136; p.149; p.152; p.164と、Men-Tsee-Khang (2008), p.206; p.210; p.211; p.215は、rims「熱病」とdug「毒」を並列に解するため、それに従った。なお、「口伝タントラ」ch.12, 42b3では、熱病の四種類として'grams（拡散）、'khrugs（撹乱）、rims（伝染性）、dug（毒）の四つを挙げる。

伝染性熱病と並列される毒は文脈より熱病の一種と考えられるため、毒に「熱」を補って訳した。

[171] サンスクリット語 sūkṣmailā（小さなelā）に関係する語形と考えられる。elāは植物名。

[172] 両漢訳、BhD (1995), p.141、Men-Tsee-Khang (2008), p.206は「腎臓の病」と「寒の病」を並列に解し、Clark (1995), p.141は「寒性の腎臓の病」と一語に解す。本稿は後者に従う。

[173] 植物名であるサンスクリット語jātiまたはjātīの音写。

[174] 植物名であるサンスクリット語kakkolaの音写。

[175] gnyan nad とは「口伝タントラ」第26章88a2-3によると「血中にいる、目に見えない小さい7つの毒虫が様々な条件によって活性化され、体組織を食べることによって起きる病気」である。同タントラ 第50章117b2には、「血の虫（khrag srin）は足が無く丸く赤く、血液の中に住む。血管の中を動き回り、全てのニェン病の原因となる。」とある。BhD (1995), p.137、Men-Tsee-Khang (2008), p.206 は plague/infectious（感染症）、Clark (1995), p.141 は septic conditions「敗血性の状態」と英訳する。両漢訳は訳出していない。ニェン自体は妖魔の一種として「口伝タントラ」第81章の中において扱われている。〔200〕参照。

[176] サンスクリット語nāgapuṣpaの音写。nāgaは植物名、puṣpaは花を意味する。

[177] nāgaはサンスクリット語の植物名、ge sar はサンスクリット語で髪の毛、たてがみ、おしべの花糸、花等を意味するkesaraの音写か。

[178] padmaはサンスクリット語の植物名。ge sarは前注参照。

[179] ナーガプシュパ、ナーガケサル、ペマケサルは三ケサル（ge sar gsum）と総称される（MZ, p.515, l.13 BN, kha, 168b5）。『番漢薬名』4bには、三ケサルの下に三龍鬚香、辛夷、石君子の三つの漢名が列記され、チベット語の三ケサルとの対応は不明である。『祖先の教え』（上）, p.515, ll.13-17、並びに『青瑠璃』

kha, 168b5-169a2は「三ケサルは同一の木の中の、赤い花弁（ペマケサル）、花の中の髪のようなもの（ナーガケサル）、つぼみ（ナーガプシュパ）である」とする。また、効能について、『青瑠璃』kha, 169a2は「ナーガプシュパが肺、ナーガケサルが肝臓、ペマケサルが心臓の熱を治す」としている。

[180] シラは植物名であるサンスクリット語 jīrā の音写か。

[181] 『青瑠璃』kha, 169b2が「寒性の胃の諸病」（pho nad grang ba rnams）と解していることから、本書では「寒」を胃の病に対する修飾語と解した。Clark（1995），p.143、BhD（1995），p.138、Men-Tsee-Khang（2008），p.207は「胃の病と寒の病」と並列に解している。

[182] 「月の王」を意味するサンスクリット語somarājaの音写。somarājīと綴れば植物名である。

[183] 「灰白色の金剛」を意味する。

[184] 「金の髷」を意味する。

[185] Clark（1995），p.143、Men-Tsee-Khang（2008），p.207、BhD（1995），p.139、上海版漢訳はみな催吐剤と解する。

[186] 「熱性の下痢」（tshad pa'i 'khru）は「口伝タントラ」第56章に扱われている。

[187] 上海版漢訳はこの行の訳を欠く。

[188] 「胃の熱いペーケン」とも解釈できるが、『青瑠璃』kha, 170b6が「胃のペーケンと熱」と並列に解するのに従った。

[189] 原文は「肺を掘る」（glo brko）である。『祖先の教え』『青瑠璃』に注釈はなく、両漢訳は「肺にいい」、Clark（1995），p.144とMen-Tsee-Khang（2008），p.207はexpectorant（痰の排出を促す）、BhD（1995），p.140は「肺を乾かす」と解す。後者のインド・チベット学者の解釈に則った。

[190] 「熱いペーケン」とも解釈できるが、『青瑠璃』kha, 171a6がペーケンと熱を並列に解することに従う。

[191] 「冷たいペーケン」とも解釈できるが、『青瑠璃』kha, 171b4が並列に解することに従う。

[192] 植物名であるサンスクリット語citrakaの音写。

[193] 痔疾は「口伝タントラ」第64章に扱われている。

[194] 寄生虫の病は「口伝タントラ」第50章に扱われている。

[195] 『青瑠璃』kha, 172b6の解釈に従った。

[196] 植物名であるサンスクリット語viḍaṅgaの音写か。『番漢藥名』はbyi tangkaと綴る。

[197] ここでrul（爛れ）と解した単語の原綴はrus（骨）である。『祖先の教え』（上），p.518, l.10はrul、『青瑠璃』kha, 174a3はrus gcod pa（骨折）としている。『四部医典』の中にrul gcodの用例は多いもののrus gcodは見られないこと、Men-Tsee-Khang（2008），p.208もgangrene（壊疽）とrulと解することから、本書でもrulと解釈した。

[198] 「白い香」を意味する。

[199] サンスクリット語 guggulu の音写。

[200] 原文の「地の妖魔」（sa gdon）を『青瑠璃』kha, 174a6は「ル、ニェン、土地神の妖魔」（klu gnyan sa bdag gi gdon）と注釈している。これらは「口伝タントラ」第81章に扱われている（GZ, Ⅲ, ch. 81, 156a6）。

[201] 「口伝タントラ」第26章88a5によると、潰瘍（lhog pa）は肉に発症したニェン病である。ニェン病については［175］参照。また［69］参照。

[202] チャクポリ版『四部医典』は'brub（埋める）と綴るものの、他三版と『青瑠璃』kha, 175a6は'drub（癒合する）と綴る。意味が通る後者を採用した。

[203] 『祖先の教え』（上），p.519, l.12、『青瑠璃』kha, 175b1ともにアルラ（a ru ra）と綴ることに従った。

[204] この五種類のアルラは、品種の違いによるものではなく、実の状態の違いによるものである（『新修晶珠本草』，p.466）。

[205] snying zho shaのsnying、mkhal ma zho shaのmkhal maはそれぞれ心臓、腎臓を意味する。

[206] sra 'brasは「固い果実」、次の'jam 'brasは「柔らかい果実」を意味する。

[207] 黄色いペーケンとペーケンムクポ（赤紫のペーケン）は、ペーケンが他のニェパ等の影響を受けて変化した状態（gzhan rgyud can）であり、それによって引き起こされる病気の名称でもある（GZ, Ⅱ, ch.12, 15a4）。黄色いペーケンはティーパの影響を受けた痰状のもので、悪化するとペーケンムクポあるいはティーパの病となる（GZ, Ⅲ, ch.4, 16a6-b2）。ペーケンムクポは、悪化した血がペーケン、ティーパ、ルンと順次混合したもので（GZ, Ⅲ, ch.5, 19a6-b3）、その様態には、散る（byer）、拡がる（rgyas）、膨隆する（'gying）、一塊になる（'dril）の四つがある（GZ, Ⅲ, ch.5, 20a1-2）。［112］参照。

[208] 『番漢藥名』は ma nu とのみ綴る。サンスクリット語の音写と思われるが、原語は不詳。

[209] 「熱いルンと血」とも解釈できるが、『青瑠璃』kha, 178a4に基づき、ルンと血と熱を並列に解釈した。

[210] 「青蓮華の根」を意味するサンスクリット語のpuṣkaramūlaの音写。

[211] TMP、『番漢藥名』、『祖先の教え』（上），p.520, l.22、『青瑠璃』kha, 179a2は、プシェルツェ（pu shel tse）と綴る。プシェルはチベット語では琥珀を意味するものの、TMP, 25-45〜46 を見るといずれも植物の絵である。BhD（1995），p.147があてるサンスクリット語のuśīraは、プシェルという音と関連するか。

[212] 「キュンの爪」を意味。キュンはサンスクリット語garuḍa（ヴィシュヌ神の乗物である鳥）の訳語に用いられる語である。『青瑠璃』kha, 179a4によると、白と赤紫は薬物としての使用部位そのもの（ngo bo）の色の違いによる。TMP, 25-47, 48も参照。

[213] パーオとは「勇者」を意味する。『青瑠璃』kha, 179a6によると、白と黄色は花と根の色の違いによる。

[214] 以下、ボンガの色による区別は『青瑠璃』kha, 179b3によると花の色を指すと考えられる。

[215] 植物名であるサンスクリット語kaṇṭakārīの音写。

[216] 『番漢藥名』には肉桂を意味するもう一つのチベット名 shing tshwa thug po も付記されている。

[217] 「松明（トン）に使う木（シン）」を意味。『番漢

薬名』の油松も同様の意味である。

[218]「寒性の黄水」とは白い黄水と考えられる。[106] 参照。

[219]「野生のセワ（se ba）」を意味する。

[220]『祖先の教え』（上）, p.522, l.4はpo song cha、『青瑠璃』kha, 182a4はpo so chaと綴る。

[221] 植物名と考えられるサンスクリット語śrīkhaṇḍaの音写。

[222] 植物名であるサンスクリット語kapitthaの音写か。

[223] sum cu tig 及び後出の lcags tig、zangs tig の tig は注［38］に見られるtig taの省略形である。

[224] 植物名であるサンスクリット語priyaṅguの音写。

[225] zangs は銅を意味する。『祖先の教え』（上）, p.523, ll.3-4は花色を赤、『青瑠璃』kha, 185a4は白っぽい赤（dmar skya）と注記しており、TMP, 25-100〜101の図でも銅色（zangs）の花である。

[226] lcags は鉄を意味する。『祖先の教え』（上）, p.523, l.5、『青瑠璃』kha, 185a6は青い花と注記し、TMP, 25-102の図も青い花である。

[227] 'draが「似た」という意味なので、sro lo sug 'dra は「sug に似たsro lo」と解釈できる。人民版漢訳とBhD（1995）, p.153はsro lo sug 'draという一つの薬材と解し、一方、『青瑠璃』kha, 185b2-4は、sro lo を白い sro lo、sug 'dra を赤紫の sro lo と二種の薬材に解す。本訳は『青瑠璃』に従い二つの薬材と解した。

[228] 鎮静と浄化については［151］参照。

[229] bya rgodは「野生の鳥」あるいは「鷲」を、spos は「香」を意味する。『青瑠璃』kha, 186a4-5によると、花の形がコノハズク（srin bya）の頭に似て、麝香の臭いがするので、この名は鳥の頭のような形の花と、麝香のような香りと関係するか。

[230] yu mo は「雌鹿、雌牛、雌ラクダ」を意味する。mde < mde'u は「矢じり、弾丸」を、'byinは「抜く」を意味するため、mde 'byin はこの薬材の効能と符合する。

[231]「馬の皮」を意味する。

[232]「無毒」を意味するンスクリット語aviṣaの音写。

[233]「虎の肉」を意味する。

[234] 文字通りには、「白い草原（spang）の飾り（rgyan）」を意味する。TMP, 26-30の図の白い花と符合する。

[235] yu gu は「骨を癒す」という効能の漢語音「癒骨」（yu gu）と関係するか。shing は「木」を意味する。

[236]「棘つきの（tsher）青（sngon）」を意味する。TMP, 26-41の図の青い花と符号する。

[237]「小さな（chung）赤紫（smug）」を意味する。TMP, 26-42の図の赤紫の花と符号する。

[238]「金（gser）の糸（skud）」を意味する。

[239]「羊（lug）の角（ru）」を意味する。TMP, 26-46によると花の色が赤黒く、かつ羊の角のような形をしているので名称と符合する。

[240] 'bu suの部分の音は漢語の苜蓿（muxu）と関係するか。ただし、『番漢薬名』では後出のrgya sposの漢名として苜蓿があてられる。

[241] a krongの音は漢名の茵陳（yinchen）と関係するか。

[242] 漢名の当帰（danggui）の音写か。『番漢薬名』はtang kun paと綴る。

[243] se rgod は前出。［219］参照。

[244]「棘のある（tsher can）シュクパ（shug pa）」を意味。『青瑠璃』kha, 191b6は「幹が小さく棘で覆われている」と記し、TMP, 26-66の図によると棘状の葉をもつ植物である。

[245] 漢名の「浪蕩子」（langtangzi）、あるいは、漢方の薬材の莨菪（langdang）の音写か。

[246] 人民版漢訳のみ srin shingとsna maを二つの薬材とする。『番漢薬名』は「ナマの果実」（sna ma'i 'bras bu）と記す。

[247] dres ma'i ge sarとは「dres maのge sar」という語形である。『祖先の教え』（上）, p.524, l.22、『青瑠璃』kha, 192b3とも植物名として「dres ma」をあげ、後出の第21章には「デーマの実」（dres 'bru）が挙がっている。Men-Tsee-Khang（2008）, p.213はdres ma'i ge sarを一つの薬物名と解していること、ge sar が何を指すのか不詳のため、本訳では、「デーメーケサル」

と一薬物名とした。ge sar については［179］参照。

[248] 腹部の痛み（glang thabs）は「口伝タントラ」第49章において扱われる。未消化物や合わない食べ物が原因となり、肝臓、脾臓、胃、小腸、大腸、脈管において発症し、腹痛等の症状を呈する病である（GZ, III, ch. 49, 116a1-4）。

[249] 同名のdkar po chig thubは、「赤紫の万能薬」を意味するムクポチクトゥプ（smug po cig thub）とともに鉱物薬にも挙げられている。『番漢薬名』の条には「草の〔薬〕」（sngo）という但し書きがついていることからも、dkar po chig thub という名の薬材は鉱物薬と草薬の両種あることが分かる。

[250] gnyan srinを「ニェン病を引き起こす虫」の意味に解した。［175］参照。

[251] アワとは文字通りだと貴族の子供に対する敬称。

[252] 植物名であるサンスクリット語parpaṭaの音写。『番漢薬名』は「パルパタの根」（bar pa ta'i rtsa）と記す。

[253] Clark（1995）, p164はbone excrecences（骨棘）、Men-Tsee-Khang（2008）, p.214は bone fragments from comminuted fractures（粉砕骨折の際の骨片）と訳す。rus mdzer（'gog）という表現は、「傷の治療」一般を論ずる「口伝タントラ」第82章161a4, 163b3にみられるが、正確な病態は不明である。

[254] 'damは沼地を意味する。『青瑠璃』kha, 194b1-4によれば抽水植物であるため符合する。

[255] sa 'dzinとは文字通りには「地をつかむ者」を意味する。TMP, 26-92の図を見ると、この植物には走枝があるため符合する。

[256]〔〕内は『青瑠璃』kha, 195a6の解釈に基づいて補った。

[257] snyi baとは「柔らかい」を意味する。『蔵薬晶鏡本草』fig. no. 415とTMP, 26-97の図は蔓草であるため、茎の柔らかさを示すものか。『番漢薬名』は「ニワの根」（snyi ba'i rtsa ba）と記す。

[258] lugは羊を意味し、mur baは「噛む」を意味するので、羊が好んで食べる草か。

[259] g-yer khaは小さな鈴を意味する。TMP, 27-3. 4の

aviṣāは植物名。

図は、小さな花が鈴のように付く草を描く。

[260]「大きな黄色い花」を意味する。

[261] bragは岩を意味する。『青瑠璃』kha, 196a3はこの植物が岩場に生えると記載する文献を引用している。ha boは番漢の覆盆（fupen）の音写か。

[262] bragは「岩」、sposは「香り」を意味する。『蔵薬志』p.242に「香りがある」と記されていること、また、岩の隙間に生えると記載されていることと符合する。

[263] rgyaは「インド」あるいは「中国」を意味し得るので、ここでは「インドの香」か「中国の香」か確定できない。『蔵薬志』p.58 によると芳香がある。

[264]「草原の香」を意味する。『蔵薬志』p.194では草地に生えると記されていることと符合する。

[265] TMP, 27-12ではrtsiをtsiと綴る。

[266]「小腸の痛み」を意味するrgyu gzerはニェン病の1つであり、「口伝タントラ」第25章において扱われている。[69]、[175] 参照。

[267]「羊（lug）の目（mig）の花（me tog）」を意味する。『番漢藥名』はlug migとのみ記す。

[268] [67] 参照。

[269] byiは「鼠」、tsherは「棘」を意味する。

[270] mkhrisは「胆嚢」を意味し、rtsa　と似た綴りのrtswaは「草」を意味する。石の薬である「石の胆嚢」（rdo mkhris）に対して、「草の胆嚢」（rtswa mkhris）を意味するか。

[271]「口伝タントラ」第87章 221a6-b1には三種の毒として「外側から加えられた毒」（sbyar ba'i dug）、「変化によって生じる毒」（gyur ba'i dug）、「自然界にある毒」（rang bzhin dug）を挙げる。「外側から加えられた毒」とは、風や手の接触等によって外から毒が加えられたものを指す。肉による中毒は二番目の「変化によって生じる毒」にあたる。三番目の毒は、毒蛇やトリカブト等の自然界にある毒である。

[272]『番漢藥名』では gcodと綴る。

[273] 拡散した熱（'grams tshad）は「口伝タントラ」第21章において扱われている。激しい運動や力仕事

をすること等を原因として、臓腑や肉、骨、脈管、腱・靭帯等の体組織が「拡散して」発症する熱病である（GZ, Ⅲ, ch. 21, 68a6-b2）。

[274]「馬の蹄」を意味する。

[275]『蔵薬志』によるとタミクには止血作用がある。[138] 参照。

[276] 漢訳の蘇木（sumu）の音写か。『番漢藥名』は「ゾモの木」（mdzo mo shing）と記す。[336] 参照。

[277] この箇所については『祖先の教え』、『青瑠璃』に注釈がない。BhD (1995), p.163は「傷の上に蛆が湧くのを防ぐ」、Men-Tsee-Khang (2008), p.215は「傷口の感染を防ぐ」と訳す。

[278] 小児の病気を扱う「口伝タントラ」第72章に、srin（寄生虫）とpholという病気が記載されており、これらを指すと考えられる。pholは「臀部の脈管が腫れて膿む」病気である（GZ, Ⅲ, ch. 72, 140b3-4）。BhD (1995), p.163はsrin とpholを二つの病態ととらえるものの、Clark (1995), p.170とMen-Tsee-Khang (2008), p.215は、寄生虫による病気と一つに解している。

[279]「小さい羊」を意味する。

[280]〔 〕内の補訳は『青瑠璃』kha, 201b5の解釈に基づく。

[281]『青瑠璃』kha, 201b6-202a1の解釈に基づく。

[282] チェウ（bye'u）は「小鳥」、ラプク（la phug）は「大根」を意味する漢語「蘿卜」（luobo）の音写である。

[283] サンスクリット語の音写と思われ、綴りがsarjikā ならば炭酸ナトリウム、sarjakaならば植物名である。

[284]「鳥の足」を意味するか。

[285] dbang po「自在者」のlag pa「手〔のひら〕」を意味する。『番漢藥名』はdbang lagと記す。

[286] 植物名であるサンスクリット語trivṛt の音写か。BhD (1995), p.166はśyāmātrivṛt（黒いtrivṛt）にあてる。

[287]「馬の香り」を意味するサンスクリット語の植物名 aśvagandhāの音写。

[288]「排尿困難」については [154] 参照。grum buは「口伝タントラ」第58章によると「湿っぽい土地や湿潤な食事が原因となり、栄養分のあるべき場所（肉、骨、脈管、腱）に黄水が拡がっている病態であり、関節や筋に熱感があり、動作時に特に痛む」（GZ, Ⅲ, ch. 58. 124a4-6）病気である。Clark (1995), p.177はリウマチ、BhD (1995), p.168は 痛 風、Men-Tsee-Khang (2008), p.217は関節炎と訳す。

[289] TMP, 28-24では下肢の骨の絵を示す。

[290] [162], [165] 参照。

[291] 両 漢 訳、TMP, 28-26、Clark (1995), p.178、BhD (1995), p.170のいずれも「竜」あるいは「竜骨」、Men-Tsee-Khang (2008), p.218は「竜の骨の化石」とし、TMPも竜の絵を載せる。竜は架空の生き物なので、実際に何の化石を用いているかは不明である。

[292] [121] 参照。

[293]『番漢藥名』はmgron buと綴る。

[294]〔 〕内は『青瑠璃』kha, 208b5の解釈に基づいて補った。

[295]『青瑠璃』kha, 208b5が「腸のニェン病で死んだ〔人の〕頭蓋骨」と解することに従う。上海版漢訳はこの箇所を薬材としてではなく、前項の雷で死んだ人の骨が「腸の病に効く」と、述部に解釈する。

[296]『青瑠璃』kha, 208b6が「膝の関節の頭に来るもの」と注釈するのに従った。Clark (1995), p.178は「羊の大腿骨頭」、Men-Tsee-Khang (2008), p.218は「大腿骨頭」と訳している。BhD (1995), p.171は「羊の膝蓋骨」、両漢訳は「牛骨」としている。以上を踏まえた上でTMP, 28-34の図も動物名を特定せず膝蓋骨をのみを示していることから、「膝蓋骨」とだけ訳した。

[297] 両漢訳、Clark (1995), p.178、Men-Tsee-Khang (2008), p.218はハリネズミ / ヤマアラシ（刺猬 / Porcupine）とほ乳類に解するが、TMP, 28-35はHoopoe bird（ヤツガシラ）と鳥類と解釈する。TMPにはとさかのある青い鳥の図が示されているので、本書は鳥説をとった。

[298] 両漢訳、BhD（1995），p.172は「カタツムリの殻」、Clark（1995），p.178は「カタツムリ」、Men-Tsee-Khang（2008），p.218は「巻貝」と訳す。TMP, 28-37にはカタツムリにしてはやや長いホラ貝の状の巻き貝の図が示されている。

[299] bshul chags の名の下に TMP, 28-38～41は、Horse bone（馬の骨）、Asiatic Wild ass（野驢馬の骨）、Donkey bone（驢馬の骨）、Mule bone（騾馬の骨）と複数種の有蹄類を列挙し動物を特定し難いため、「有蹄類」とのみ訳した。

[300]『番漢薬名』10aは蛇肉（sbrul sha）で項を立てる。

[301] 'dril は『祖先の教え』、『青瑠璃』には注釈が挙げられていない。'dril は未消化物の様態を示す語で、未消化物が 'dril することが腫瘍（skran）の成因と考えられている（GZ, Ⅲ, ch. 6, 26b1-3）。本書では'drilを「腫瘍を形成つつある未消化物の状態」と考えて「初期の腫瘍」と訳した。［112］参照。

[302]『番漢薬名』10bは孔雀肉（rma bya'i sha）で項目を立てる。

[303] thug を『青瑠璃』kha, 209b1-2は「去勢されていない驢馬」とし、TMP, 28-61も donkey（驢馬）の図をのせる。しかし、Clark（1995），p.179 と Men-Tsee-Khang（2008），p.219は ram（雄羊）と訳している。強精作用と訳した ro tsaは注［104］で述べた医学の八部門の一つである不妊治療である。不妊治療は男女両性を対象としており、「口伝タントラ」第91章では男性について、第92章は女性についての治療法が述べられている。thugの睾丸はもっぱら男性に対して用いられることから、「強精作用」と訳した。

[304] 上海版漢訳 はnas zanを鳥ととらず「ツァンパ（nas zan）を消化する」と雀の述部に解している。

[305] nywa logの異綴（GZ, Ⅲ, 130a4）。nywa logは「口伝タントラ」第26章88a5によればニェン病の一つであり、同タントラの第62章130a4-b1には雑病（phran bu'i nad）の一種として挙げられている。

[306]『青瑠璃』ga, 503a3は、「接触によって起こる中毒」（reg dug）の接触対象として、「生肉、敷物、女性の体など」を挙げる。Men-Tsee-Khang（2008），p, 219、Clark（1995），p.180、BhD（1995），p.175 はいずれも venereal desease（性病）、両漢訳は梅毒と訳すことから、女性と接触しておきる中毒すなわち性病と解した。

[307] 文字通りには「黒い疱瘡」である。「口伝タントラ」第24章は疱瘡（'brum pa）を扱い、「黒・白の疱瘡」について言及する（GZ, Ⅲ, ch. 24, 84a2）。先行訳にならい天然痘と訳した。

[308] shu thorは「細かいぶつぶつ」を意味し皮膚病であると思われるものの、皮膚病を扱う「口伝タントラ」ch.61, 129b4にはshu ba、srin thorという近い病名はあっても、shu thorそのものはない。Clark（1995），p.180はpsoriasis（乾癬）、BhD（1995），p.176はboils（おでき）と一語に解し、Men-Tsee-Khang（2008），p.220はeczema and pimples（湿疹と吹き出物）とshu ba と thor baを並列と解す。本稿ではshu thor を一語と解した。

[309] 文字通りには「湖」（mtsho）の「揺れ」（'khyoms）を意味する。mgo 'khorとmtsho 'khyomsについて『青瑠璃』kha, 210a3は、「目眩がして、体が揺れる。」と一連の症状のように記す。本書では回転性と浮動性の目眩の相違を意識して訳した。

[310] TMP, 28-90～95は、赤鹿（sha）、麝香鹿（gla）、ガゼル（dgo）、野生の羊（gnyan）等と複数の草食動物を挙げる。両漢訳は「鹿」とし、Clark（1995），p.180はgame animal（獲物となる動物）、BhD（1995），p.177はwild animal（野生動物）、Men-Tsee-Khang（2008），p.220はherbivorous wild animals（野生の草食動物）と動物名は様々であるため、全てが矛盾しない「草食動物」の訳をあてた。

[311] 文字通りには「斑」（bkra）の「肉」（sha）を意味する。「口伝タントラ」第61章において扱われる皮膚病の一種である。

[312] 文字通りには「牛」（glang）の「瘡」（shu）を意味する。「口伝タントラ」第61章において扱われる皮膚病の一種である。

[313] bon paを『青瑠璃』kha, 210a6は「馬の脚の側面の角のように突起したもの」と注釈している。本書では、TMP, 28-108の図が指す部位と、附蝉が角質化した構造であることを考慮して、「馬の附蝉」と訳した。

[314] 両漢訳は鷺、TMP, 28-111と BhD（1995），p.178はBlack goose（黒い鵞鳥）、Clark（1995），p.181はheron（鷺）と先行訳は様々な鳥類を挙げる。TMPの図が鴎よりは鷺鳥に近いことから、鷺鳥説を採用した。

[315] 先行訳には蝙蝠とムササビの両説があるが、TMP, 28-113の図とBhD（1995），p.179がムササビであるため、ムササビ説を採用した。sgroは羽を意味するが、ムササビなので「飛膜」と訳した。

[316] gnyan rimsは「口伝タントラ」ch. 23, 76a1によると、伝染性熱病（rims）の一つであるベル病の一種。ティーパの熱が脈管に入り様々な部位を巡るもので、致死性が高いとされる（GZ, Ⅲ, ch. 23, 78a5-b1）。［69］、［175］参照。

[317]「口伝タントラ」第7章によれば、固まった未消化物が小腸や胆嚢においてティーパと混じって硬い固まりになったものである（GZ, Ⅲ, ch.7, 29a5-b3）。mkhris paには、三ニェパの一つであるティーパと胆嚢の両義があるが、「口伝タントラ」の記述に基づいて、前者と解した。

[318] 本箇所の原文 mkhris rlung skyug paを、『青瑠璃』kha, 210b4が「ティーパとルン、および嘔吐（mkhris rlung dang skyug pa）」と注釈しているのに従って、mkris rlungを「ティーパとルンの合併症」と訳し、skyug paは単独で「嘔吐」を訳した。両漢訳はともに「ティーパの病、ルンの病、嘔吐」と三つを列記し、Clark（1995），p.182、Men-Tsee-Khang（2008），p.222は「ティーパとルンとによる病と吐き気」と二つに解し、BhD（1995），p.180は「ティーパとルンによる嘔吐」と一つに解する。

[319] 雷鳥、ヤマウズラとの説もあるがTMP, 28-127の

図が腹の白い鳥を示しているので、雪鶏と解した。

[320] 文字通り訳せば「鳥の糞」となるが、これまで具体的な動物の糞が列挙されていてここで突然「鳥」となるのは不自然であり、かつ、BhD（1995）, p.181はcock（鶏）と限定し、TMP, 28-128の図も明らかに鶏を示しているため、鶏と解した。

[321] 両漢訳、TMP, 28-133、Clark（1995）, p.182、Men-Tsee-Khang（2008）, p.222はいずれもcrab（蟹）と解し、BhD（1995）, p.181はscorpion（さそり）とする。チベット語を直訳すると「毒のある虫」となるので、さそり説が有力かとも思えるが、TMP, 28-133の図は足の数と尾の不在から蟹と思われるので、図に則って蟹と解した。

[322] チベット語では「水生甲虫」を意味する言葉である。

[323] 陸棲甲虫の一種。

[324] bying bying thu lu はTMP, 28-136によると背中の丸い茶色の片側四足の虫である。

[325] spru maとは植物名なので、その植物につく虫('bu)の意味か。[367] 参照。

[326] 両漢訳、TMP, 28-138、Men-Tsee-Khang（2008）, p.222、BhD（1995）, p.181はカタツムリと解するが、Clark（1995）, p.182のみナメクジとする。

[327] Men-Tsee-Khang（2008）, p.222が「水鳥」と訳す以外、両漢訳、英訳は全てチベット語を直訳した「水鼠」を当てるため、本訳も後者に従った。

[328] TMP, 28-140の図も英訳も、みな「白い胸をした水に潜る鳥」と解す。

[329] 両漢訳は「薬引」、Clark（1995）, p.183は「製剤の乗り物あるいは基材」、BhD（1995）, p.182、Men-Tsee-Khang（2008）, p.222は「薬の乗り物」と訳す。言葉の意味から、薬効を患部に運ぶものを指すと思われる。

[330] BhD（1995）, p.182だけがjaggery（ヤシ糖）と解する。

[331]『青瑠璃』kha, 232b5 は「寒とルンの病」と並列に解しており、また、精糖・蜂蜜の述部がみな並列

の構造なので、ここでも並列に解した。BhD（1995）, p.182と人民版漢訳は「ルンによる寒」と取り、Clark（1995）, p.183、Men-Tsee-Khang（2008）, p.222は「ルンと寒」と並列に解している。

[332]『祖先の教え』（上）, p.535, l.17、並びに『青瑠璃』kha, 233a6-b1には「土のチュカン」と記される。

[333]『祖先の教え』（上）, p.535, l.18、並びに『青瑠璃』kha, 233b1は、「カシュミール（kha che）のグルクム」と注釈している。

[334]『祖先の教え』（上）, p.535, l.19、並びに『青瑠璃』kha, 233b1）は「諸々のティクタの種類」と注釈している。[223] 参照。

[335]『祖先の教え』（上）, p.535, l.20、並びに『青瑠璃』kha, 233b1-2は「白いキチェ」と注釈している。

[336]『祖先の教え』（上）, p.535, l.22、並びに『青瑠璃』kha, 233b2は「ゾモの木」と注釈している。[276] 参照。

[337]『祖先の教え』（上）, p.535, l.22、並びに『青瑠璃』kha, 233b2は「センデンの類」と注釈している。

[338]『祖先の教え』（上）, p.535, l.22、並びに『青瑠璃』kha, 233b2は「バシャカの類」と注釈している。

[339]『祖先の教え』（上）, p.535, l.23、並びに『青瑠璃』kha, 233b3はrgya tshos（赤いツゥ）と綴る。

[340]『祖先の教え』（上）, p.535, l.25、並びに『青瑠璃』kha, 233b3はli ga durと綴る。[55] 参照。

[341]『祖先の教え』（上）, p.535, l.25、『青瑠璃』kha, 233b3はde baをデルパ（'del pa）樹と注釈する。『水晶の数珠』94bによれば、デルパはタプセン（stab seng）の別名である。

[342]「血の足」を意味する。『祖先の教え』（上）, p.536, l.1は「黄色いタクカン」（ser po khrag rkang）と記す。『青瑠璃』kha, 233b3-4によると、「黄色いタクカン」はニャンツィテを指す。

[343]『祖先の教え』（上）, p.536, l.3、並びに『青瑠璃』kha, 233b4によると、ユクシン（yu gu shing）の別名である。

[344]『祖先の教え』（上）, p.536, l.3ではha'o,『青瑠璃』

kha, 233b5ではha boと綴るが、前出の brag skya ha boの省略形と解した。

[345]『祖先の教え』（上）, p.536, l.4、『青瑠璃』kha, 233b5; 199a2-3は、「王のre ral」ことre ral（別名ldum bu re ral）、「妃のre ral」こと brag spos、「大臣のre ral」こと brag skya ha boの「3つのre ral」を挙げる。

[346]『祖先の教え』（上）, p.536, l.6、並びに『青瑠璃』kha, 233b6はli ga durと綴る。[55] 参照。

[347]「白いソロ」を意味する。

[348]『祖先の教え』（上）, p.536, l.7、並びに『青瑠璃』kha, 233b6はsro lo sug 'draと綴る。[227] 参照。

[349]『祖先の教え』（上）, p.536, l.8、並びに『青瑠璃』kha, 233b6は「アガルの類」と注釈している。

[350] 本箇所を『祖先の教え』（上）, p.536, l.9 はsha pho ru rta,『青瑠璃』kha, 233b6はsha po ru rtaと綴る。『祖先の教え』p.520, l.19、『青瑠璃』kha, 178a5では「ru rta とはsha pho ru rtaである」とされる。

[351]『祖先の教え』（上）, p.536, l.9、並びに『青瑠璃』kha, 233b6は「白ググル」と「黒ググル」を併記する。

[352]『祖先の教え』（上）, p.536, ll.10-11、並びに『青瑠璃』kha, 234a1が本項をma nu pa traと記すのに従った。

[353]『祖先の教え』（上）, p.536, l.11、並びに『青瑠璃』kha, 234a1は「ウトパラの類」と注釈している。

[354]『祖先の教え』（上）, p.536, l.14、並びに『青瑠璃』kha, 234a2が、本項をsgog skyaと記すのに従った。

[355]『祖先の教え』（上）, p.517, ll.13-14、並びに『青瑠璃』kha, 171b3によるとna le shamの異称。

[356]『祖先の教え』（上）, p.536, l.16、並びに『青瑠璃』kha, 234a3によるとba lu の異名。

[357]『祖先の教え』（上）, p.536, l.17、並びに『青瑠璃』kha, 234a3は「黒いイモン」（dbyi mong nag po, 葛根9a）と注釈している。

[358]『祖先の教え』（上）, p.536, l.19、並びに『青瑠璃』kha, 234a4は「滋養三骨等の各種の骨」（rus bcud gsum la sogs pa'i rus sna rnams）と注釈している。

[359]『祖先の教え』（上）, p.536, l.20、並びに『青瑠璃』

kha, 234a4は「馬の歯のようなプーカル」(spos dkar rta so ma)と注釈している。

[360]『祖先の教え』(上)、p.536, l.21、並びに『青瑠璃』kha, 234a4がso ma r'a dzaと記すのに従う。

[361]『祖先の教え』(上)、p.536, l.21、並びに『青瑠璃』kha, 234a4-5は、「seng ldengの硬膏、すなわちkyi la wa ri」と注釈している。seng ldengによる硬膏は「結尾タントラ」第9章24b1において言及される。kyi la wa riは処方名かと思われるが不詳。

[362]『祖先の教え』(上)、p.536, l.21、並びに『青瑠璃』kha, 234a5は「ケルパの根」と記す。

[363]『祖先の教え』(上)、p.536, l.23は'bruを'bras bu(果実)と記す。'bruは粒状の実を意味する。

[364]「phur moの灰」を意味する。『青瑠璃』kha, 212b2-5において詳述される。

[365]『祖先の教え』(上)、p.536, l.24、並びに『青瑠璃』kha, 234a6は「シンシンナマの実」と記すのに従う。

[366] g-yer maは、飲食物を扱う「解釈タントラ」第16章において扱われている。また、『青瑠璃』kha, 218a1-3にも詳述されている。

[367] spru ma は植物名。第20章の各論には取り上げられないが、『青瑠璃』kha, 216a3-b1に詳述されている。

[368]『祖先の教え』(上)、p.522, l.15、『青瑠璃』kha, 183b1は、bil baをka padと同一種とする。

[369]『祖先の教え』(上)、p.537, l.1、並びに『青瑠璃』kha, 234a6は「ギャケクの木」(rgya skyegs kyi shing)と記す。『青瑠璃』kha, 199a4によると、rgya skyegs はtshos の異名である。

[370]『祖先の教え』(上)、p.537, l.2は btsod と綴り、「血」には触れない。

[371]『祖先の教え』(上)、p.537, l.2、並びに『青瑠璃』kha, 234b6は「花のチャカン」(me tog bya rkang)と注釈している。

[372]『祖先の教え』(上)、p.527, l.1、『青瑠璃』kha, 199a6は、nyi dga' をlcam paの別名とし、『祖先の教え』(上)、p.537, ll.3-4、並びに『青瑠璃』kha, 234b1は「lcam pa　の葉」と記す。

[373]『祖先の教え』(上)、p.537, l.5はpo son cha、『青瑠璃』kha, 234b1はpo so chaと綴る。[220] 参照。

[374]『祖先の教え』(上)、p.537, l.5はri sho ma、『青瑠璃』kha, 234b1はri sho baと綴る。

[375]『祖先の教え』(上)、p.537, l.5、並びに『青瑠璃』kha, 234b1は「黒いシュダ」(shu dag nag po)と注釈している。

[376]『祖先の教え』(上)、p.537, l.5、並びに『青瑠璃』kha, 234b1-2がgser gyi phud buとするのに従う。

[377] yungs karは、飲食物を扱う「解釈タントラ」ch. 16, 21a2; 21b4 において扱われる。また、『青瑠璃』kha, 222a4-5に取り上げられている。

[378]『祖先の教え』(上)、p.537, l.7、並びに『青瑠璃』kha, 234b2は、a ru ra mchu ring(長い唇のアルラ)と記す。果実の形状を指すか。

[379]『祖先の教え』(上)、p.537, l.7、並びに『青瑠璃』kha, 234b2は、「デンダの類」(danda'i rigs)と記す。これらが具体的に何を指すかについては、「結尾タントラ」ch. 14, 31a6-b1にdan rog をdanda nag po(黒いデンダ)と言い換え、また、『青瑠璃』kha, 182b1-5はdan rogには優良、中等、粗悪の性質のものがあるとして、中等品にdanda kra bo(雑色のデンダ)という名称をあげていることから、様々な質のdan rogを指すと考えられる。

[380]『青瑠璃』kha, 234b2; 197b6によると、tsi stagはrtsi stag mo であり、rtsi stag moはchu ma rtsiと同一である。

[381]「解釈タントラ」ch.12, 15a4-6、『祖先の教え』(上)、p.325, l.15-p.326, l.23並びに『青瑠璃』kha, 105b2-107b5に基づき、ニェパの増減による病を示すと右表のようになる。△は増加、▼は減少を示し、記号の数は増減の程度を示す。表に示した37種に対して、増加と減少を入れ替えたものが同数あり、合計74種になる。

[382] 濃縮した薬物の抽出液にミルク、さらにバターを加えて作る剤形。

[383] これら7種類の剤形は、順に「結尾タントラ」第3、

表　ニェパの増減に基づく病態の分類

	ルン	ティーパ	ペーケン		ルン	ティーパ	ペーケン
1	△			22	△△	△	△△△
2	△△			23	△	△△	△△△
3	△△△			24	△	△△△	△
4		△		25	△△△		△△
5		△△		26	△	△△△	△△△
6		△△△		27	△△△	△△△	△
7			△	28	△△		
8			△△	29			△△
9			△△△	30	△△△		△
10	△			31	△△△	△	△
11		△		32		△	▼
12	△			33	▼		△
13	△△	△△△		34	△	▼	
14		△△	△△△	35	▼	△	△
15	△△△		△△	36	△	▼	△
16	△△△			37	△	△	▼
17		△△△	△△△				
18	△△		△△△				
19	△	△	△				
20	△△△		△△				
21	△	△△△	△△				

*10, 11, 12, 19, については各ニェパの増加の程度が同じということであり、その絶対的な大きさは示されていない。32, 33, 34, 35, 36, 37については量的関係は示されていない。

第4、第5、第6、第7、第10、第9章で扱われている。

[384] これら5種類の浄化法は、アーユルヴェーダの説く五浄化法(pañcakarma)に相当し、「結尾タントラ」第17、第14、第15、第18、第16章でそれぞれ取り上げられている。

[385] 404の病とは、「全ての病」を意味する。「解釈タントラ」ch. 12, 14b5-16b3によれば、老若男女に共通する病気は、ニェパ、病態(gtso bo)、部位、種類の四つの観点から、それぞれ101種類ずつに分類されて、計404の病となる。

第3章
チベットの医学絵画

第1節 『青瑠璃』の絵画化

1959年以前に『四部医典』の伝統が教授されていた場は、ラサにおいてはポタラ宮の向かいにあるチャクポリ（lcags po ri）山上の医学堂、地方であれば僧院内にある医学堂（sman pa grwa tshang）であった。これら医学堂の内部には薬師仏や医聖ユトクの像などが祀られ、『青瑠璃』の各章を図解したタンカ[1]が掲げられていた。タンカの原本はサンゲギャムツォ（1653-1703）が自著『青瑠璃』の内容を医学教育に資するべく絵画化させたものであり、「根本タントラ」4枚、「解釈タントラ」35枚、「口伝タントラ」16枚、「結尾タントラ」24枚の計79枚からなる（KB, 194b4-198b2）。

ダライラマ十三世（1876-1933）は、チベット医学の普及のために79枚1セットのこの医学タンカを13セット手写させ各地に頒布した。このうち、ラサのチベット医院（西蔵自治区蔵医院）に所蔵されたタンカを1986年にチャンパ・ティンレー（byams pa 'phrin las 強巴赤列）が影印出版し[2]、翌1987年には先の1986年版の誤訳を訂正し、注を加えチベット語と英語の対訳をつけ出版した[3]。1999年には台湾の長河芸術文物館館長の黄英峰医師が、チベット大学芸術学部にこのタンカを模写させたものを出版した[4]。本書は中国本土版に比べると印刷が鮮明である。

また、ブリヤート（現ロシアブリヤート共和国）の首都ウランウデ（Ulan Ude）に保存されていたセットを影印出版したものが*Tibetan Medical Paintings*（TMP）[5]である。本書は二巻からなり、第一巻はタンカ一枚ごとの内容を『青瑠璃』に基づいて概説し、第二巻はタンカの各図一つ一つに解説を付している[6]。

第2節 寺本婉雅将来のチベット本草図譜（'khrungs dpe）の研究

チベット医学の植物・動物・鉱物の薬材について扱う『四部医典』「解釈タントラ」の第19章から第21章は、TMPにおいては第23幅から第31幅に図示されている。『青瑠璃』の『四部医典』第20章に対する注の末尾には、「四人の賢者とユトクが著した古トゥンペ（'khrungs dpe）」と、「十万本草（sngo 'bum）という文献群」を参照したと記されている（BN, kha, 233a1-2）。さらに『青瑠璃』の「結尾タントラ」には、インドの医者などがもたらした文献に、カシュミール、ネパール、チベットのタクポやコンポ地方などの医者の証言に基づいて薬材の絵を描かせ、さらに、治療法などを付け加えたトゥンペを、七人あるいは四人の賢者が翻訳した120章ほどあるものからの抜粋（BN, nga, 245a1-4）、および「ターラー尊の十万本草、文殊尊の十万本草、ユトクの十万本草」のトゥンペ三書も参照したという（BN, Nga, 245a4-5）。後者の三冊と同名の書は合冊されて他の文献とともに中国より出版されているものの[7]、この三書に図はなく、『四部医典』との文献学的な比較研究も行われていないので今後の研究を待ちたい。

現代中国においては薬材の形状を図や写真で示し、学名を比定した書物に「トゥンペ」の名が冠せられることが多く、それに対応する漢語は「本草」となっている[8]。

第1項 図譜の来歴

本節では、寺本婉雅が19世紀末に入手したトゥンペ文献について紹介する。

浄土真宗本願寺派の僧侶・寺本婉雅（1872-1940）は、ダライラマ十三世治下のチベットに足を踏み入れた数少ない日本人の一人であり、同様の事績で知られる河口慧海（1866-1945）、多田等観（1890-1967）、青木文教（1886-

1956）と並び称される人物である。

　本図譜は、寺本婉雅の養子の実家である宗林寺（富山県南砺市）が所蔵する寺本婉雅の遺品の一部である。遺品の来歴は複雑である[9]。同寺の住職桂香厳（1894-1978）は寺本と交流があり、寺本には男子がいなかったため、香厳の次男昌雄が寺本婉雅の養子に入った。寺本婉雅を信奉する人々からなる「城端黙働会」は、寺本の死後、遺品を大谷大学（学長　曽我量深）に寄贈したものの、大学は「不要」と送り返した。その後、寺本婉雅の令室が没した後、宗林寺住職桂信一（香厳の子息）は虫干しなど遺品の管理が大変であることから、昌雄に遺品の引き取りを打診したところ、処分を依頼された。宗林寺は再び大谷大学に遺品を寄贈したところ、大谷大学はいくつかの品を取り、残りを送り返した。その間も城端別院の役職の方が遺品の中から衣服などをもち出していくなど、寺本の遺品は四散を続けた。

　2006年、大谷大学の木場明志教授が、改めて宗林寺に所蔵される寺本婉雅関連の文物の調査を開始し、同大学三宅伸一郎准教授が遺品のリストを作成するために大谷大学の真宗総合研究所に借り出した[10]。石濱裕美子は2012年3月同大学を訪れ三宅氏を介して遺品を閲覧し、その中にこの本草図譜を見いだした。

　本図譜には寺本によるものと思われる書き入れが三つ、一つは和訳された標題、二つ目は奥書、三つ目はチベット数字のページ数に対して付された漢数字がある。

　文献のチベット語の表題と和訳は以下のようなものである。
　　gso ba rig pa'i bstan bcos sman bla'i dgongs rgyan rgyud 4'i gsal byed baiD'ur sngon[p]o las rgyud 4'i sman gyi 'khrungs dpe bzhugs so //『「醫方明論」中「瑠璃光佛より傳來の薬材傳系の嚴飾明註書」（完）』

同題名を試訳すると
　　医方明（gso ba rig pa）の典籍・薬師如来（sman bla）の密意の飾りである『四部医典』（rgyud 4）を明らかにした『青瑠璃』（baiD'ur sngon[p]o）に引用された『四部医典』の本草（'khrungs dpe）。

また、次ページの奥書は本図譜が北京のチベット仏教の僧院、雍和宮で入手されたことを示している。

　　明治三十一年夏

　　清國北京雍和宮に於て
　得之云
　　　寺本婉雅

　『蔵蒙旅日記』によると、寺本婉雅は、27才の明治31年6月30日に京都を発ち、7月7日に上海に上陸し、8月4日に北京に入り、翌年3月4日に北京を発つまで半年間北京に滞在している。寺本は北京滞在中、雍和宮のラマからモンゴル語とチベット語の手ほどきを受けていたので[11]、奥書の内容と一致する。

　雍和宮は北京初のチベット僧院であり、清朝最盛期の皇帝乾隆帝が即位の十年目にあたる1755年に、先帝の即位前の屋敷を改築して建立したものである。医学堂は創建当初よりある四学堂（顕教学堂、密教学堂、医学堂、サンスクリット学堂）の一角を形成する。医学堂の初代院長としてチャクポリの医学博士を招聘しているため、雍和宮医学堂の学統はダライラマ政権下の医学の伝統を汲むものと言える[12]。

第2項　図譜の形状

　以下に図譜の形状と外観的な特徴を挙げる。
　　・121ページからなるペチャ形式[13]の書物である。
　　・ページのサイズは、横：約330㎜、縦：約95㎜である。
　　・各ページの片面左端中央にはチベット数字が、同面右端中央には漢数字が1から123ページまでふられている。チベット数字と漢数字の内容はすべて一致している。
　次にページ番号に関する特徴を挙げる。
　　①　9と10、44と45がそれぞれ同一ページに併記されている。
　　②　83ページが2枚ある。一枚目にはチベット数字で83 kong（上を意味するgongの異綴）、漢数字で「八十三（上）」と記され、もう一枚はチベット数字で83、漢数字で「八十三（下）」と記されている。
　　③　107ページが存在しない。
　　④　標題ページの裏に番号1が付けられており、2から17までの各ページの左上隅には、上述のチベット数字の他に、やや小さいチベット数字で、順に2から16までの数字がふられている。2から8までは二つの数字は一致しているが、9・10合体ページの左上に9がふられた結果、

以下順にずれる。この小さなチベット数字が16で終わる理由は不明である。

⑤　最終ページである123ページは、チベット数字の下に漢字で（終）と記されている。

⑥　2b（寺本の奥書はある）、108b、110b、114b、117a、122b、123b は空白である。53b、75b、76b、79b、83-2b、112abには一部に不自然な空白がある。

第3項　『青瑠璃』と本図譜の相違点

チベット語の原題に「『青瑠璃』に引用される」とあることは、本図譜が『青瑠璃』を絵画化した医学タンカ（以下、『青瑠璃』医学タンカ）と強い関係の下にあることを示唆している。そこで、西脇正人が『青瑠璃』医学タンカと本図譜の両者を比較検討したところ、本図譜は『青瑠璃』医学タンカのTMP, 23-2〜31-71とほぼ対応していることが分かった。最終頁は薬材の解説の半ばであるため、本図譜の後半部は未完であるか、散逸している可能性がある。

本図譜のテキスト転写及び和訳、それぞれの薬材に対応する『青瑠璃』医学タンカ（TMP, TMT）の番号を別冊として添付したので参照されたい。

本図譜と『青瑠璃』医学タンカは大枠では一致しているが、以下のような細かな異同がある。

①　本図譜には『青瑠璃』医学タンカには存在しない韻文テキストが付記される。これらの韻文は五例をのぞくと『青瑠璃』が引用する「トゥンペ」のテキストとほぼ一致する。五例が一致しないことは、本図譜が『青瑠璃』に引用されるトゥンペを孫引きしたのではなく、『青瑠璃』引用のトゥンペと同一または同系統のトゥンペを用いたことを示している。

②　『青瑠璃』医学タンカの薬材配列に基づくと、100ページは、9・10合体ページと11ページの間に置かれるべき内容である。本書の写真ページでは内容に即した順序に直して掲載している。

③　『青瑠璃』医学タンカの薬材配列に基づくと、54、90両ページはチベット数字のない面が表、ある面が裏である。これは、本図譜の作者によるページ数の打ち間違えによって生じたものと思われる。

④　本図譜には『青瑠璃』医学タンカのTMP, 26-80〜26-96に対応する薬材が欠けている。上記欠落部分の直前のTMP, 26-79は本図譜の51bに、欠落部分の直後のTMP, 26-97は本図譜の54bに存在する。その間の52a〜53bには『青瑠璃』医学タンカとは異なった由来の図とテキストが記載されている。

⑤　本図譜の70ページと71ページには、『青瑠璃』医学タンカに存在しない図とテキストが挿入されている。

注

[1] タンカ（thang kha）とはチベット仏教独特の形式で軸装された仏画を意味する。

[2] 強巴赤列・王鐳編『四部医典系列掛図全集』西蔵人民出版社、1986年。同書には和訳がある（池上正治訳『四部医典タンカ全集』平河出版社, 1992年）。

[3] 強巴赤列・蔡景峰編 *Tibetan Medical Thangka of the Four Medical Tantras:bod lugs gso rig rgyud bzhi'i nang don bris cha ngo mtshar mthong ba don ldan*, 西蔵人民出版社、1987年。

[4] 黄英峰編『西蔵医学芸術』普椿実業図書出版部、1999年。

[5] 書誌については第4章第1節文献 Cを参照。

[6] Ю.М. Парфионович tr., *Атлас тибетской медицины : свод иллюстраций к тибетскому медицинскому мрактату XVII века "Голубой Берилл"*, Изд-во Галарт, 1994. はTMPのロシア語訳である。

[7] g-yu thog yon tan mgon po, *sngo 'bum sman gyi gter mdzod*, mi rigs dpe skrun khang, 2009.

[8] 第4章第1節文献DとFの書誌を参照。

[9] 以下に述べる遺品流転の経緯は、桂香厳の孫にあたり、かつ宗林寺の現住職である桂恵子氏より、2012年11月10日に聞き取ったもの、並びに次注に挙げる三宅氏の論考に基づく。

[10] 三宅伸一郎「日本人初の入蔵者・寺本婉雅に関する新出資料について」『大谷學報』87-2, 2008, pp.41-42。

[11] 明治31年の寺本の旅程については『藏蒙旅日記』芙蓉書房、1974年、p.31, p.33, p.40, p.47参照。同書では北京滞在の間の日記は省略されているものの、この間雍和宮のラマについてモンゴル語とチベット語とチベット仏教の学習を行っていたことは「西蔵秘密国の事情」（同上, p.311）、並びに同書内の年譜に明示されている。

[12] 雍和宮建立の経緯とチャクポリからの教師の招聘については石濱裕美子『清朝とチベット仏教』早稲田大学出版部、2011年、第4章参照。

[13] 伝統的なチベットの書物の形式。各ページは綴じられておらず、各ページの表を読んだ後に裏返して裏に書かれた文字を読んでいく。そのため文字は裏表で上下逆に記されている。

1a

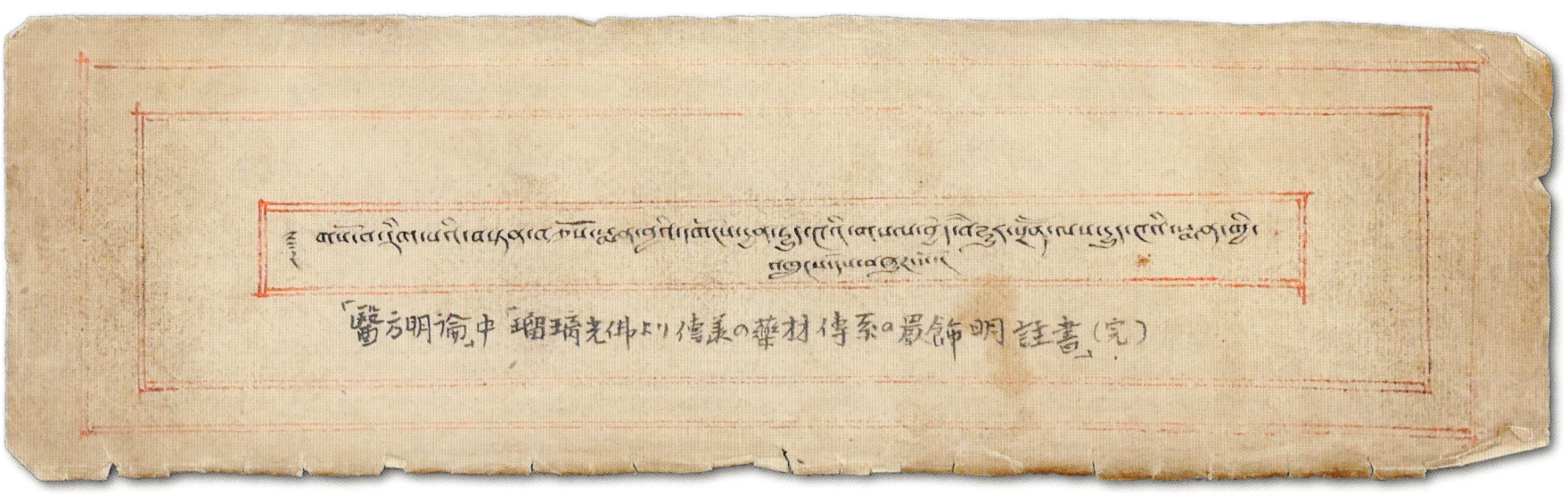

医方明論中　瑠璃光佛より傳義の藥材傳系知嚴飾明註書（完）

1b

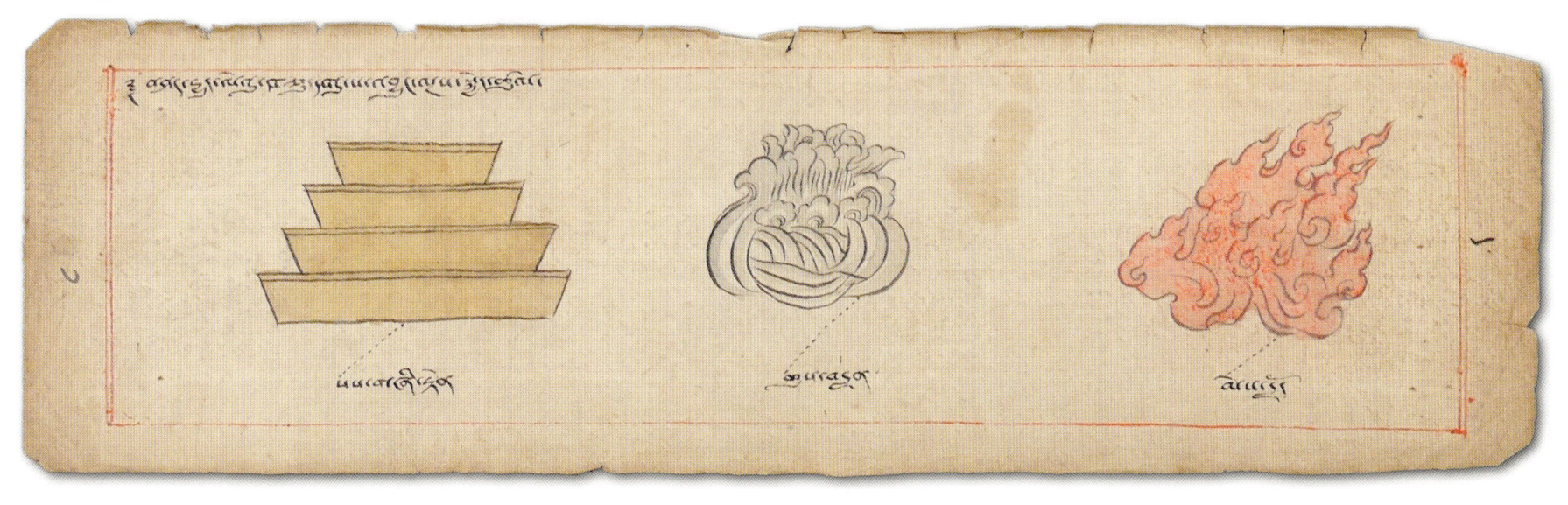

2a

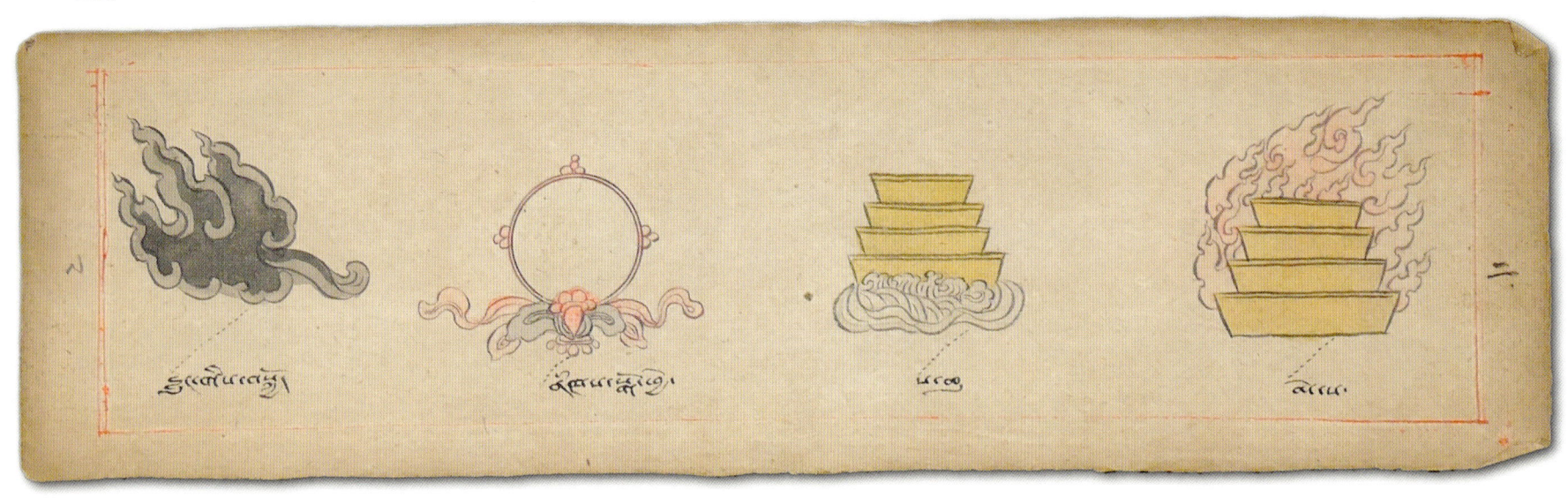

2b

明治三十一年夏
清國北京雍和宮に於て
得之云
寺本婉雅

3a

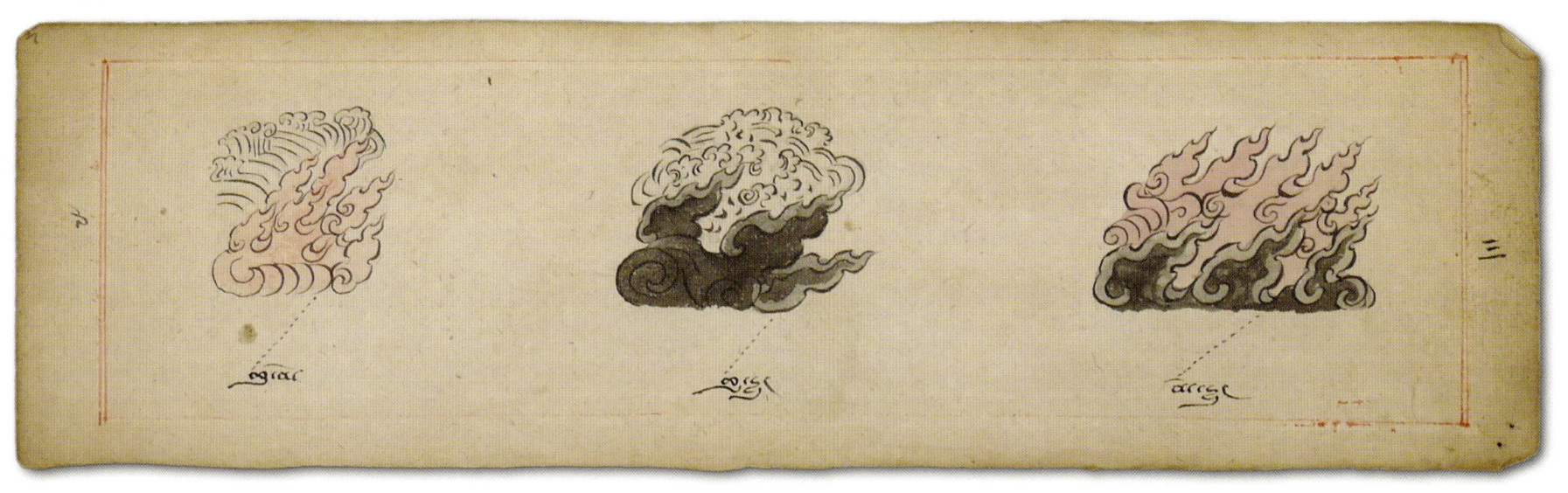

3b

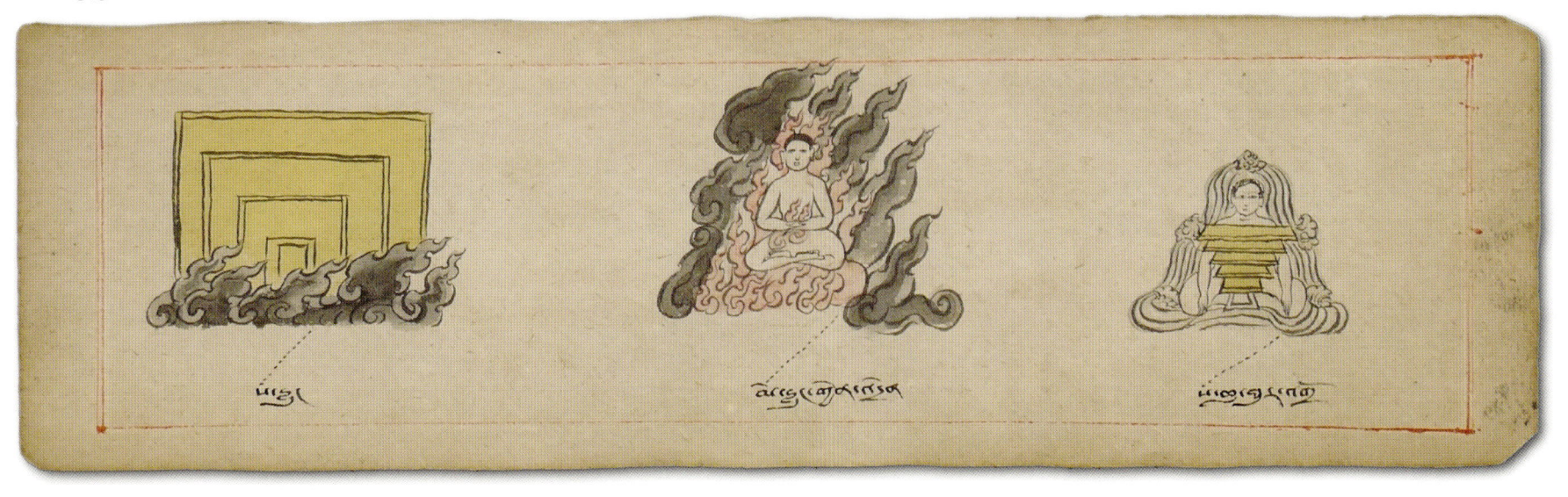

4a

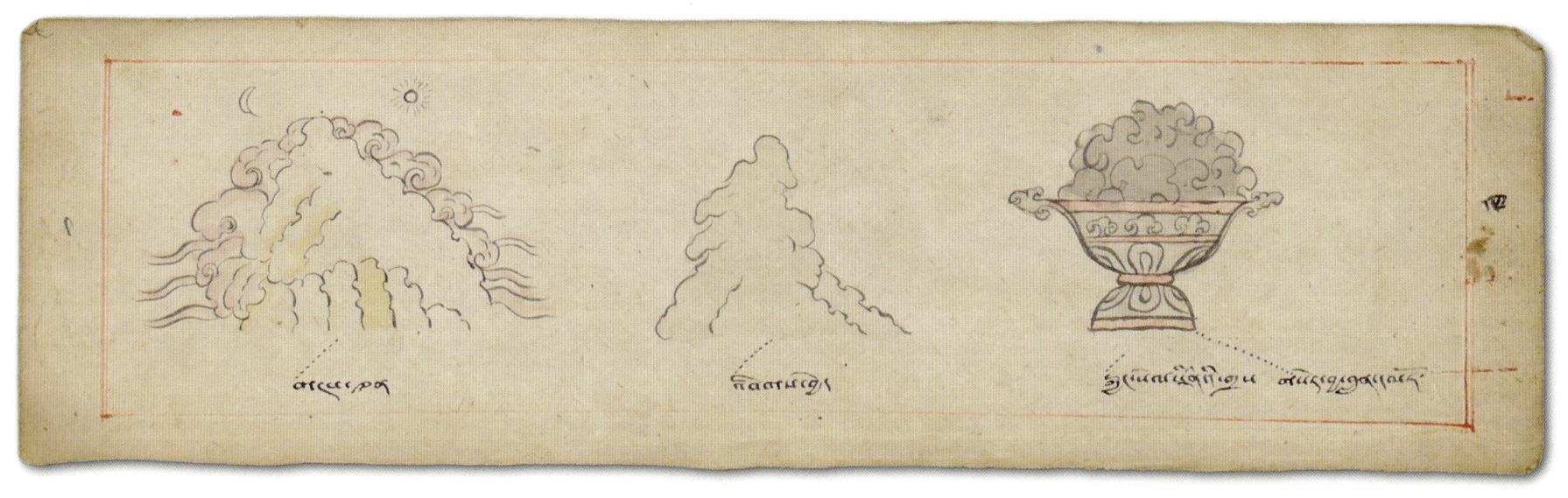

4b

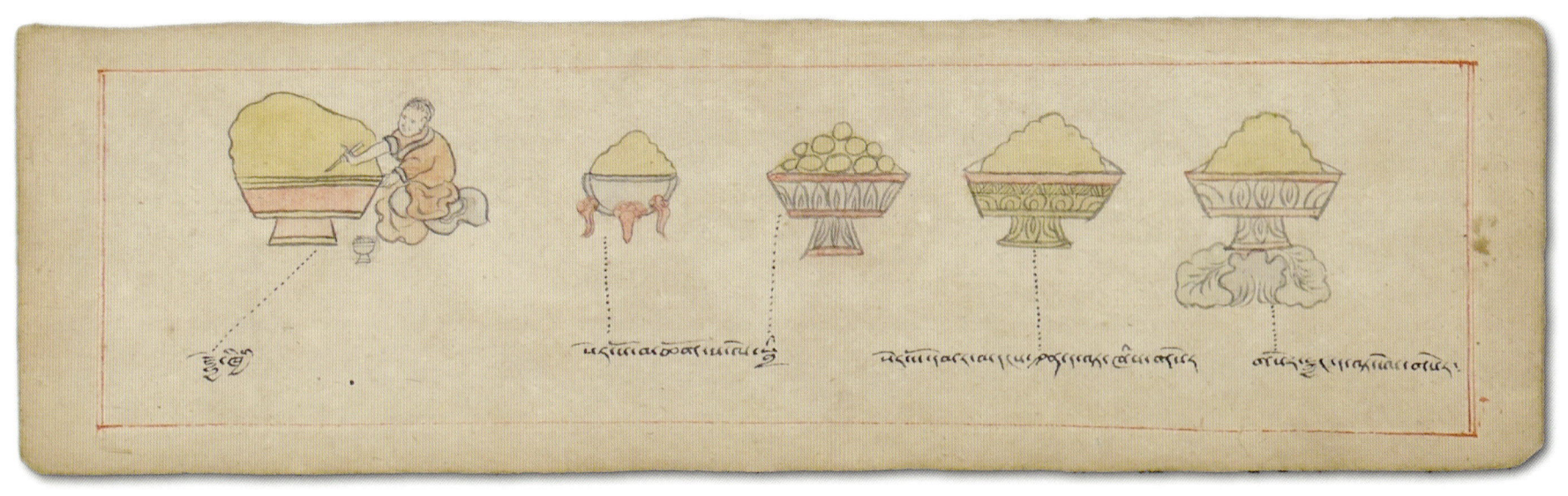

5a

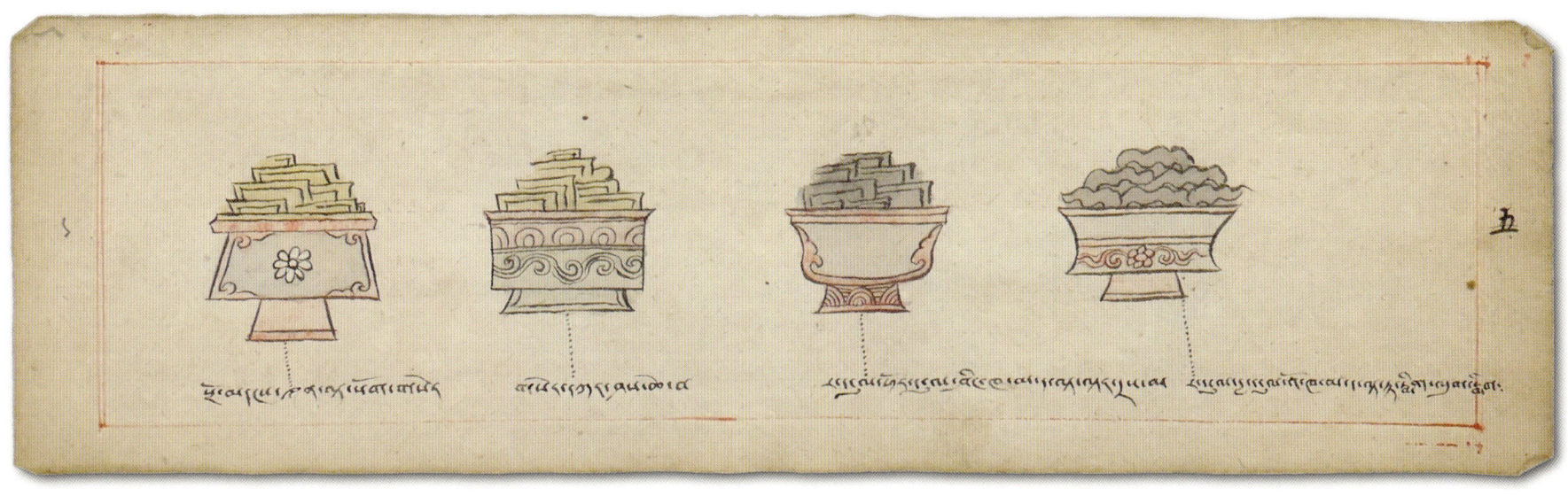

5b

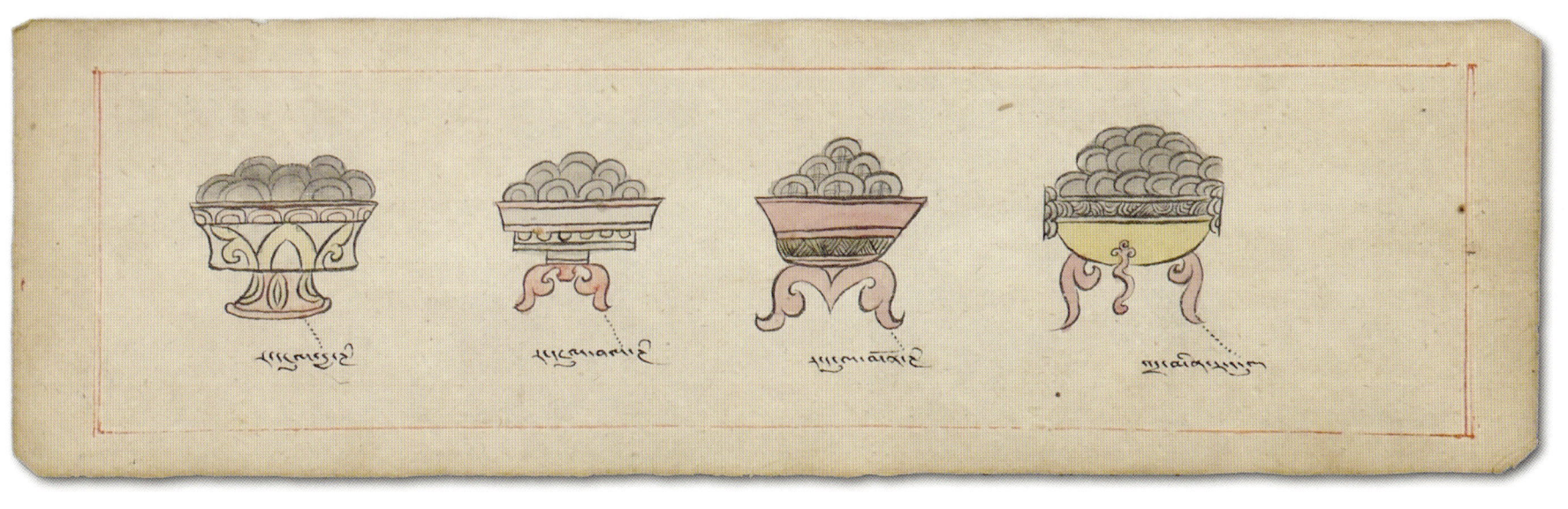

6a

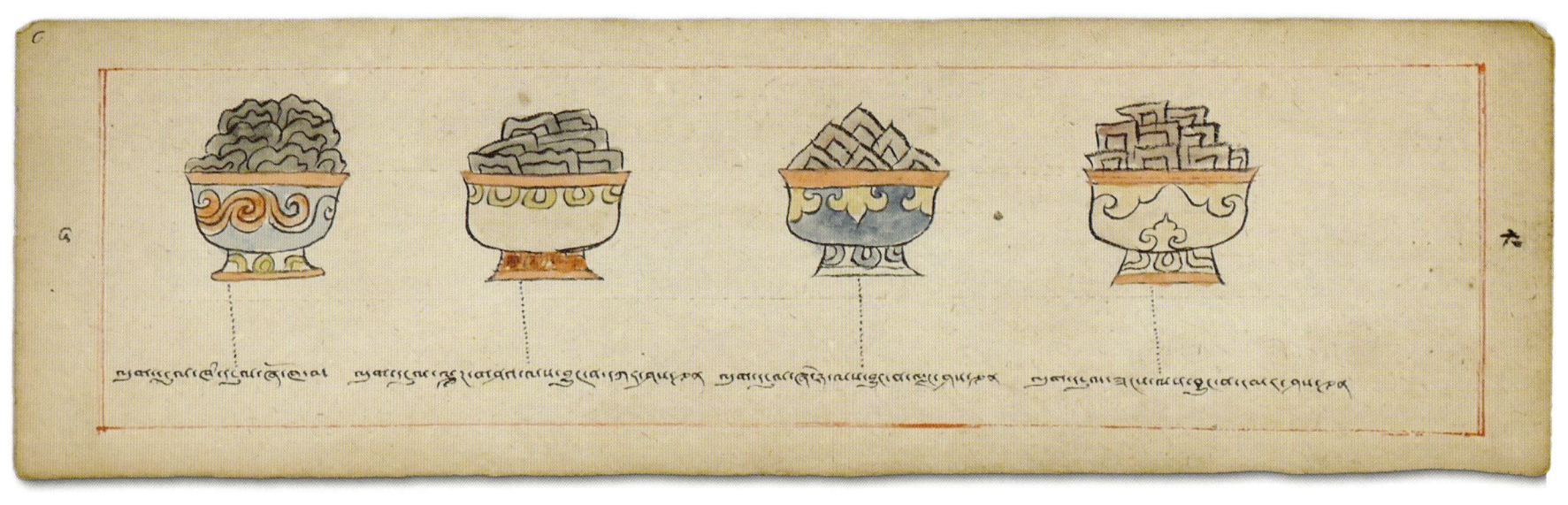

6b

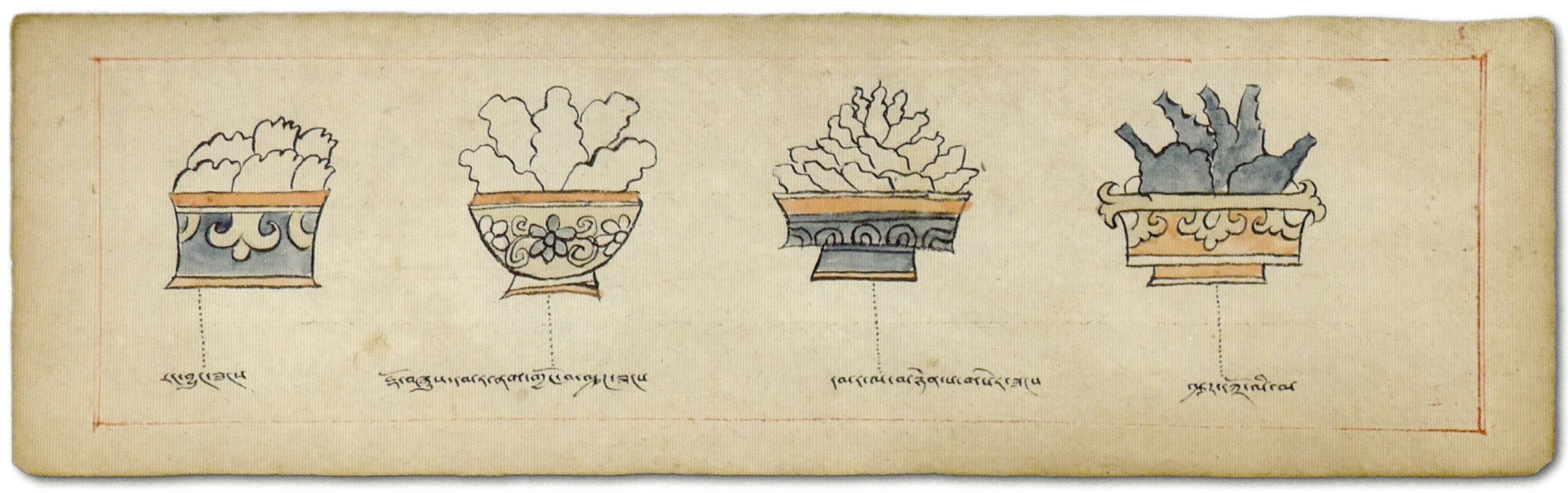

7a

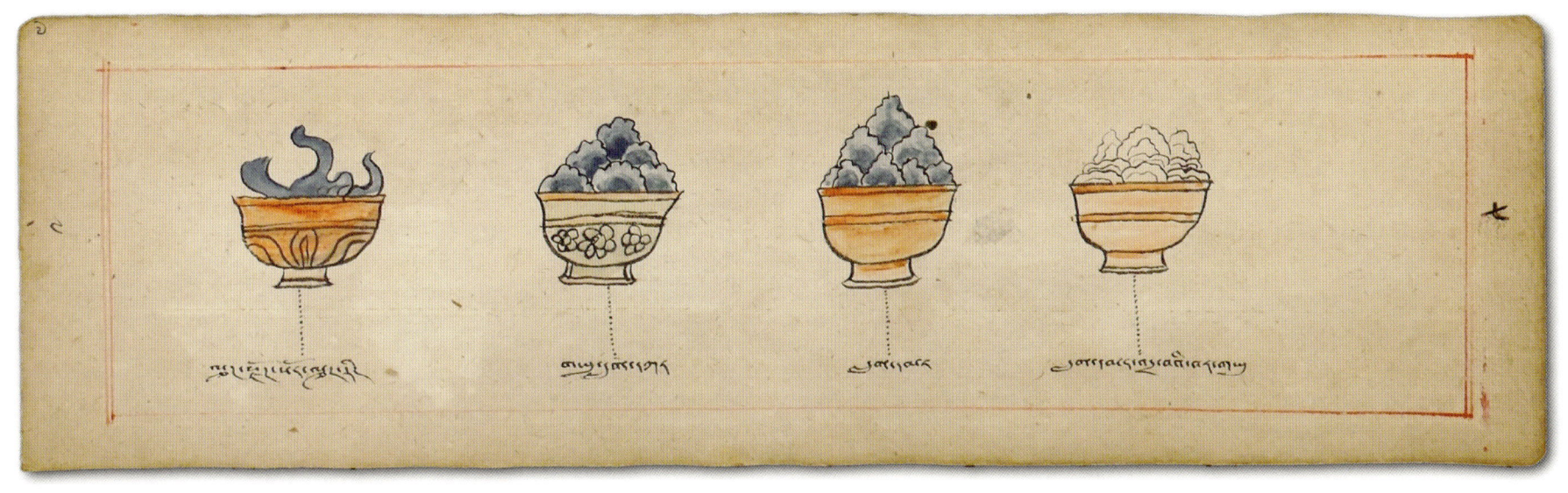

7b

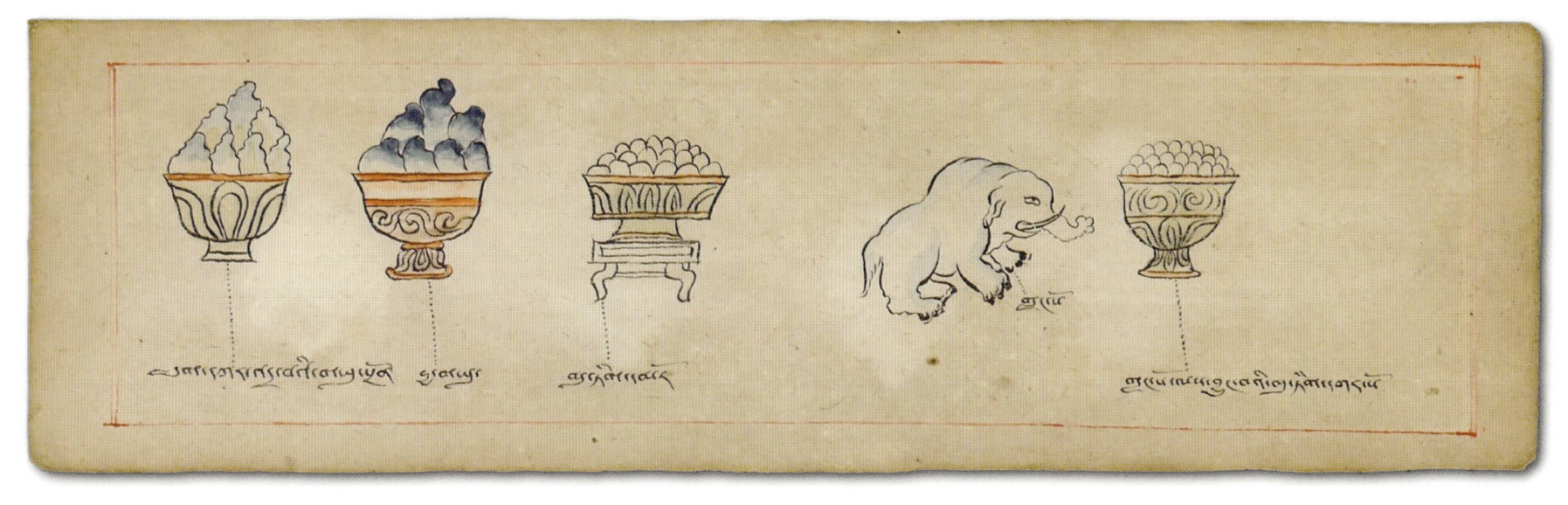

8a

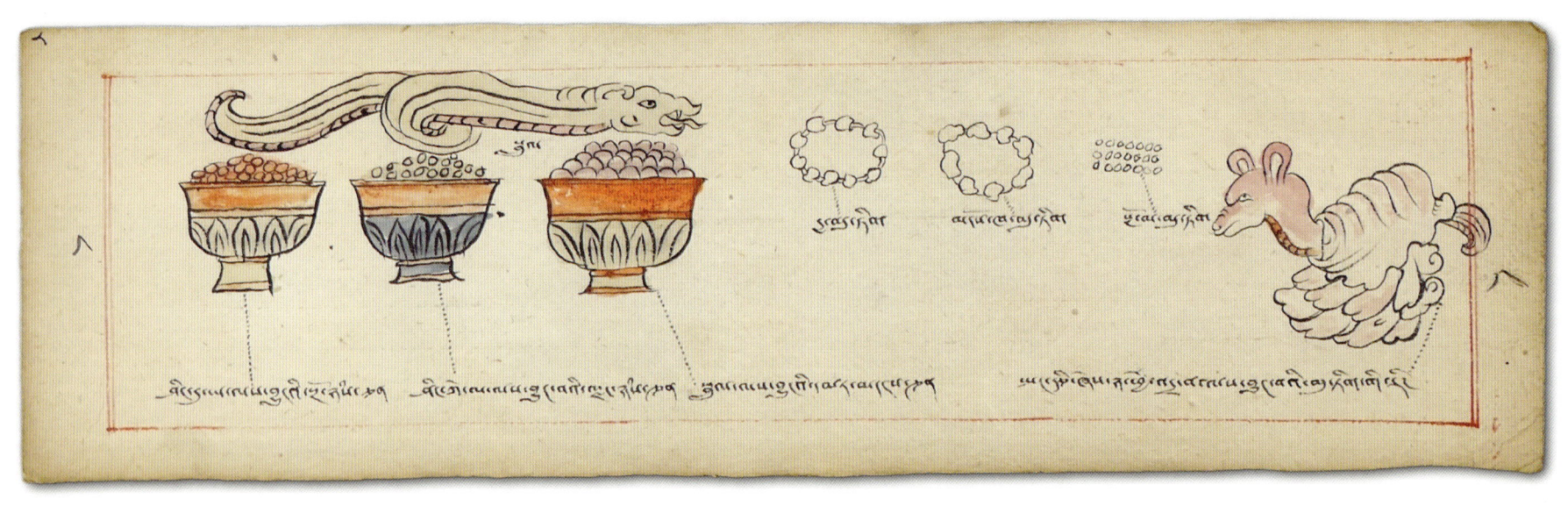

8b

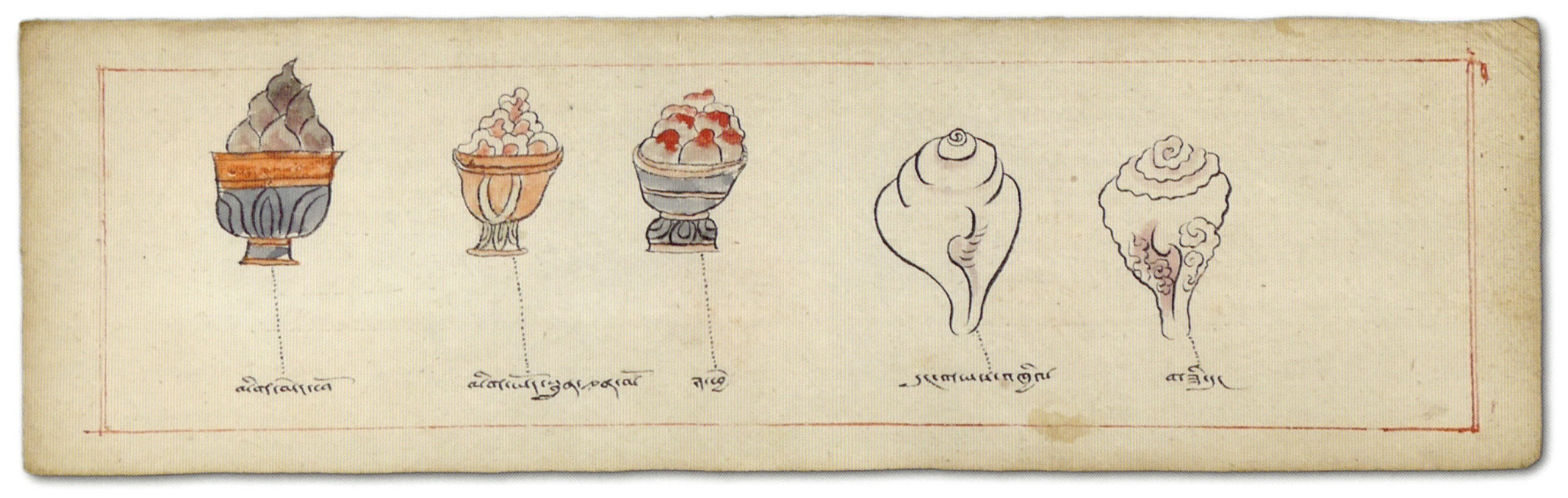

9·10a

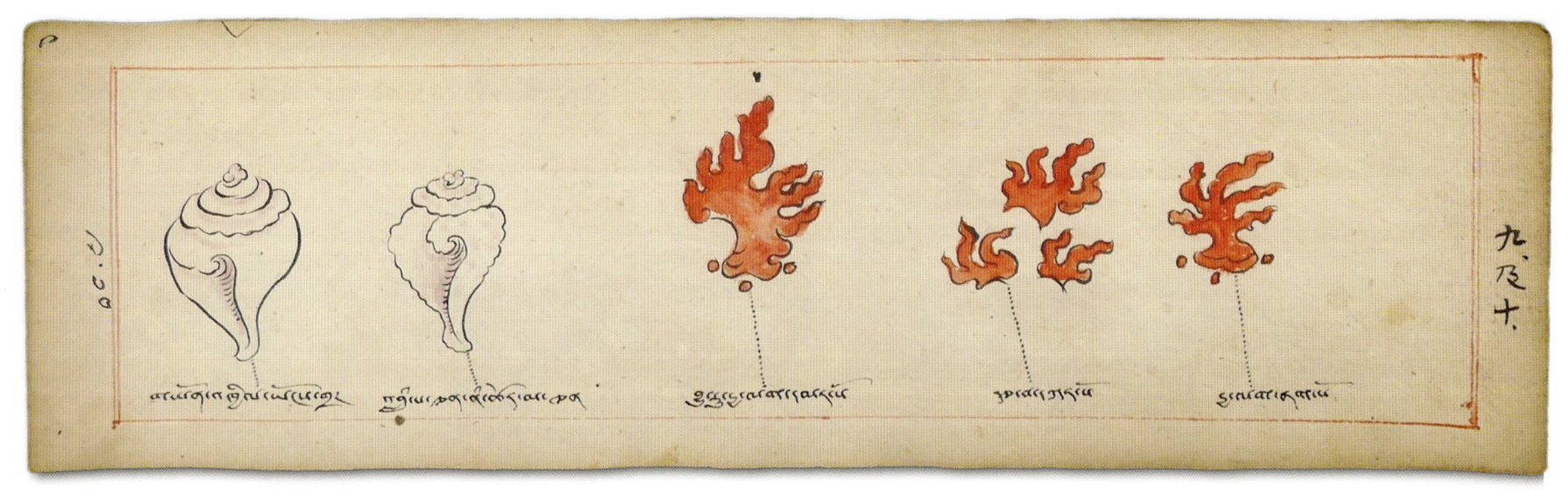

9·10b

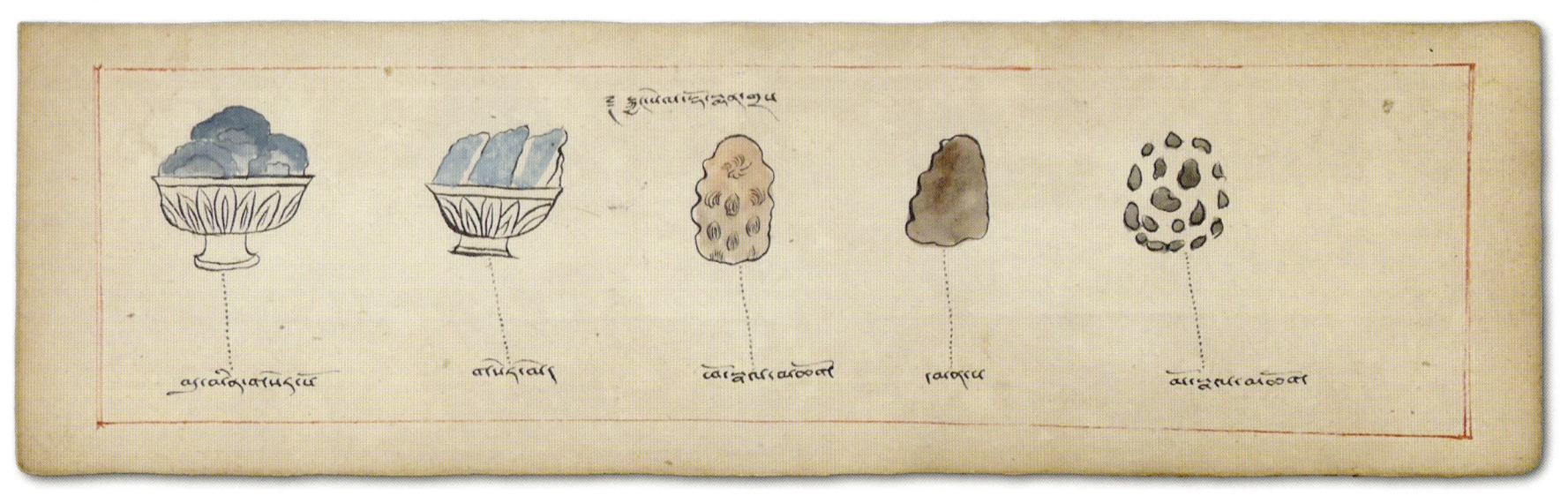

100a

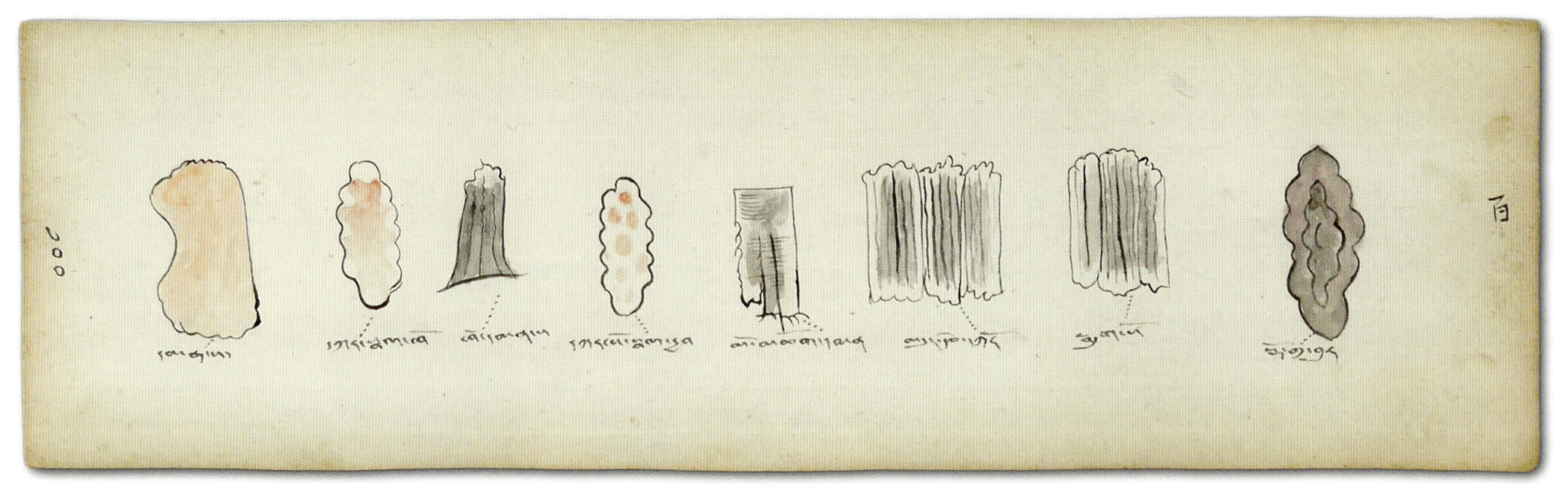

100b

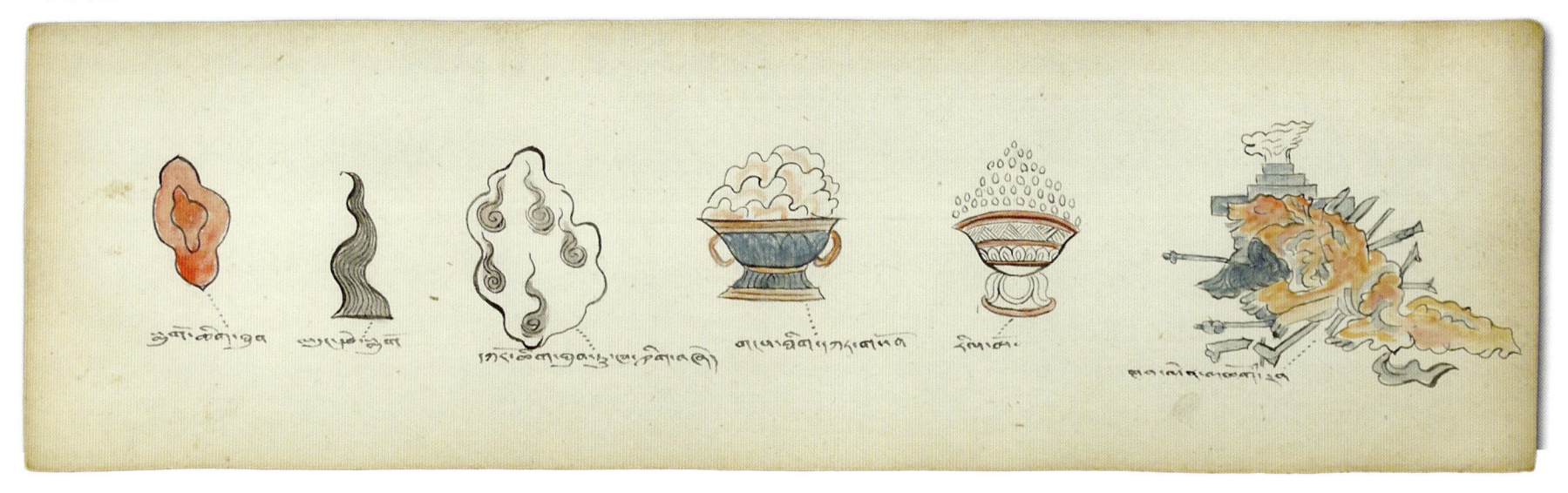

11a

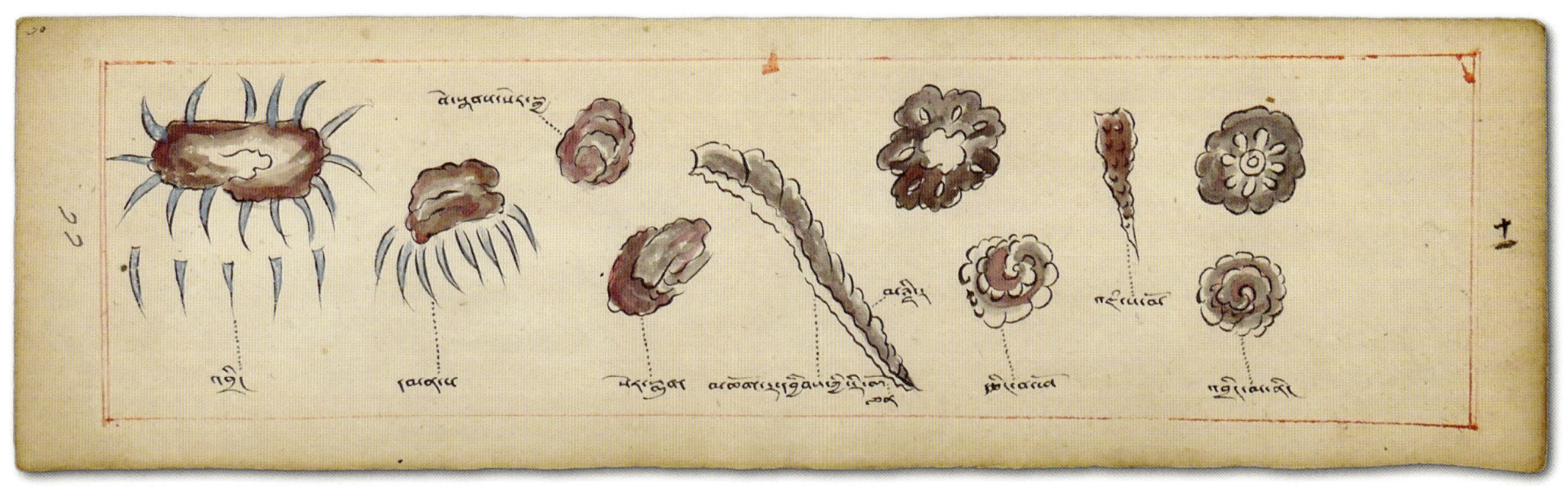

11b

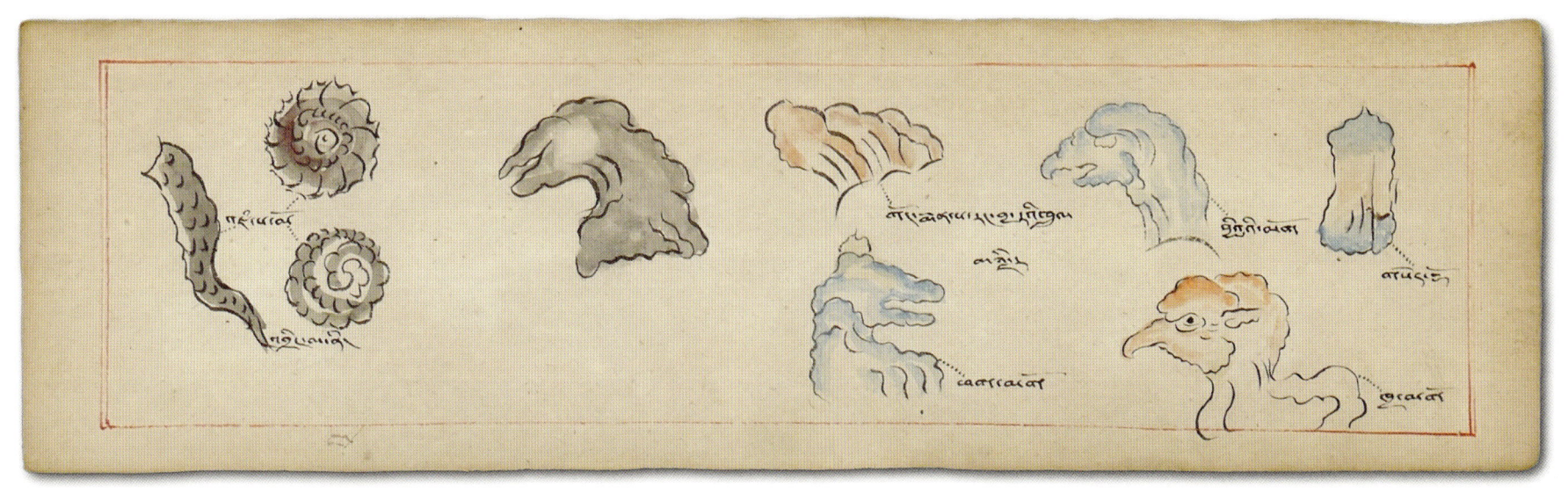

12a

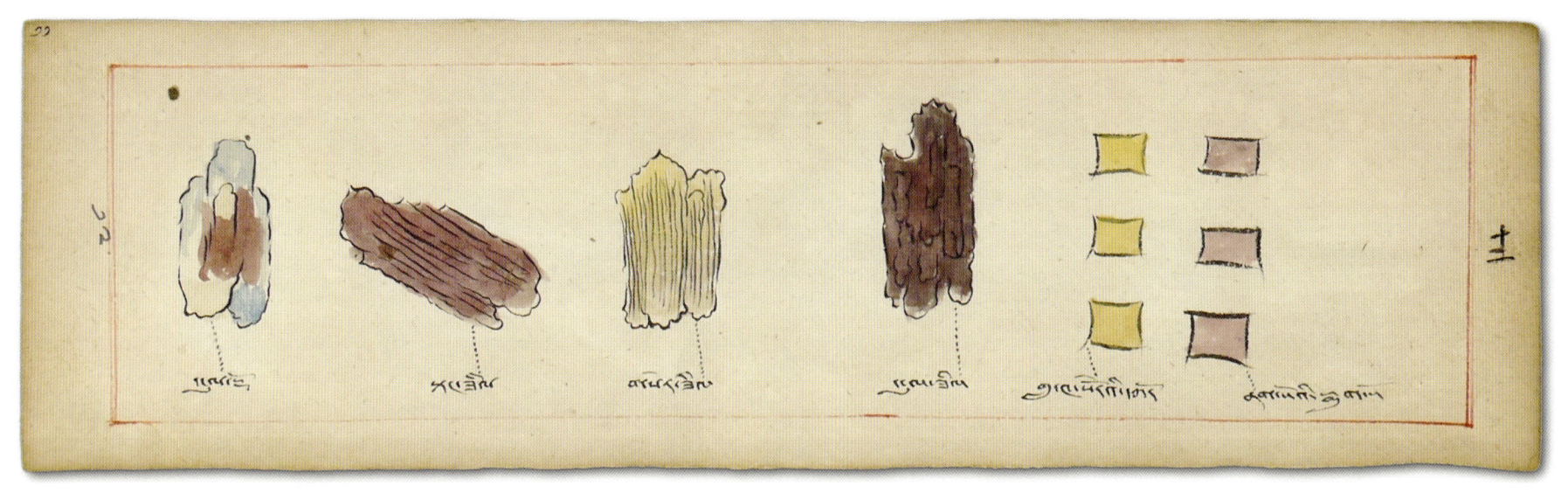

12b

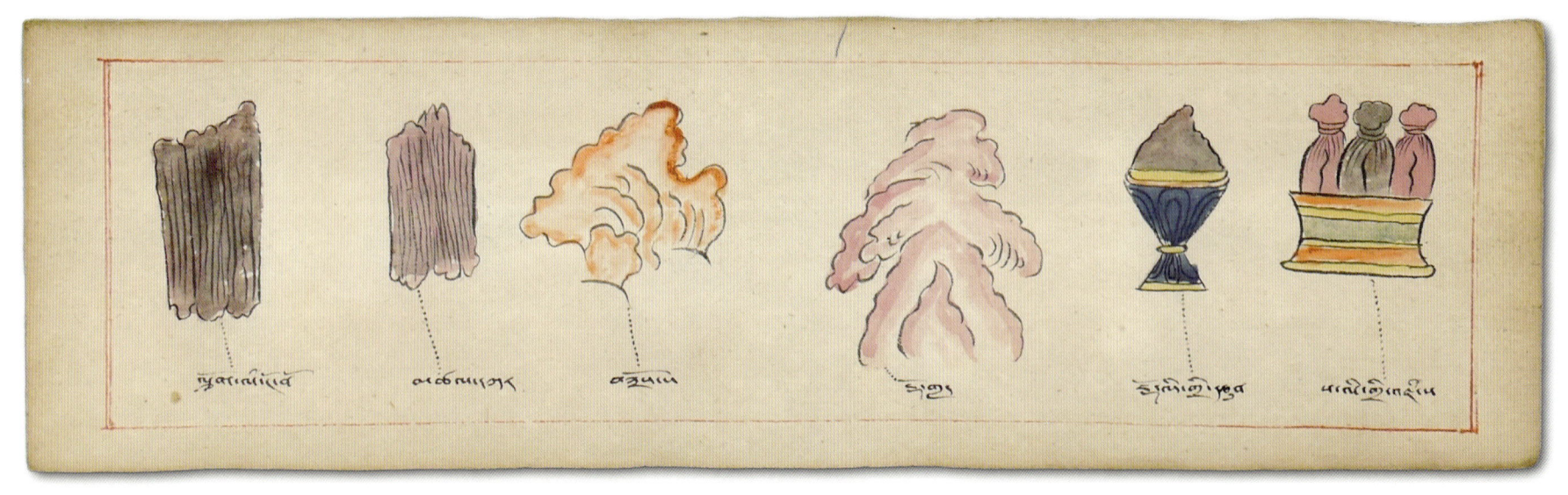

13a

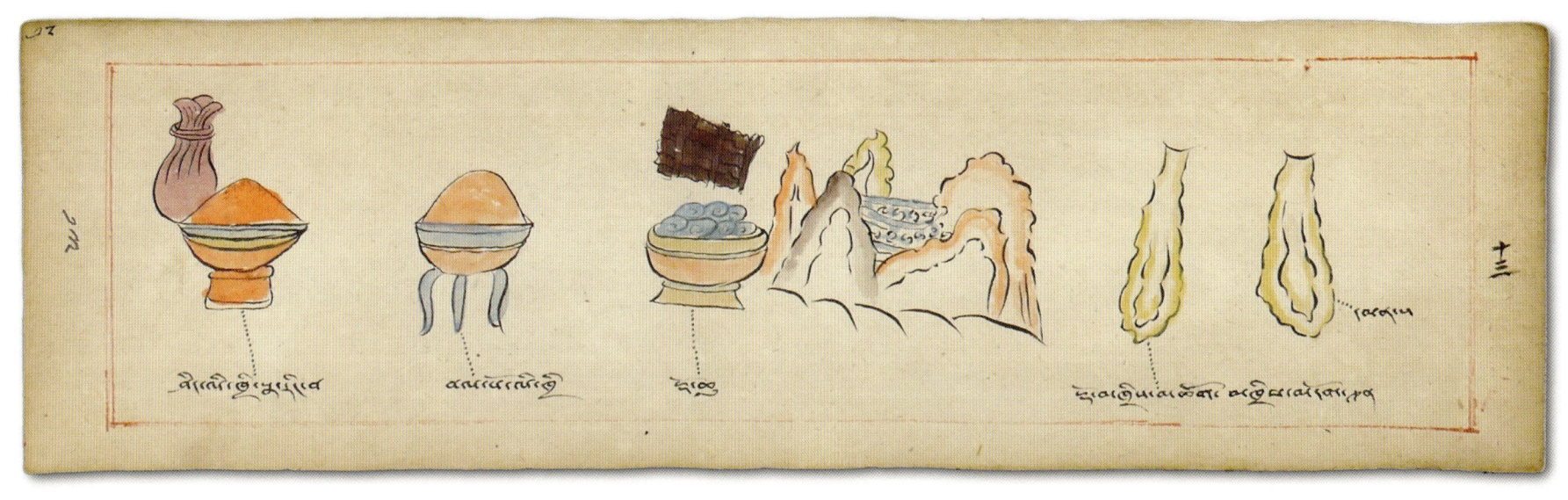

13b

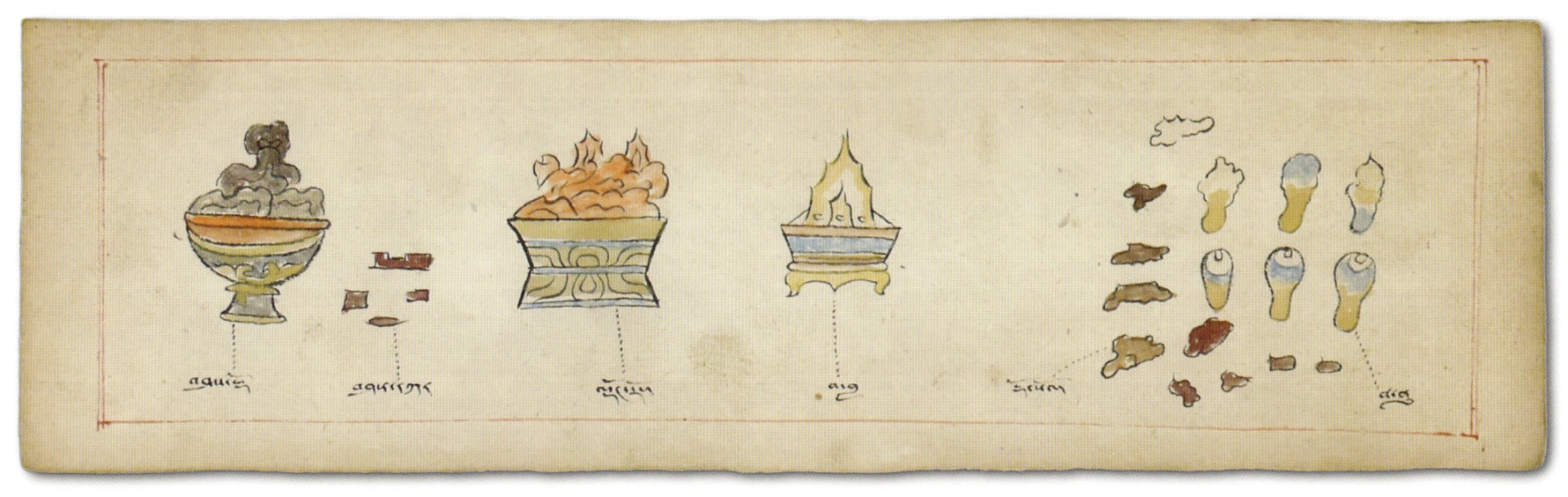

14a

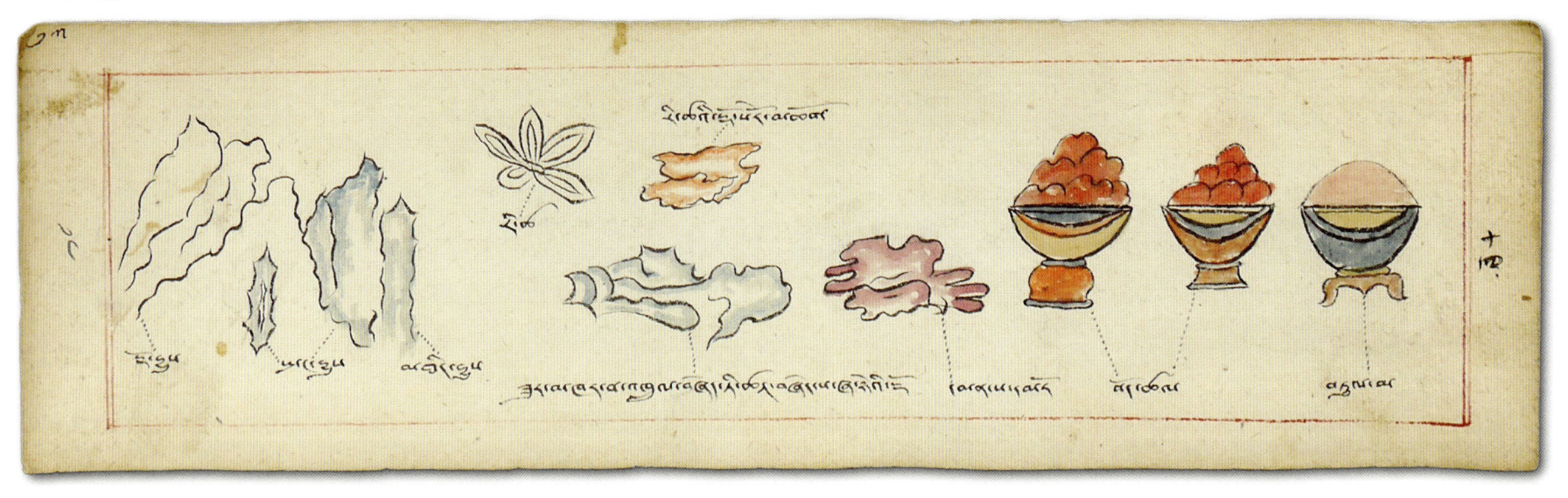

14b

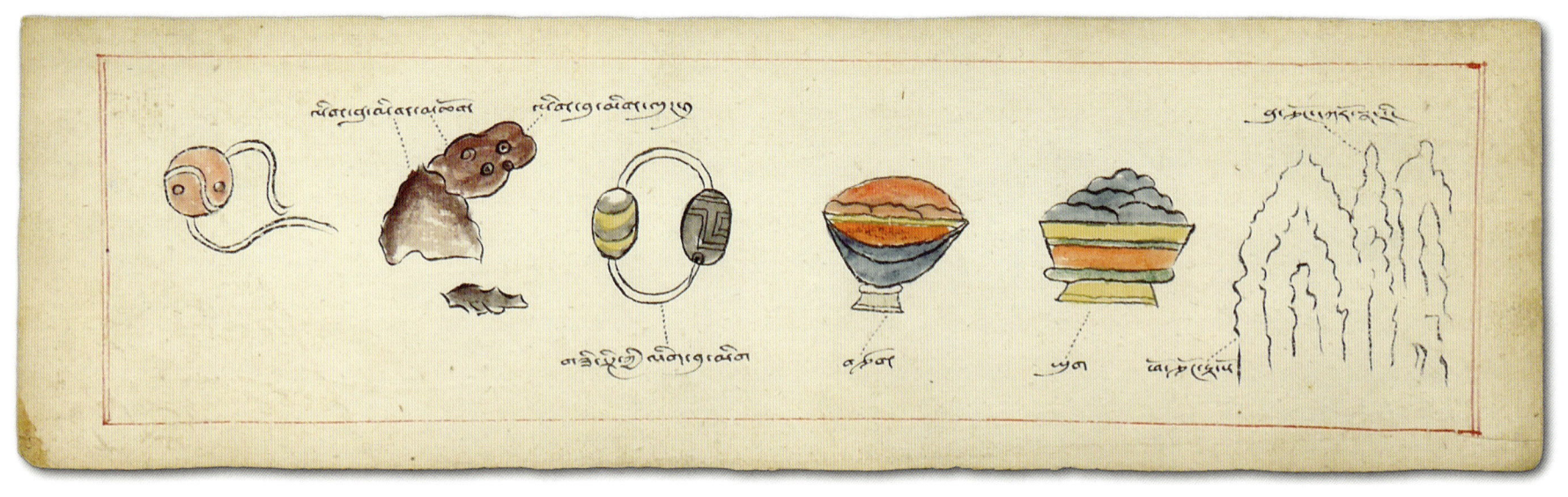

15a

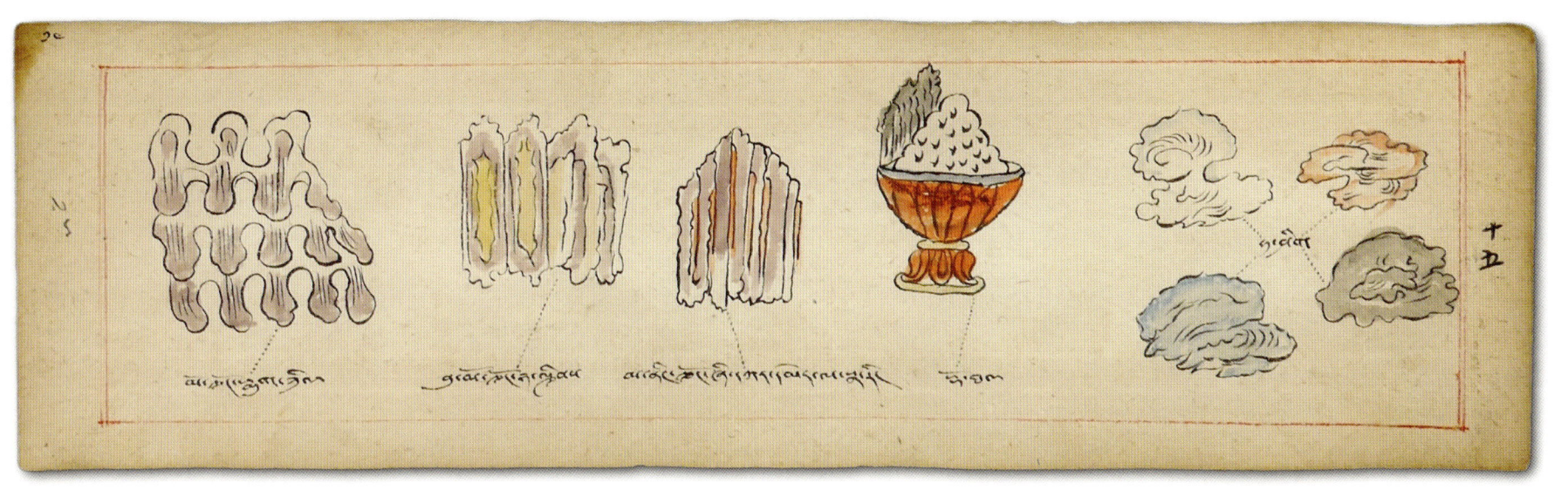

15b

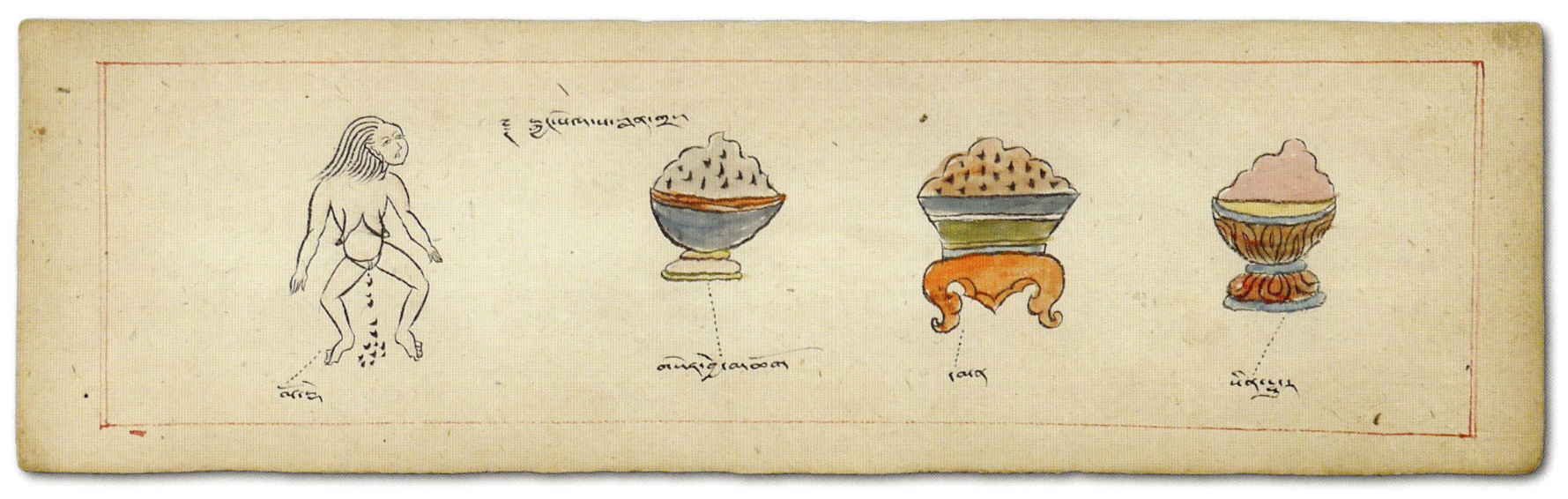

16a

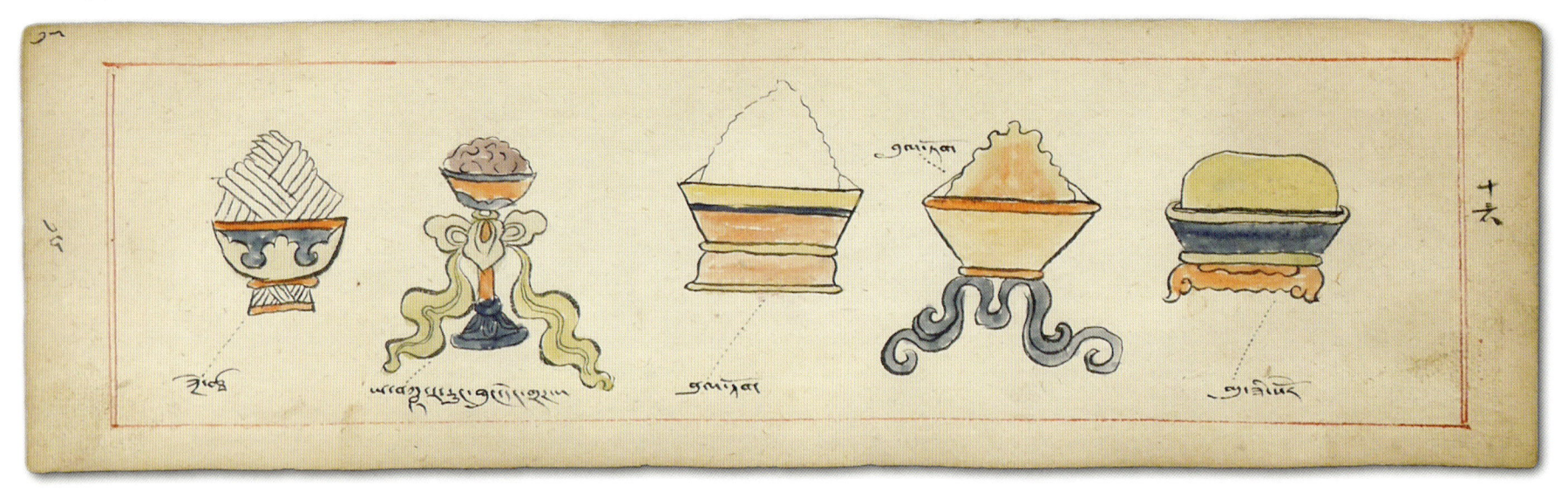

16b

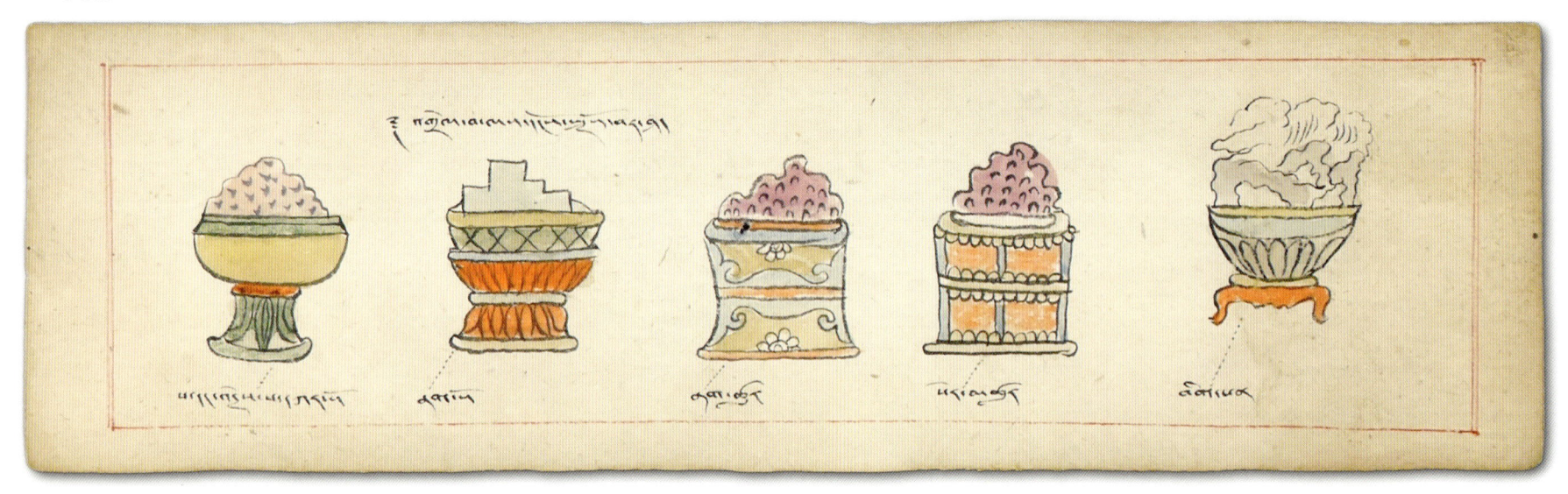

17a

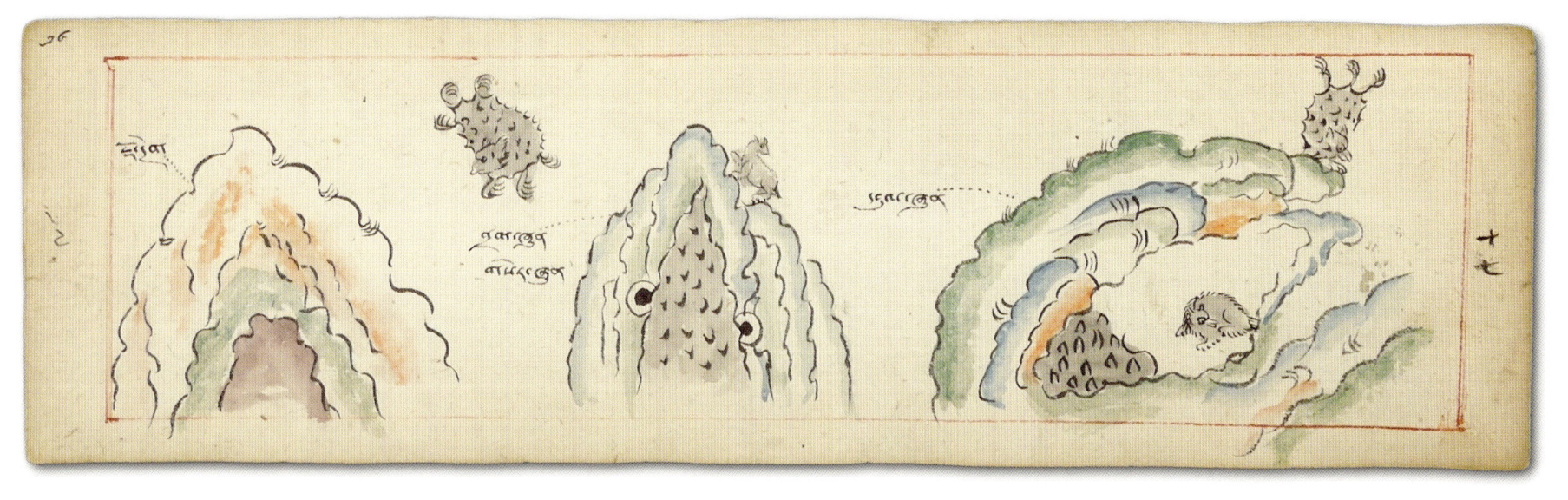

17b

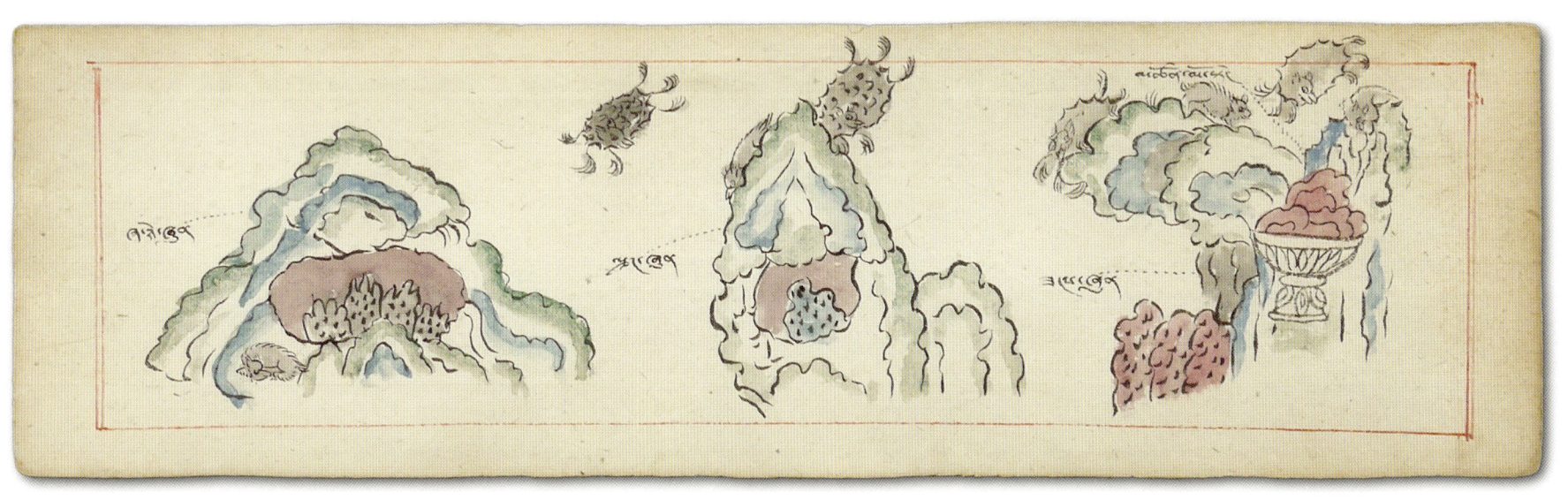

18a

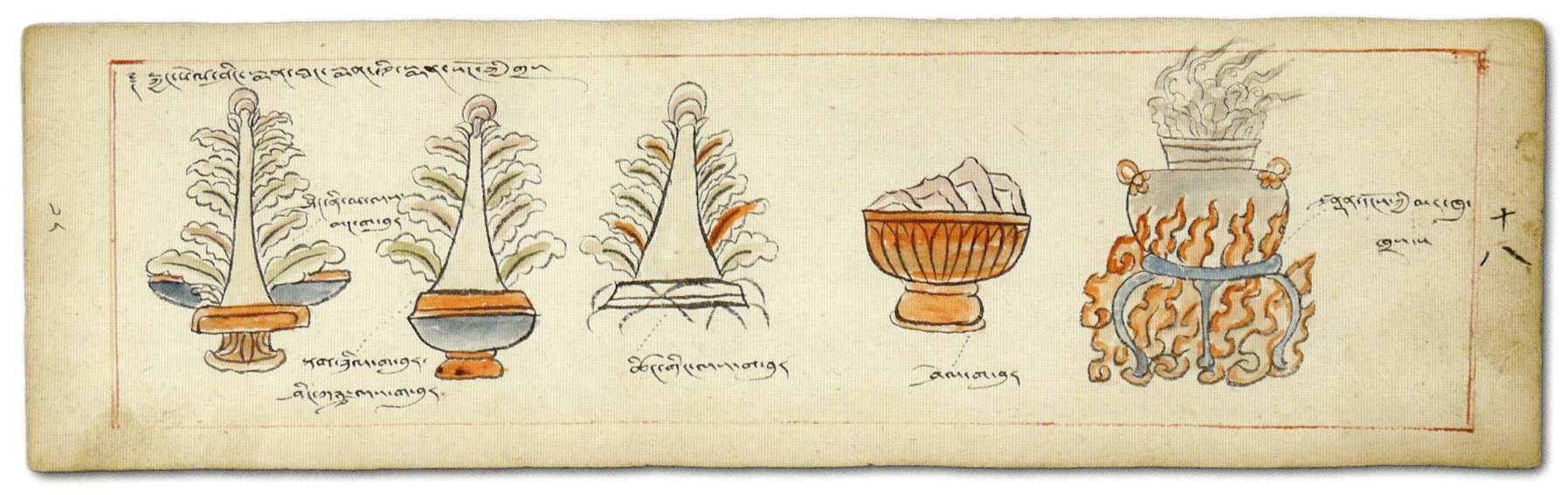

18b

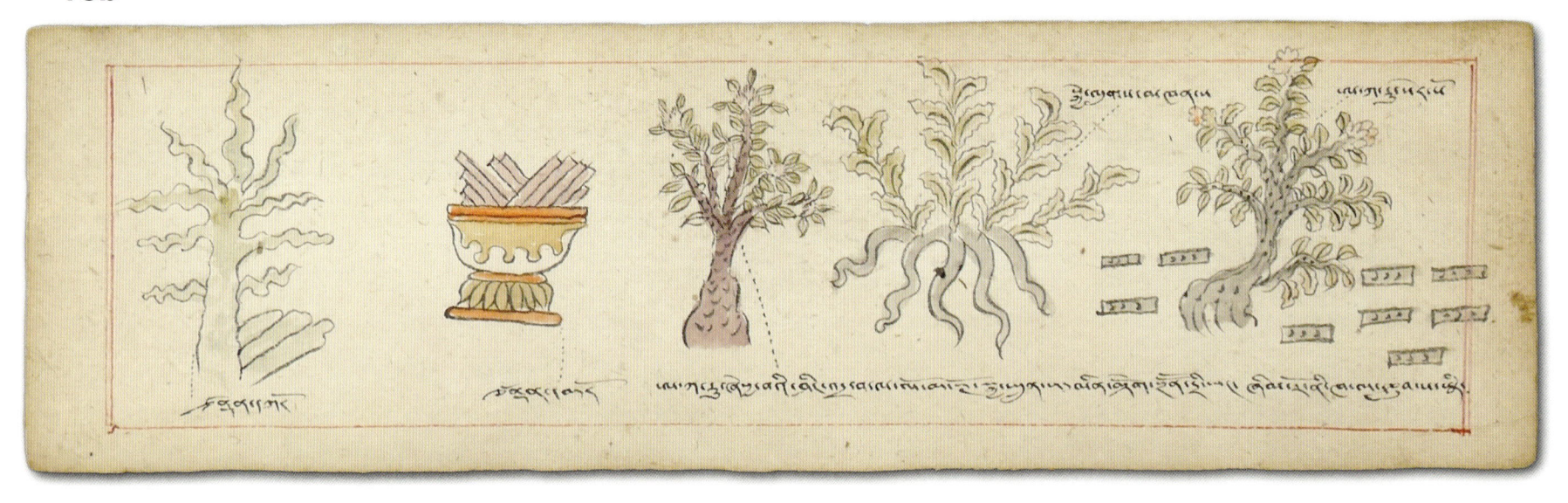

19a

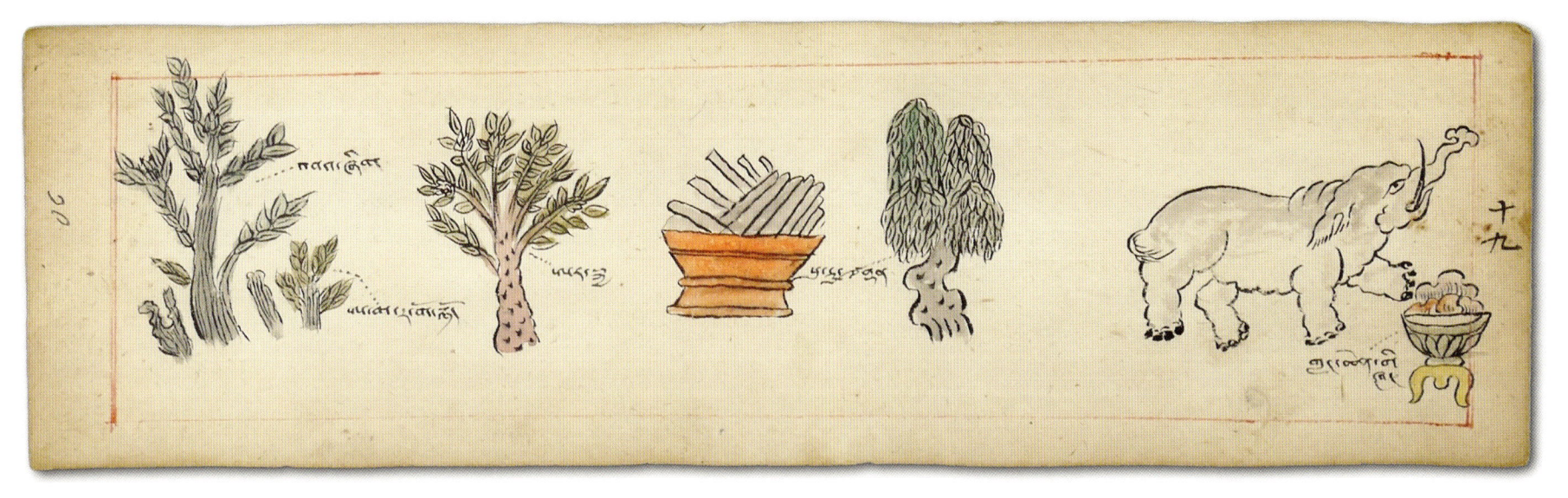

19b

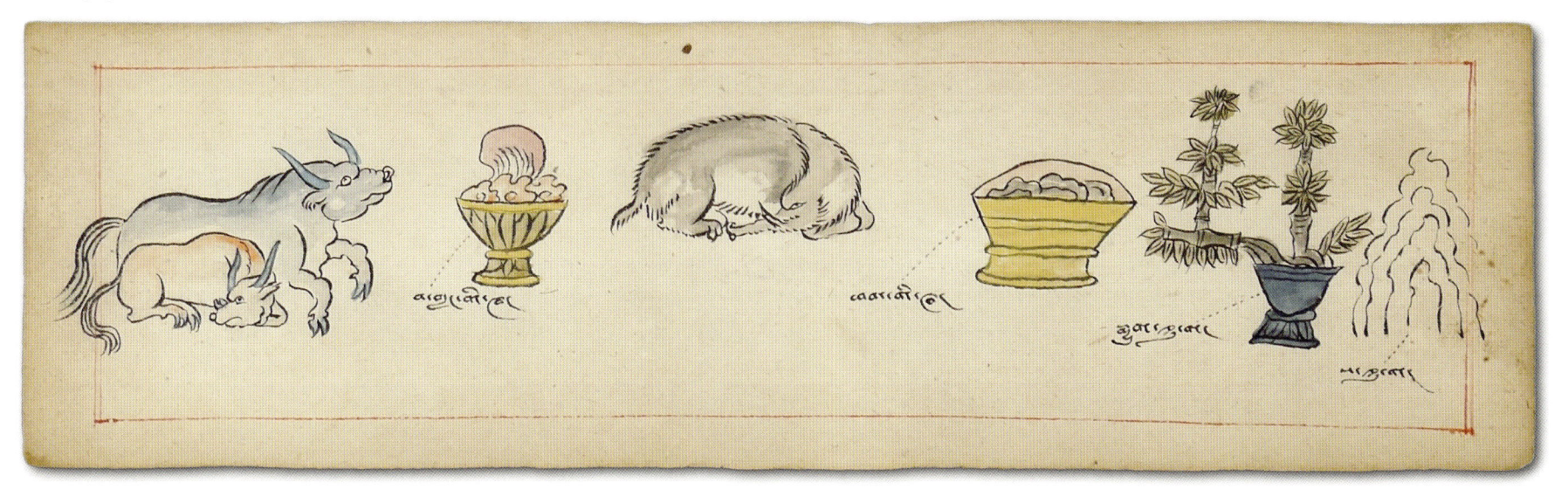

20a

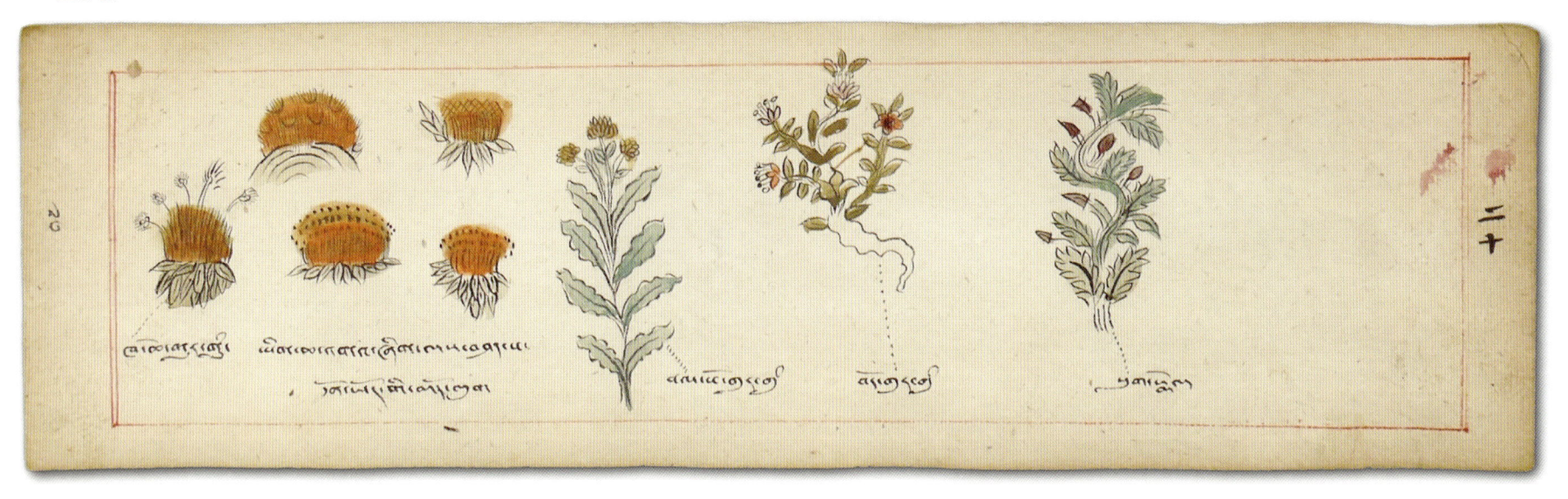

20b

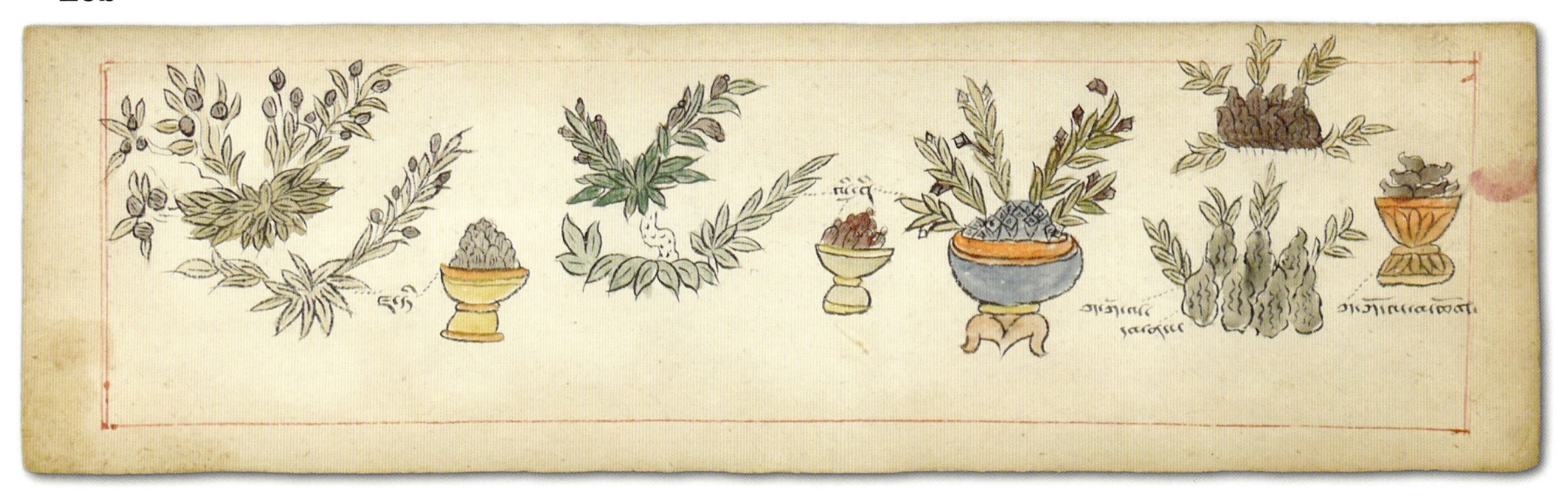

21a

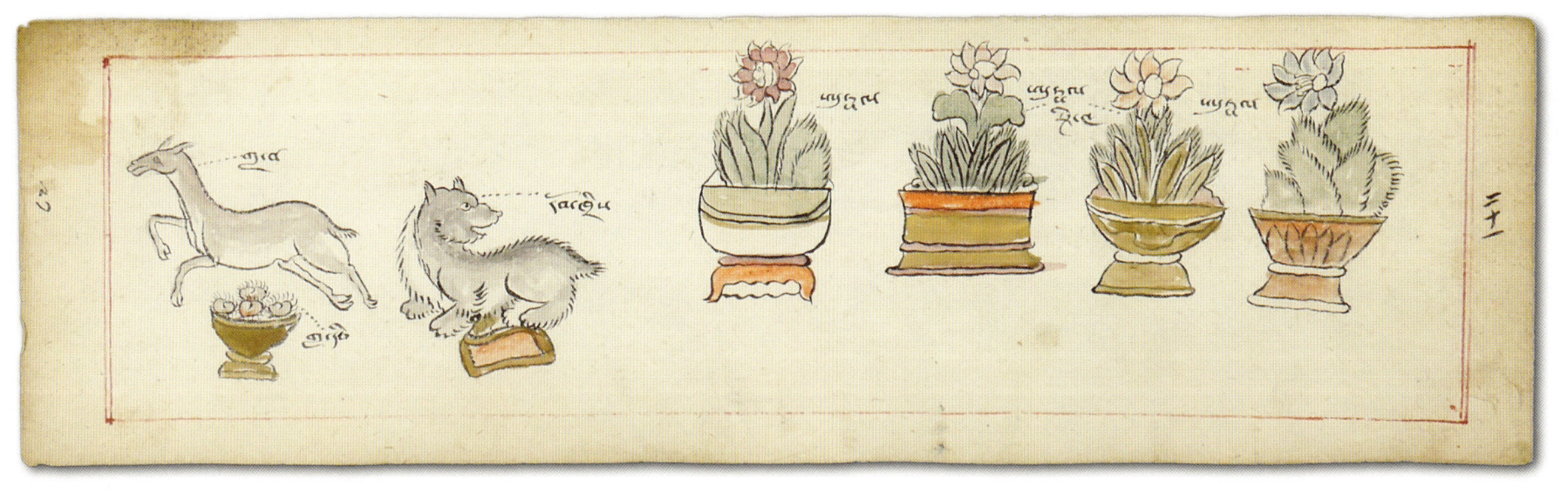

21b

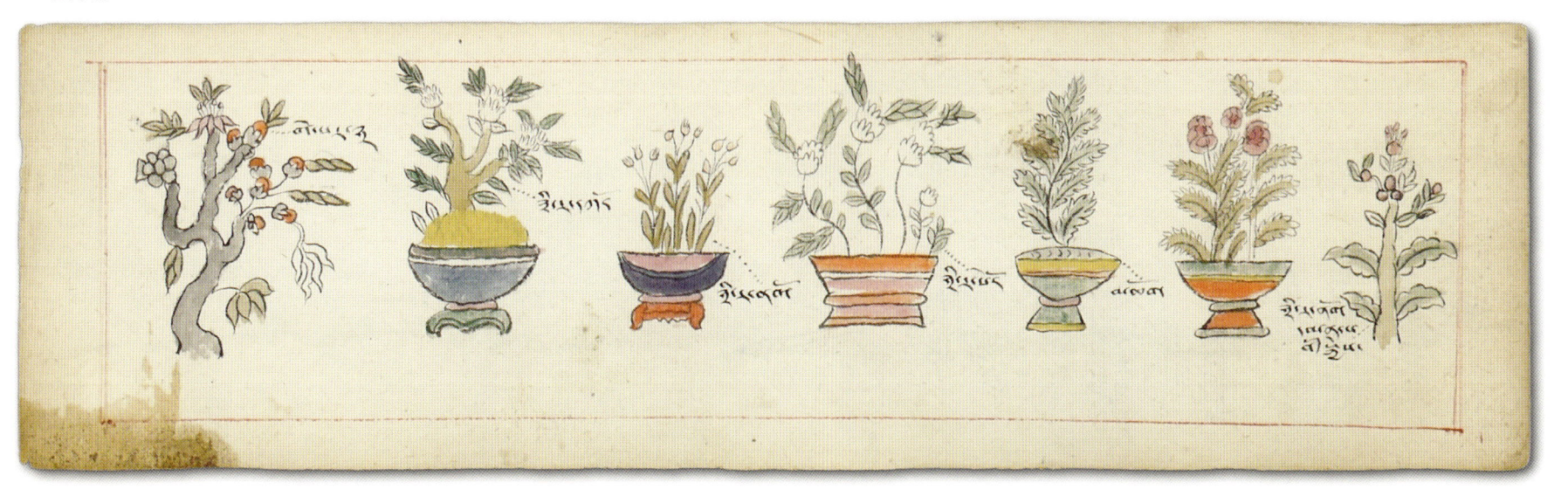

22a

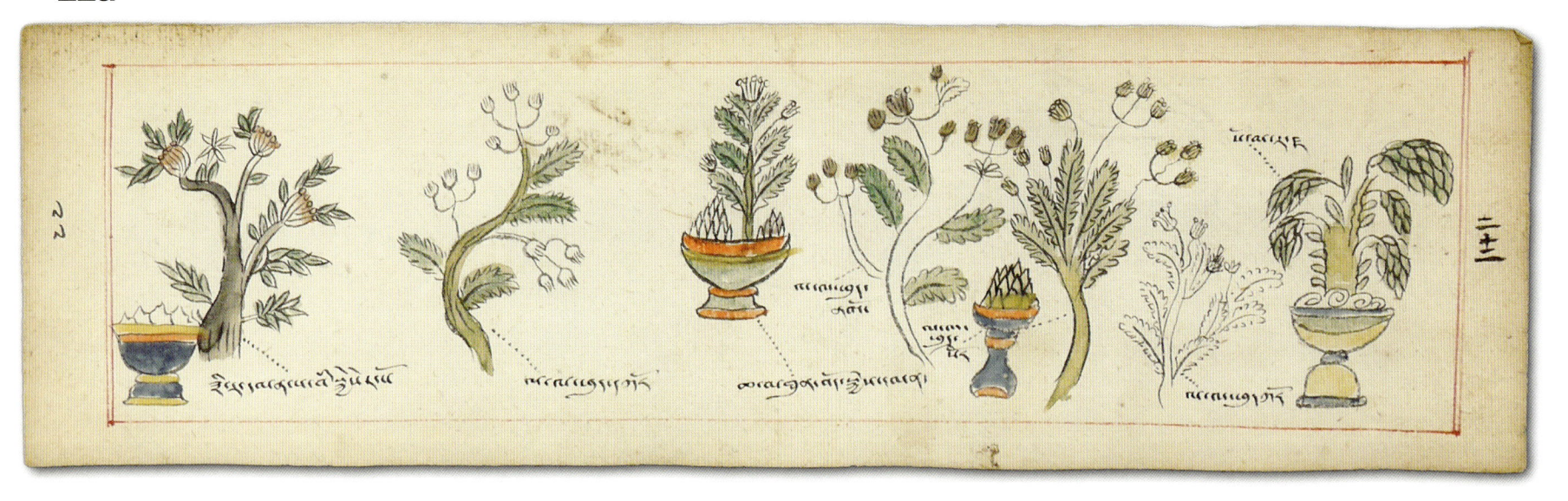

22b

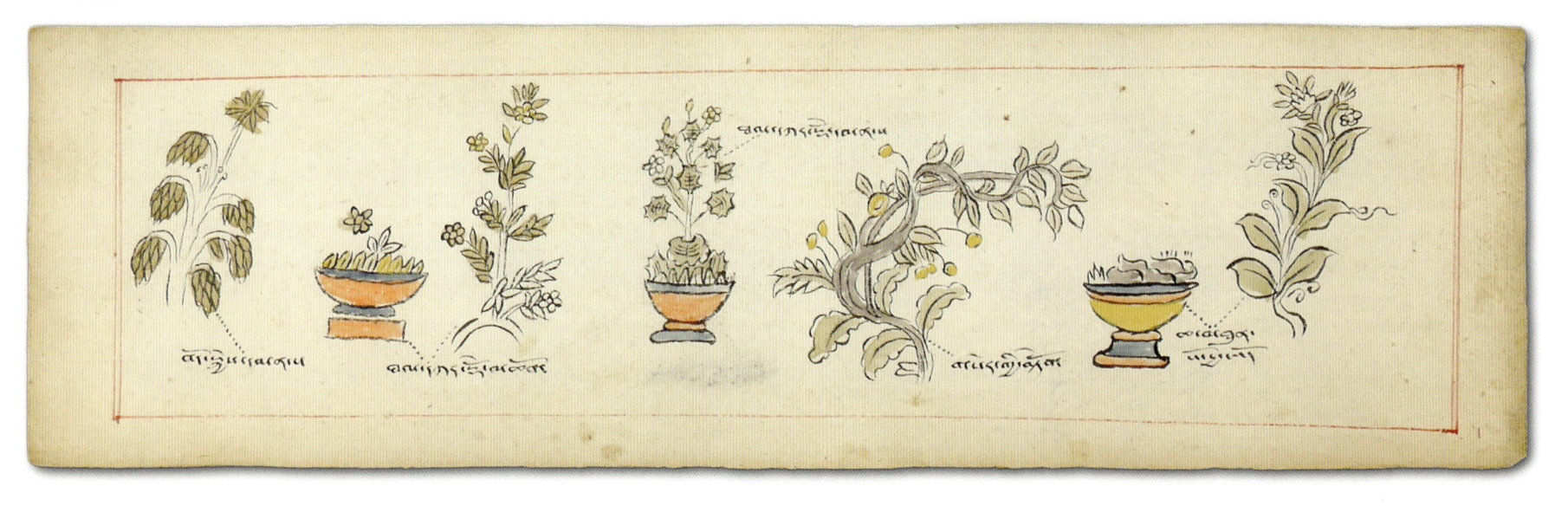

23a

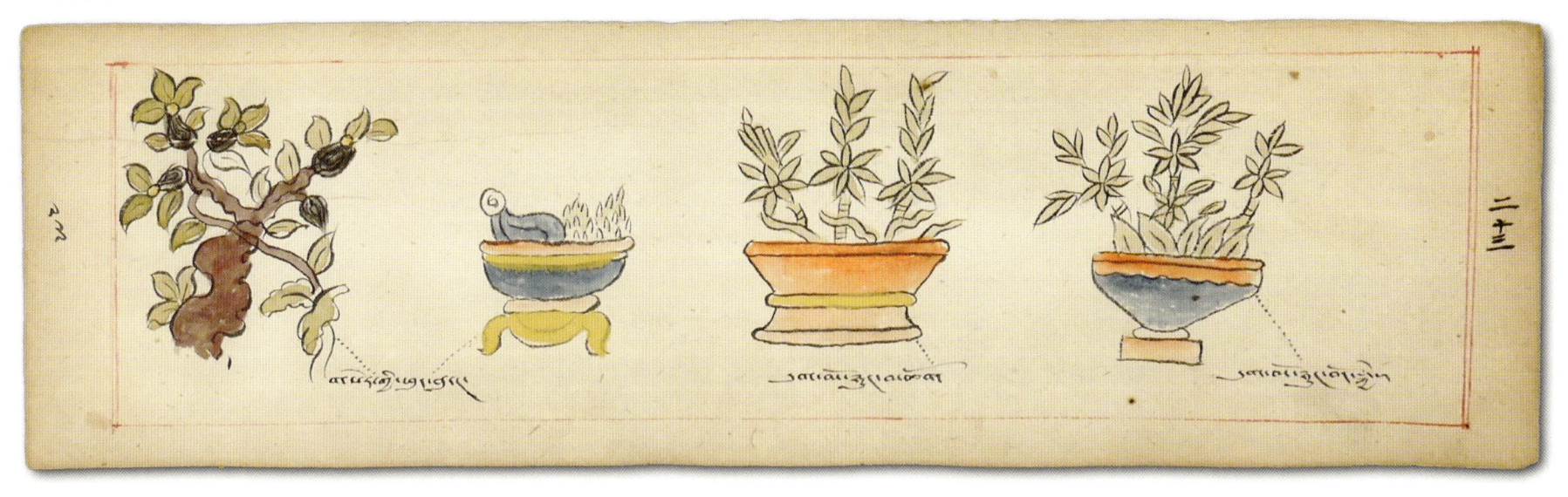

23b

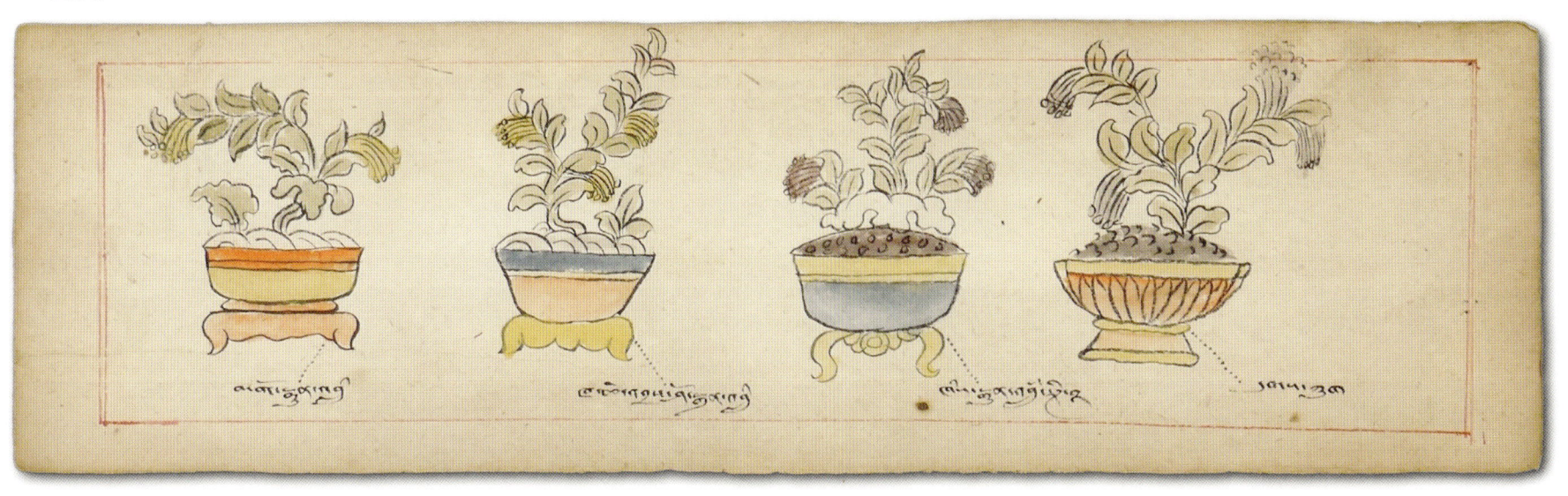

24a

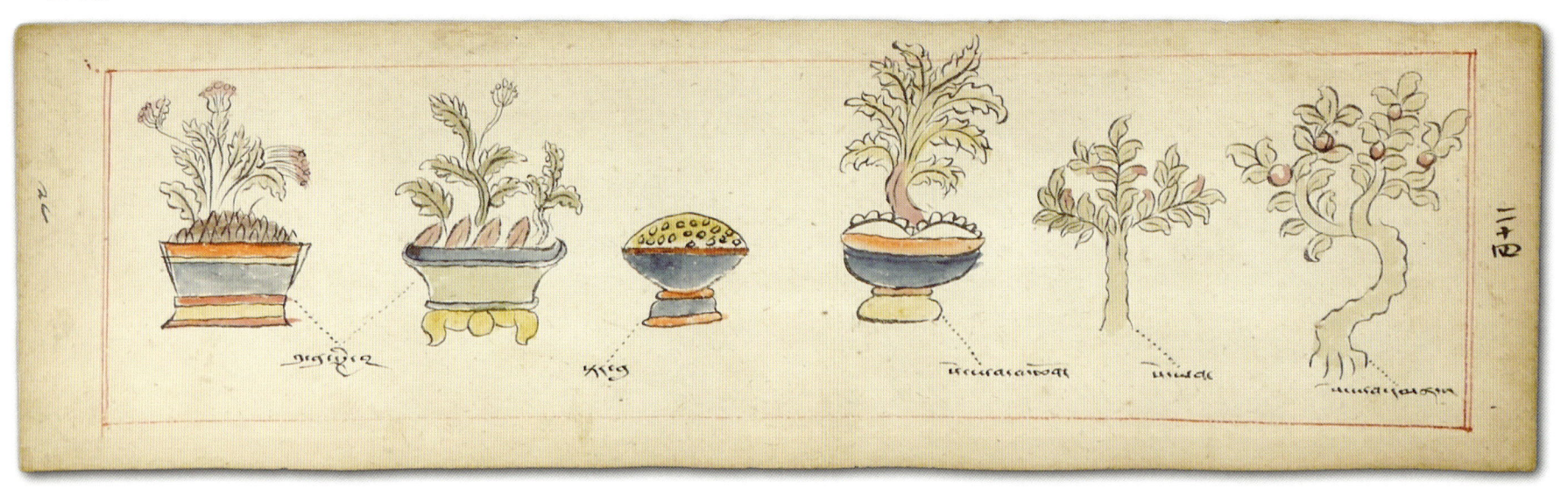

24b

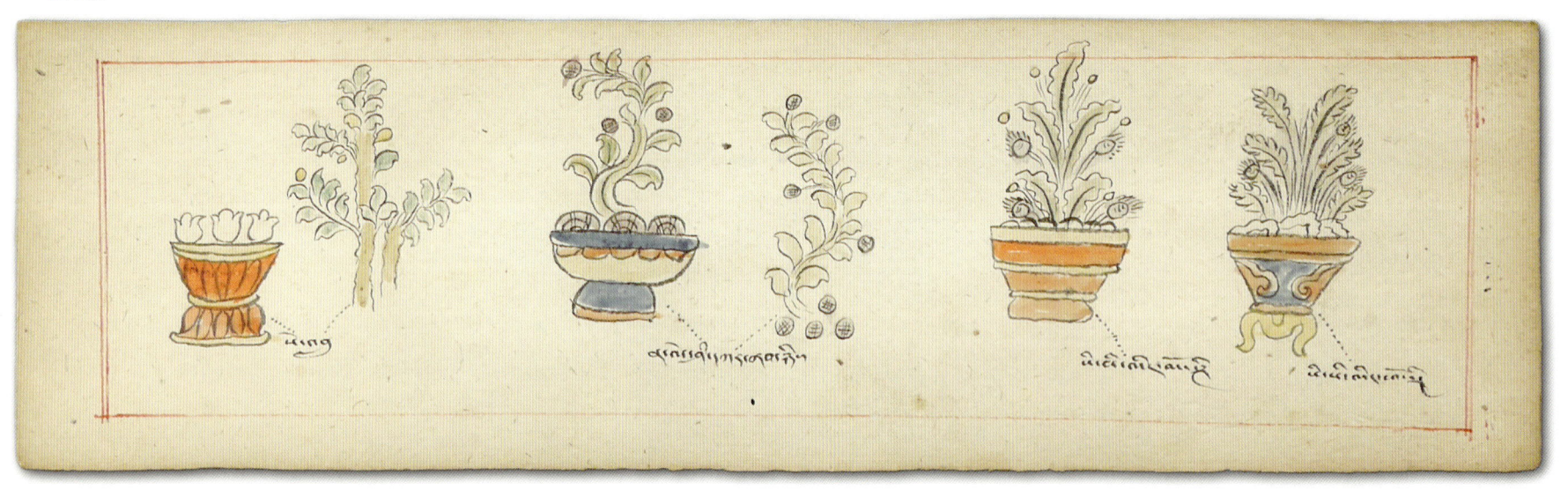

25a

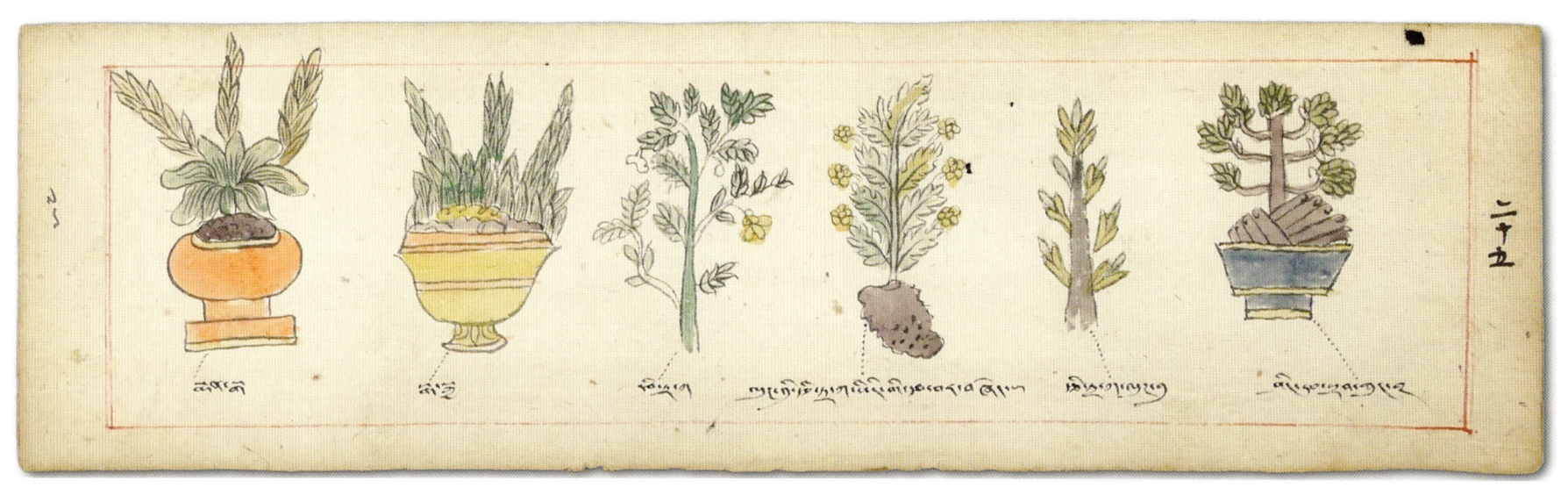

25b

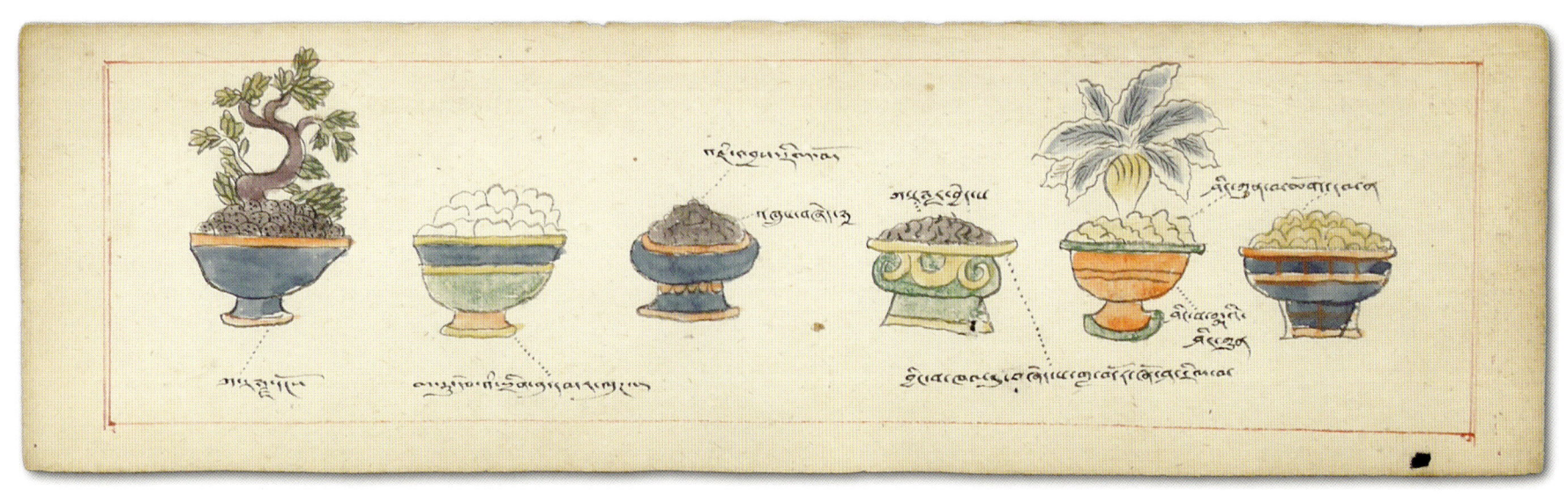

26a

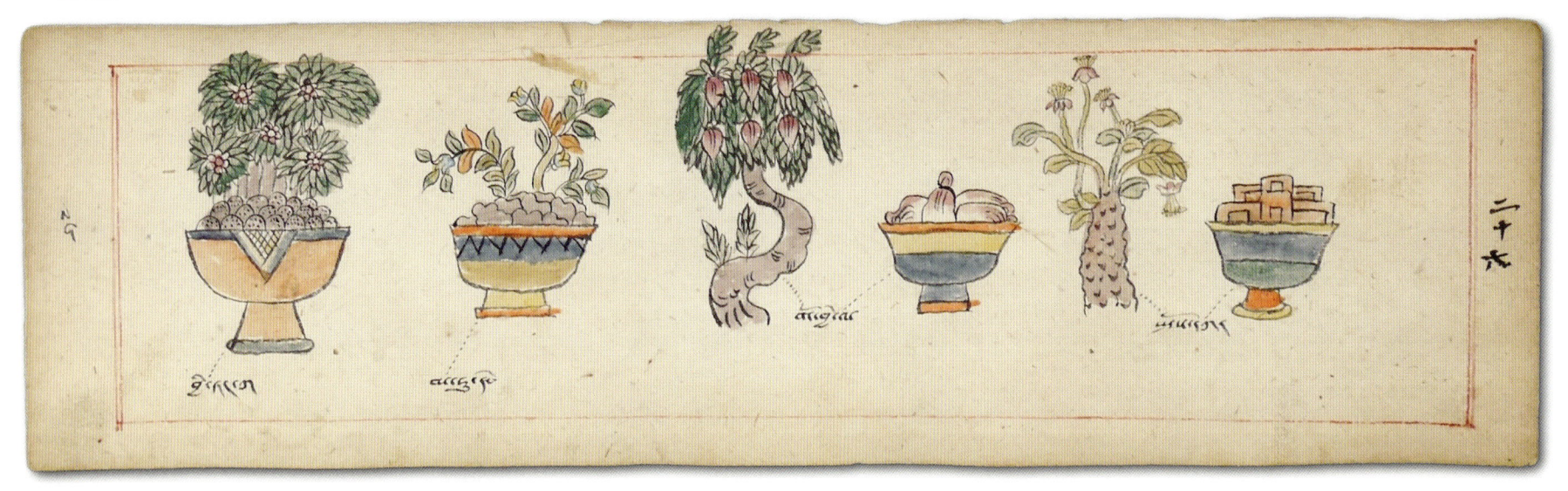

26b

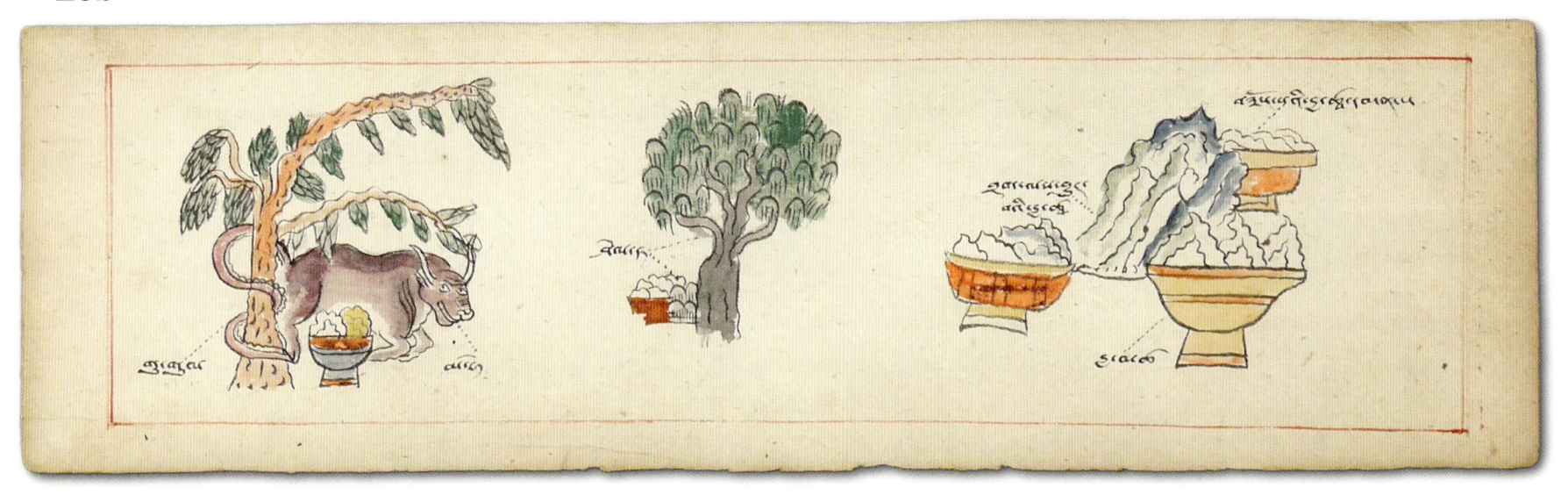

27a

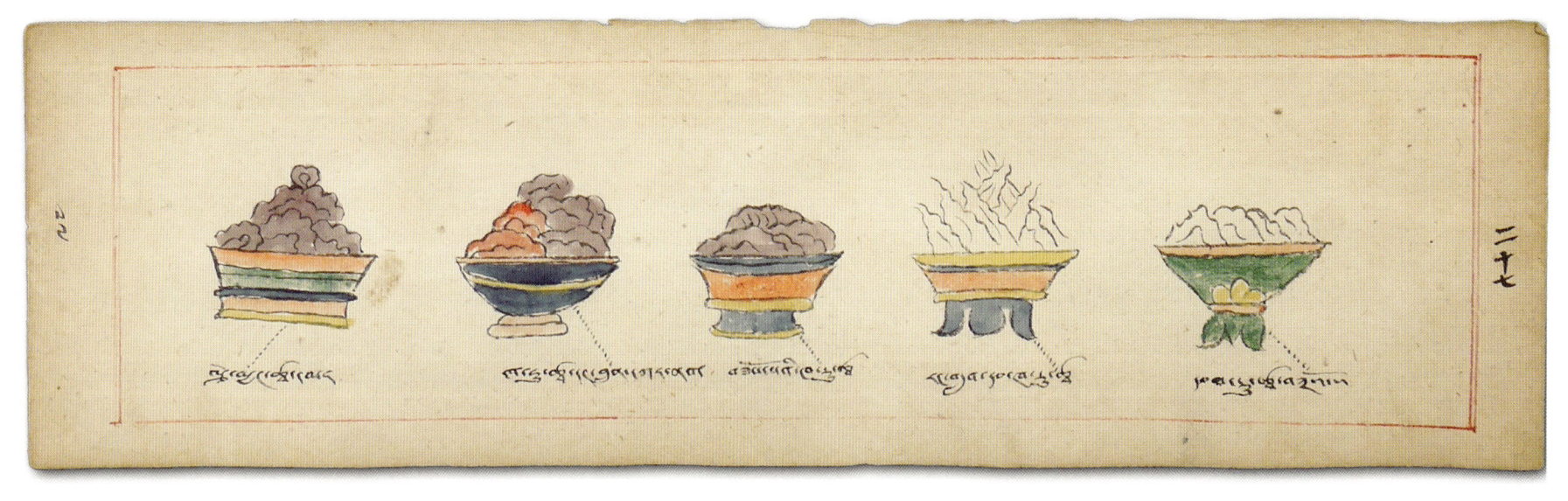

27b

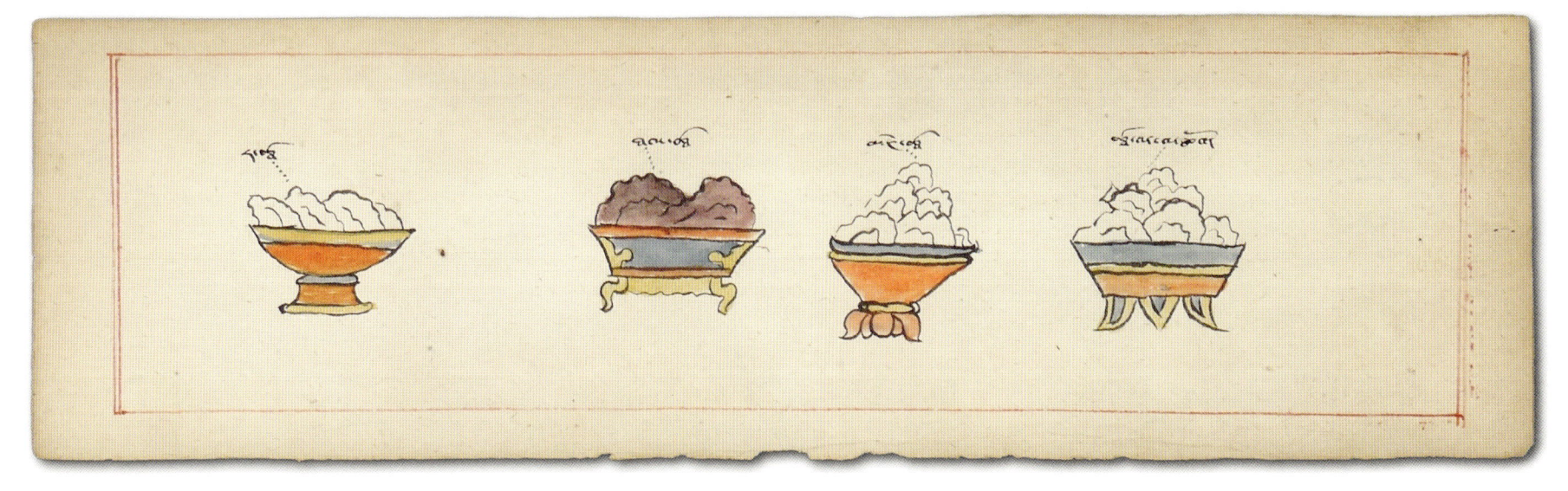

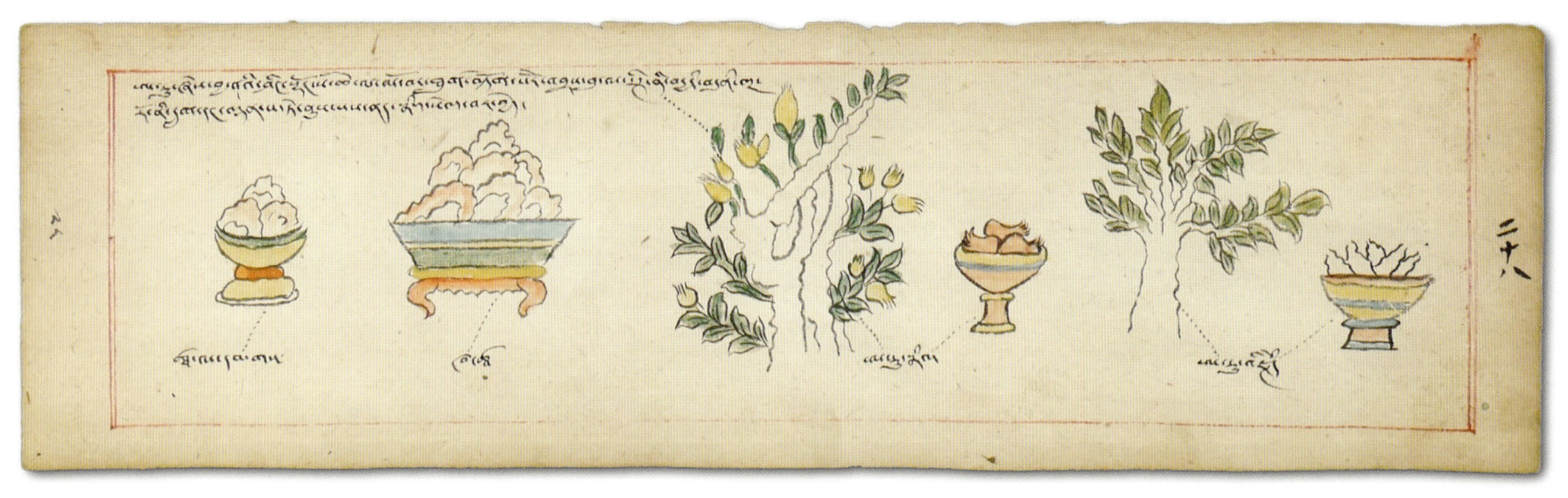

28a

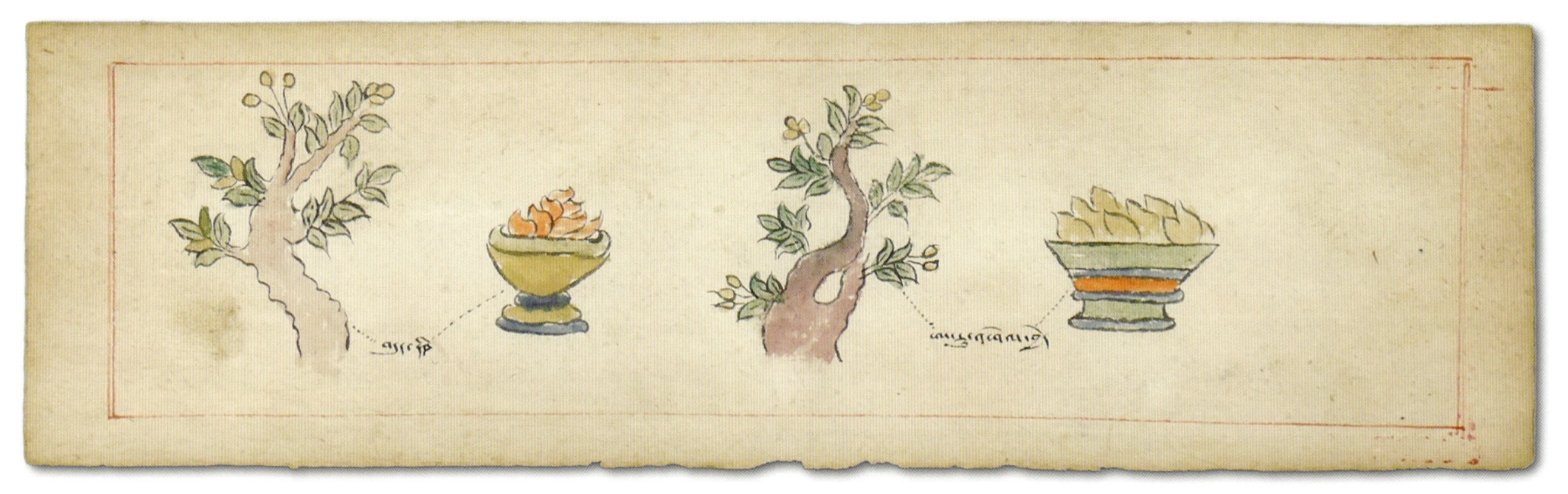

28b

29a

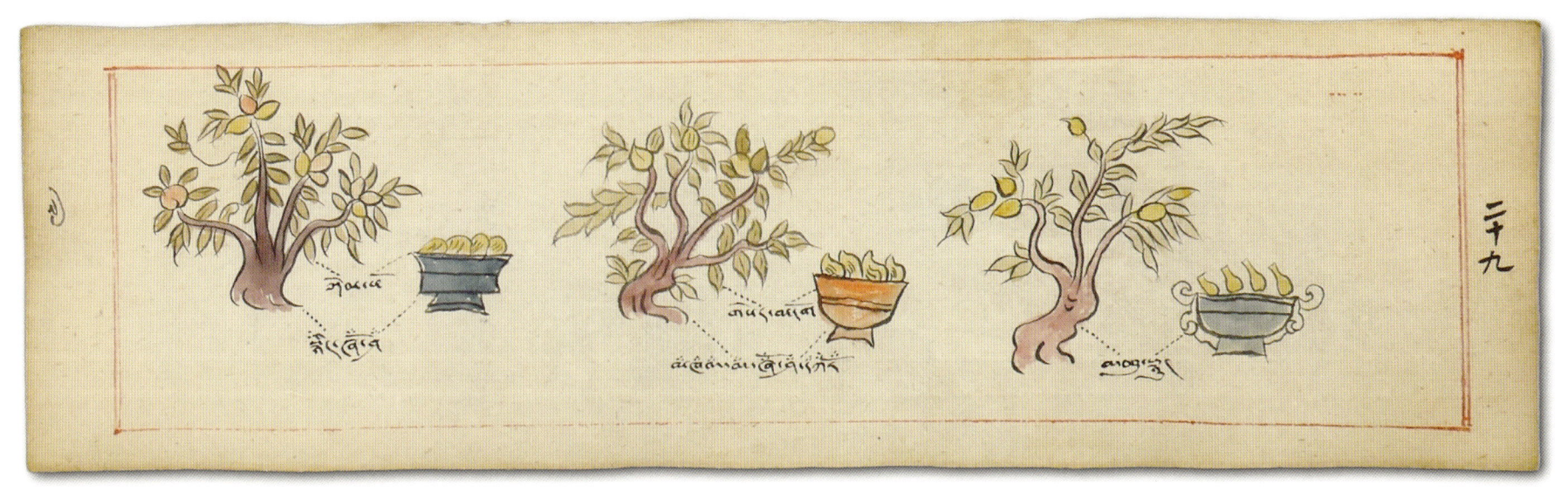

29b

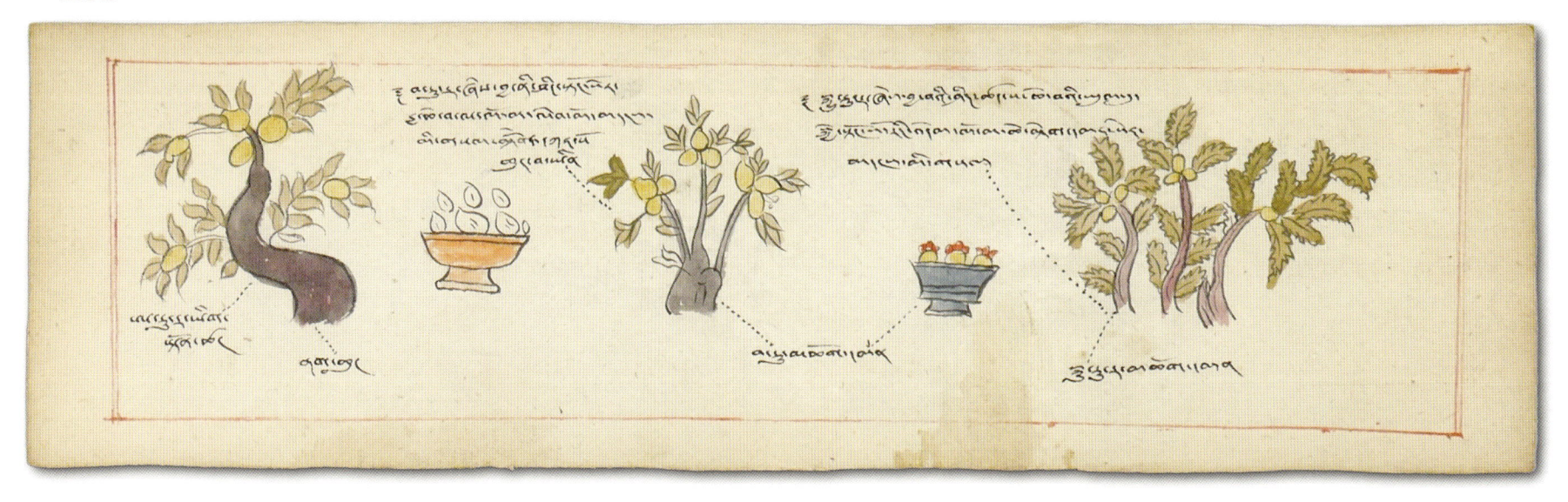

30a

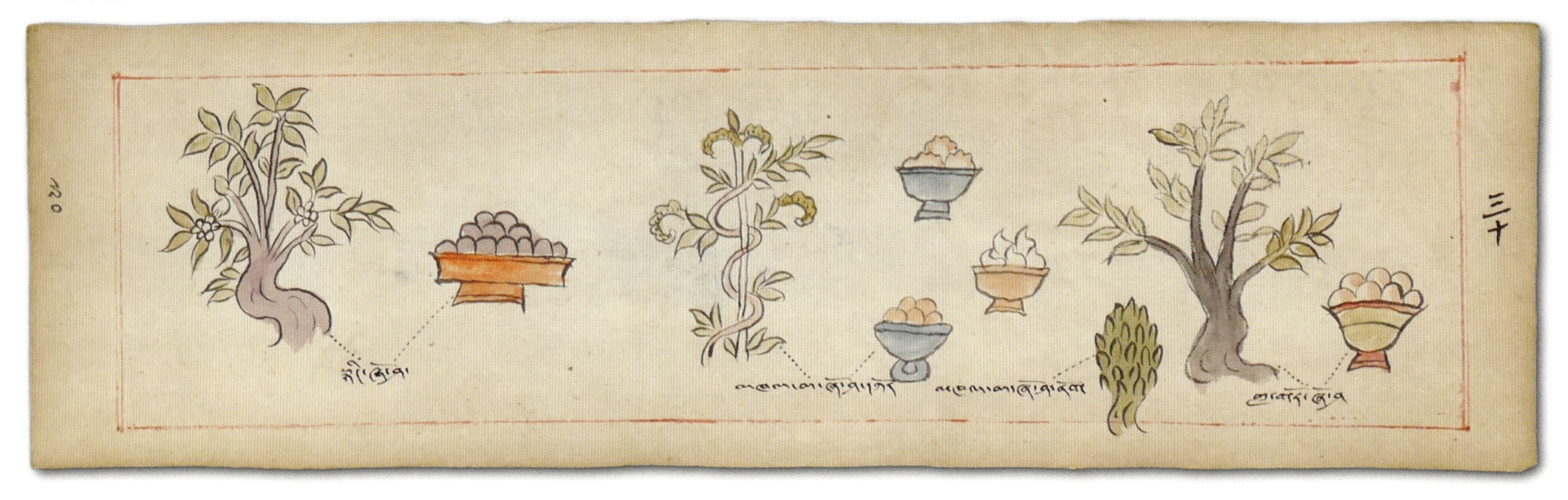

30b

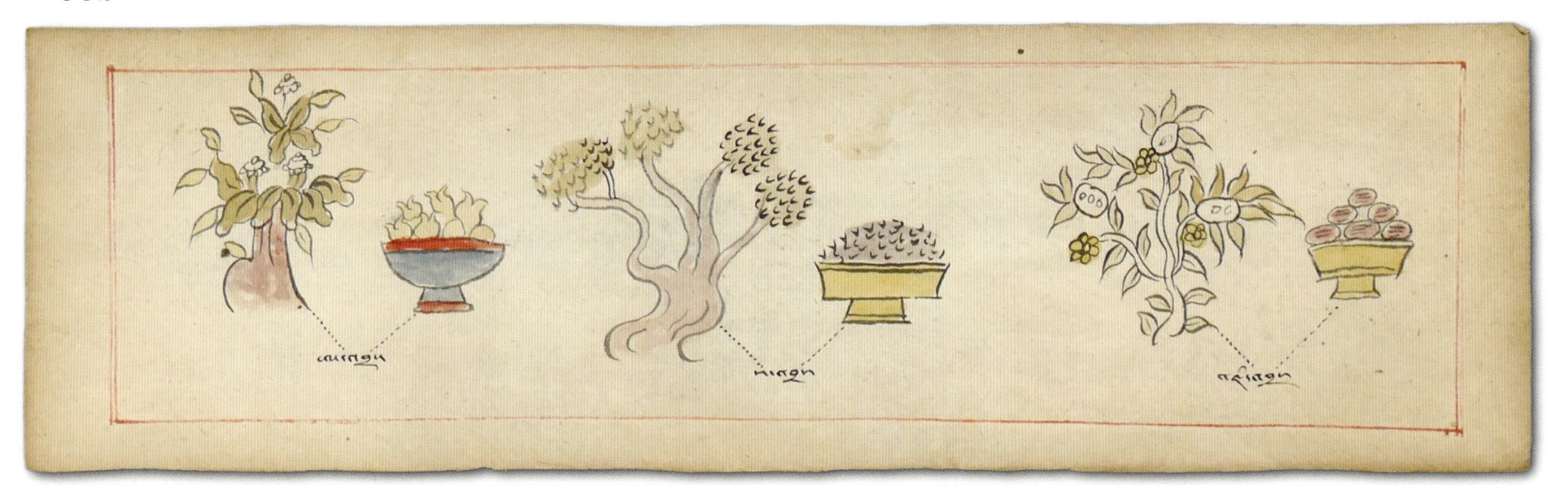

31a

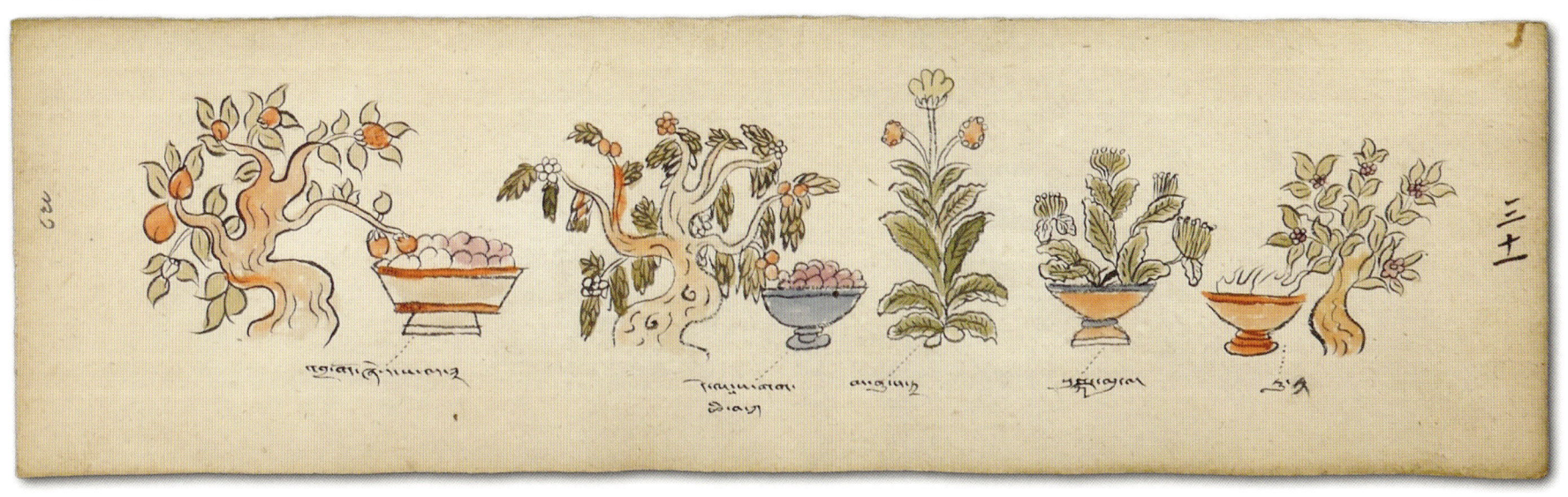

31b

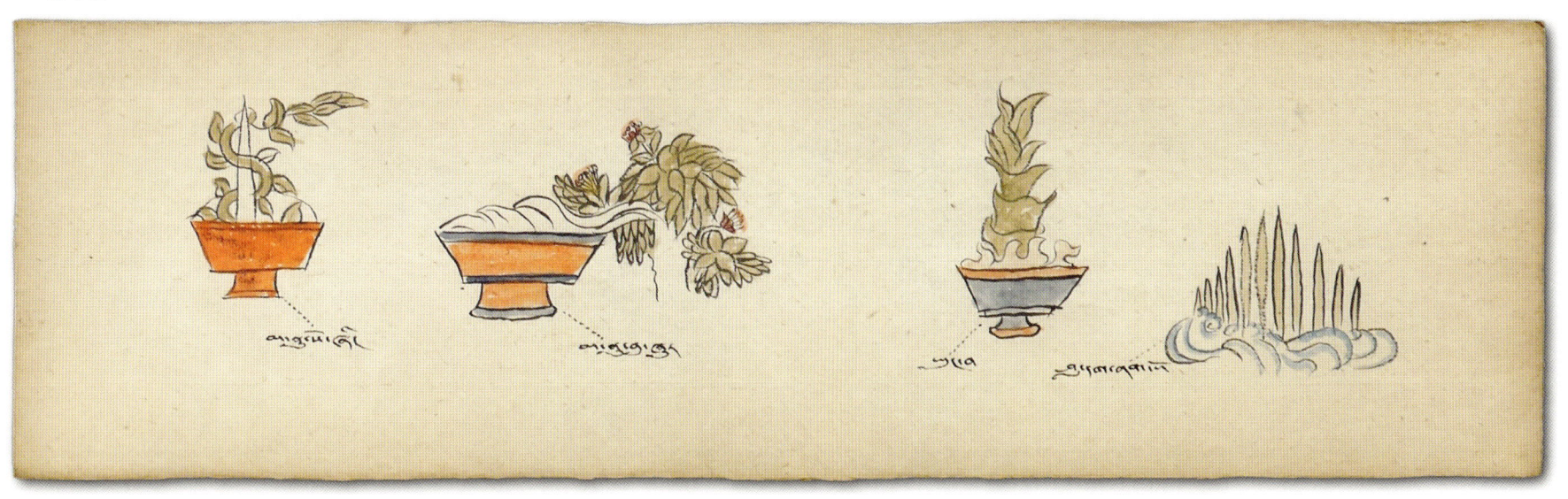

32a

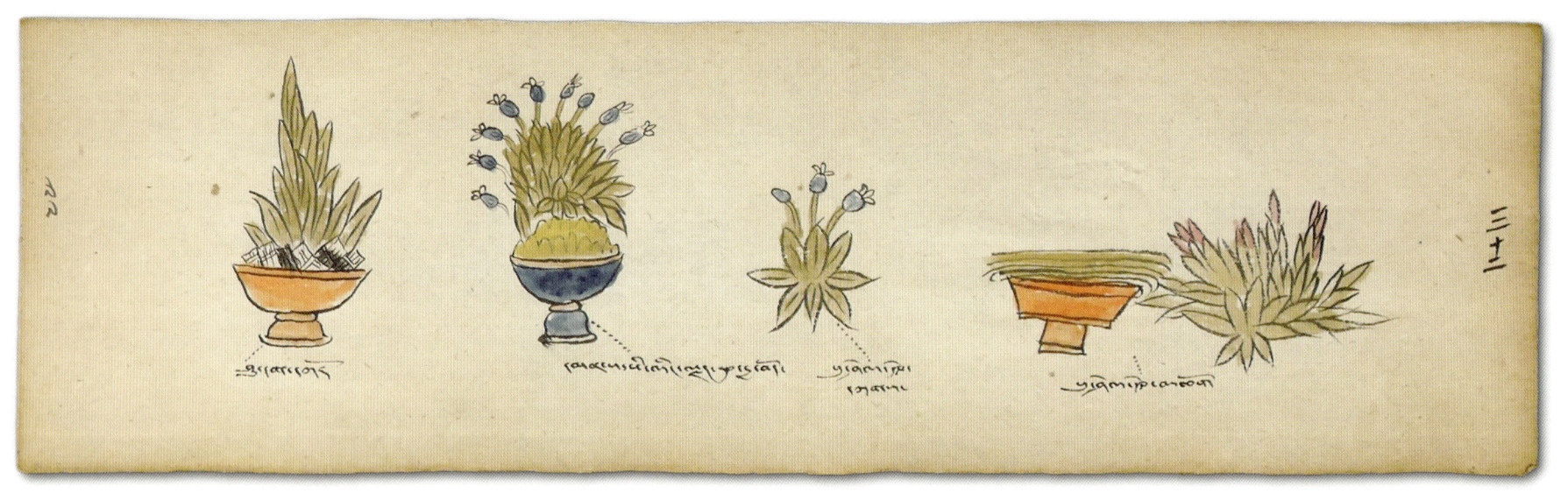

32b

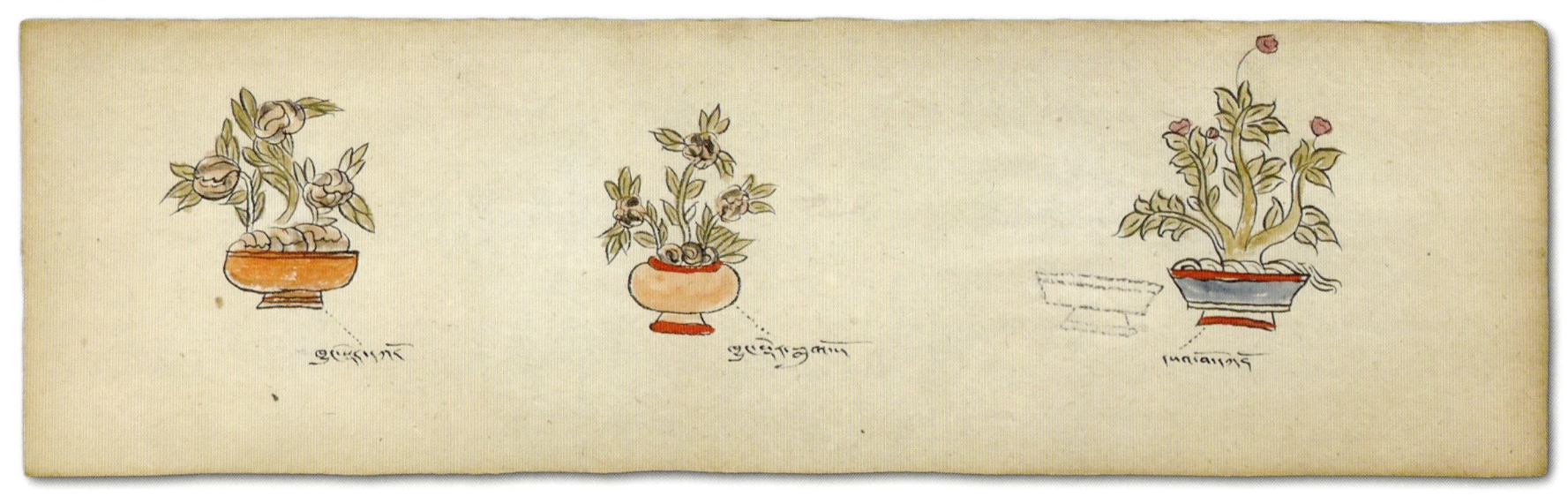

33a

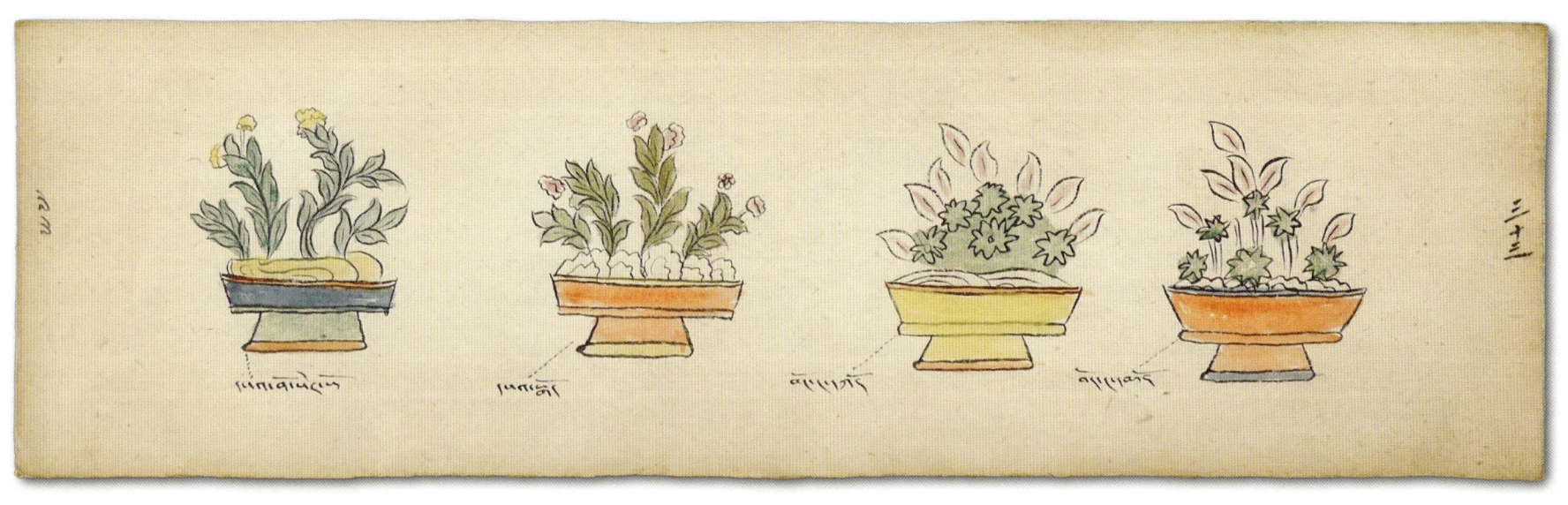

33b

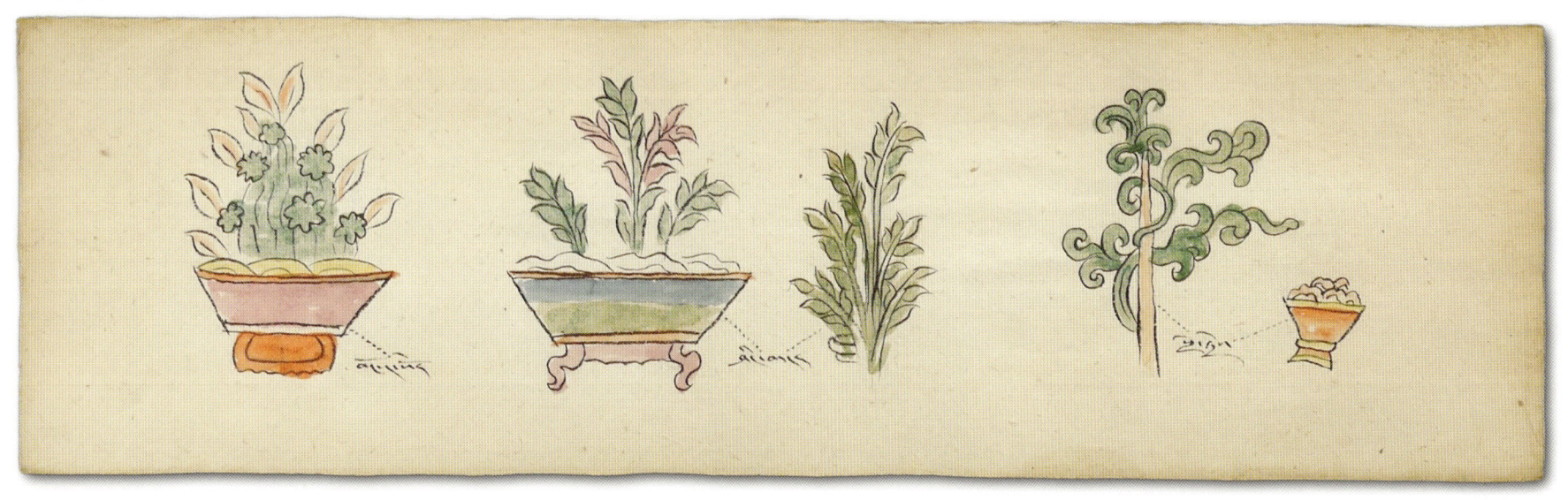

34a

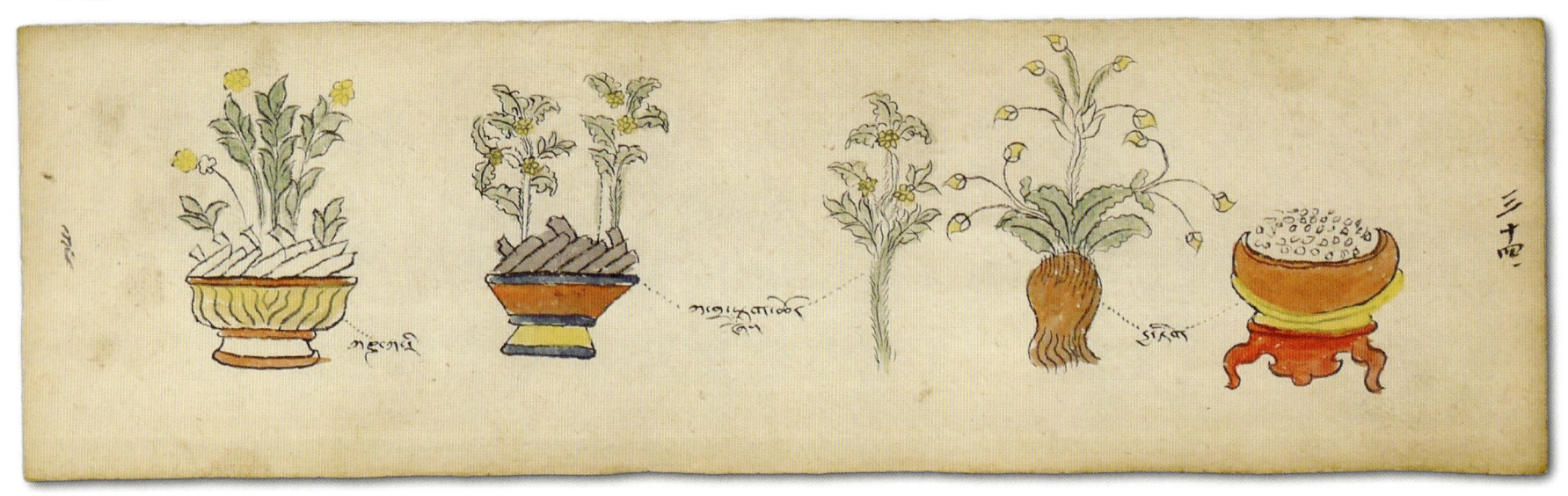

34b

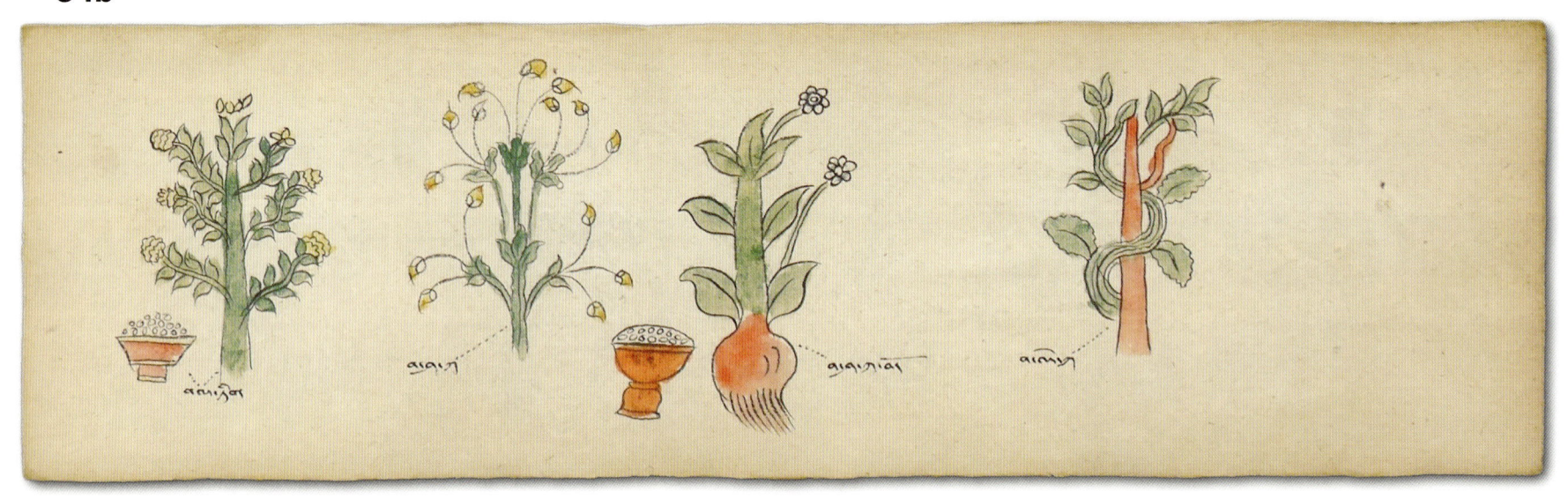

35a

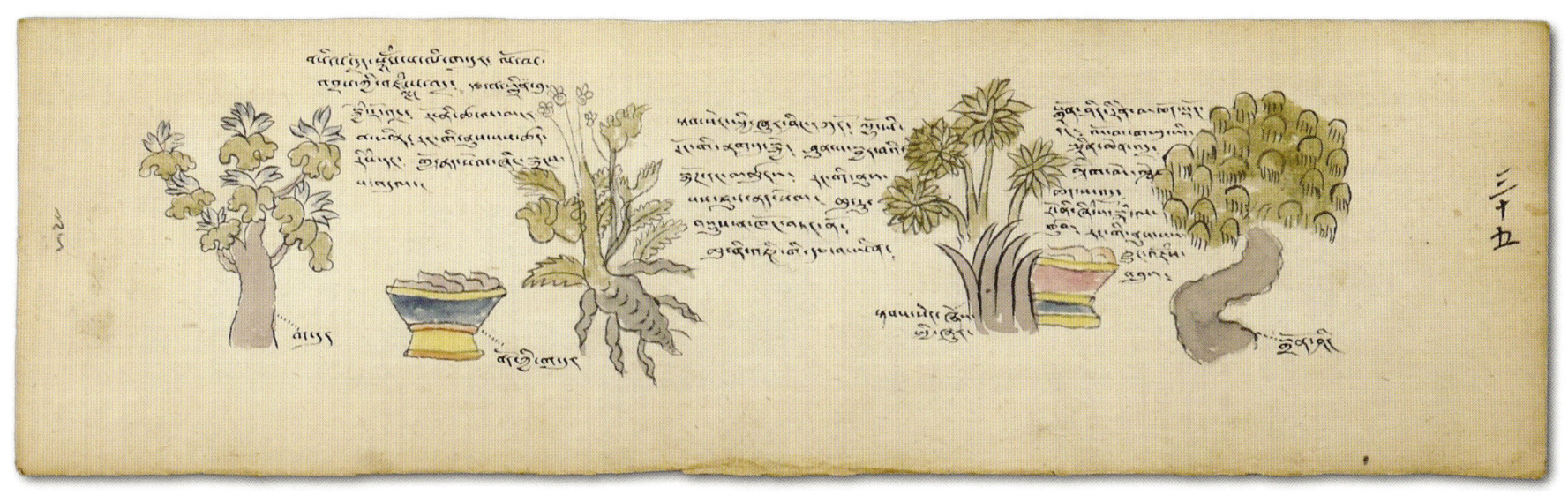

35b

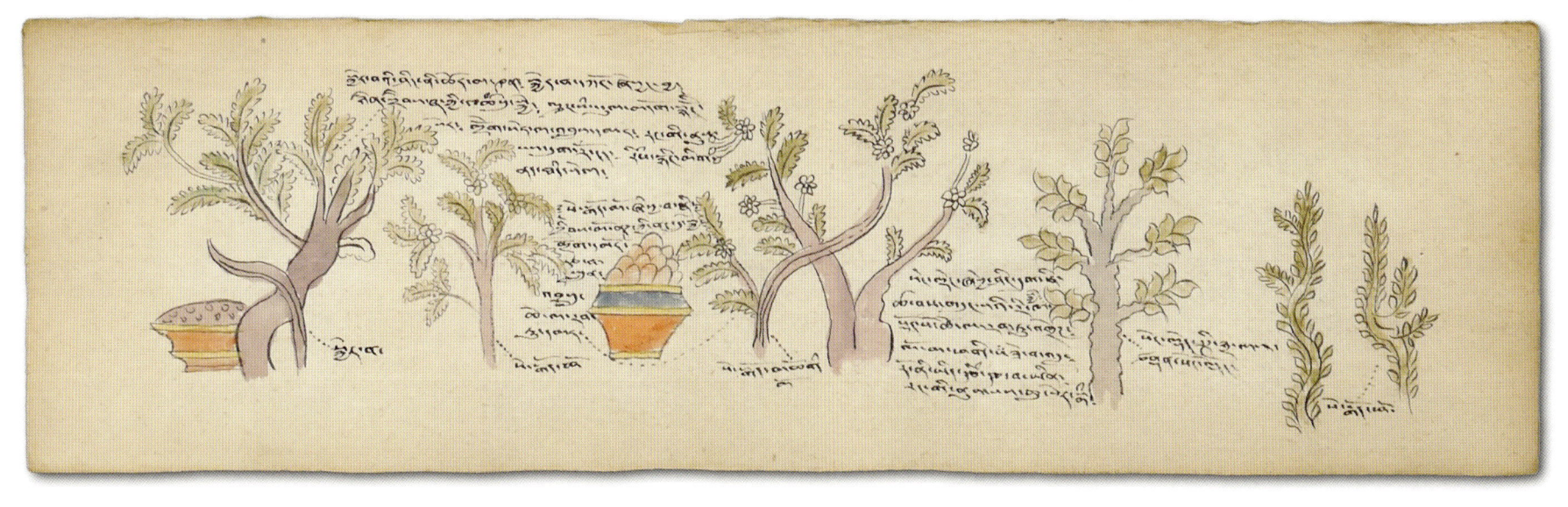

36a

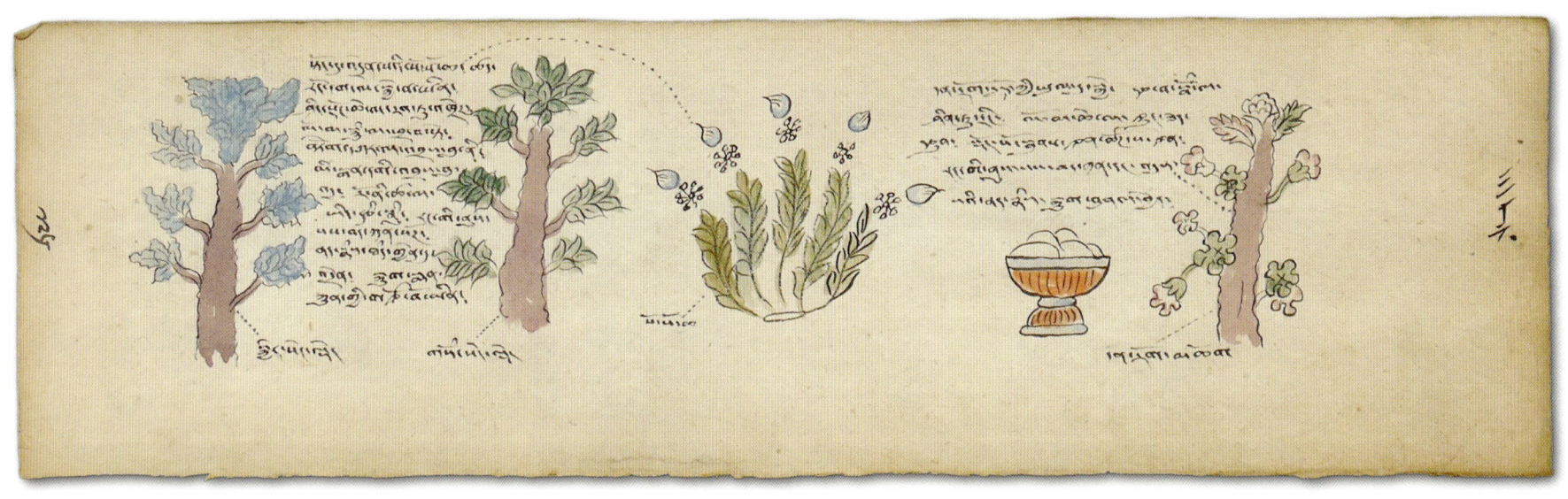

36b

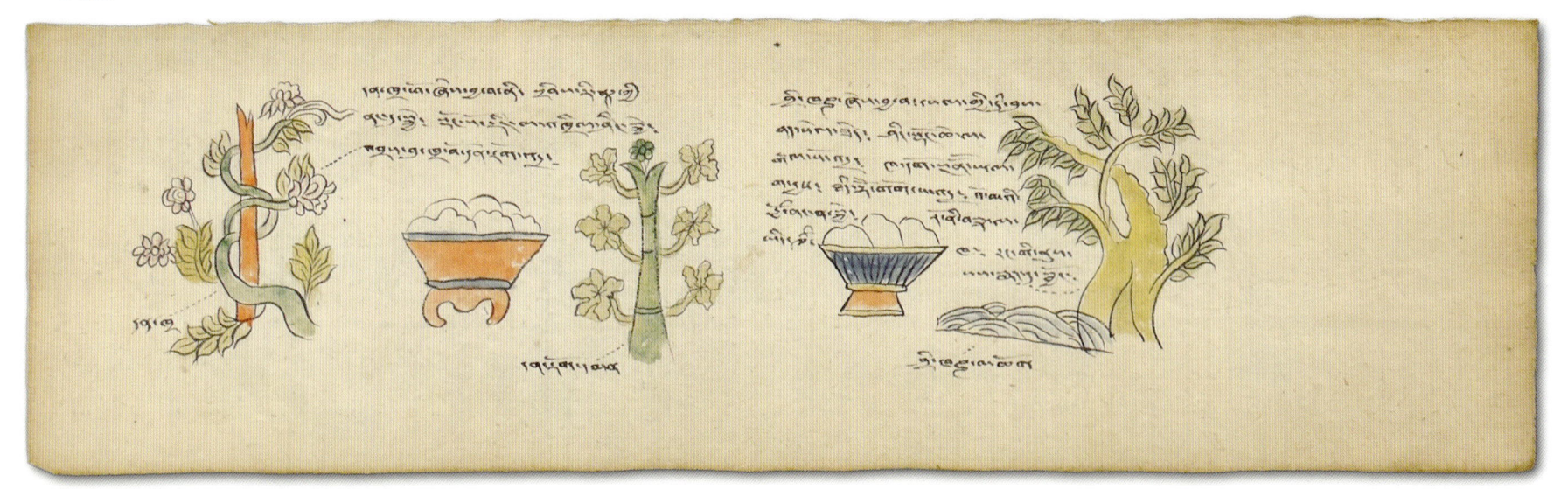

37a

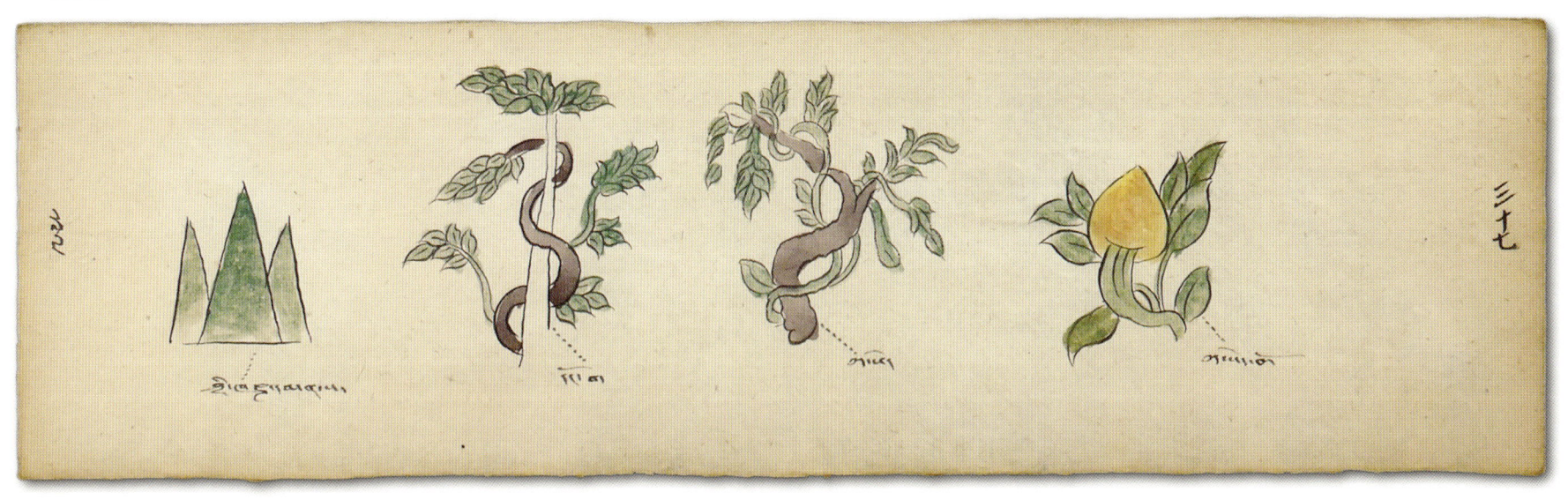

37b

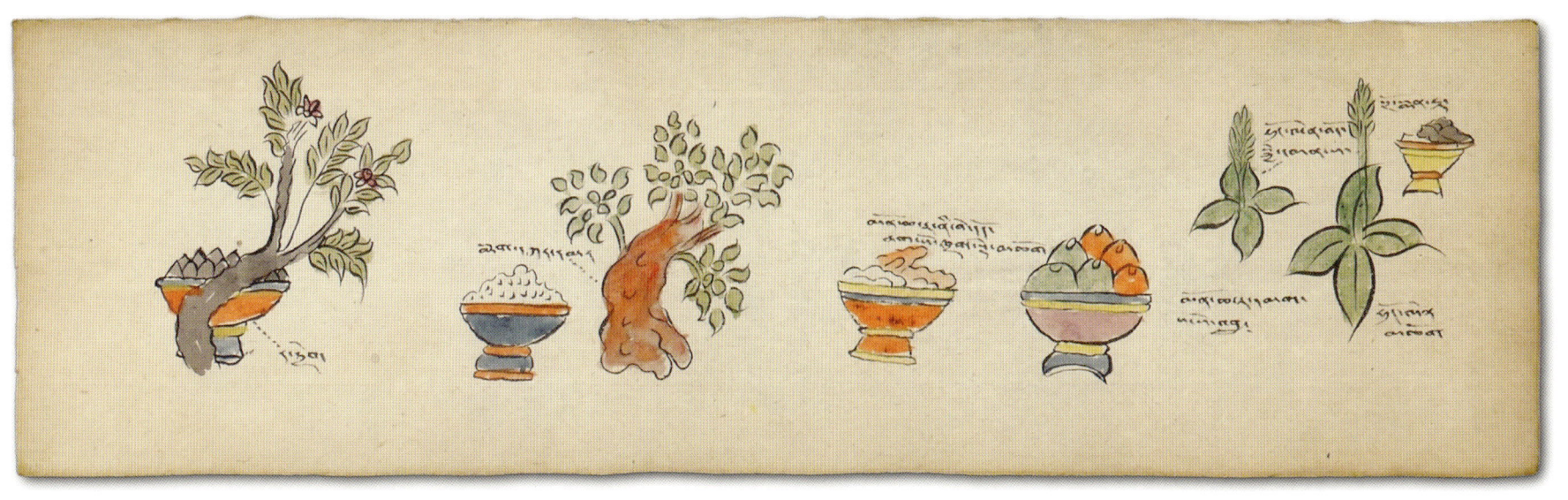

38a

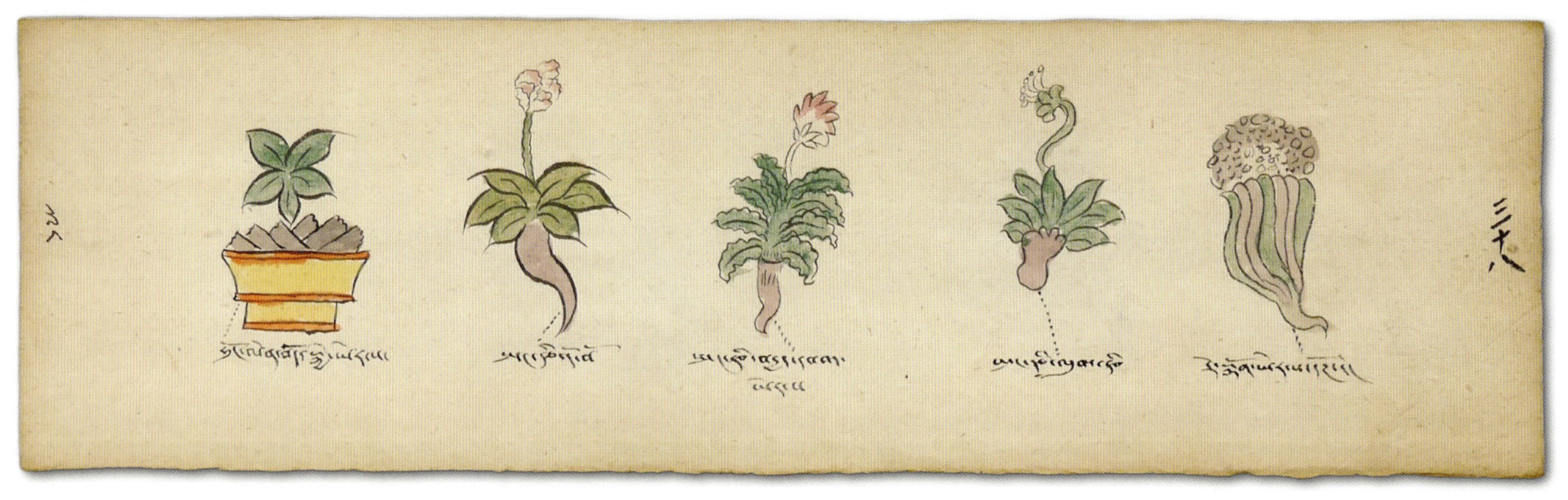

38b

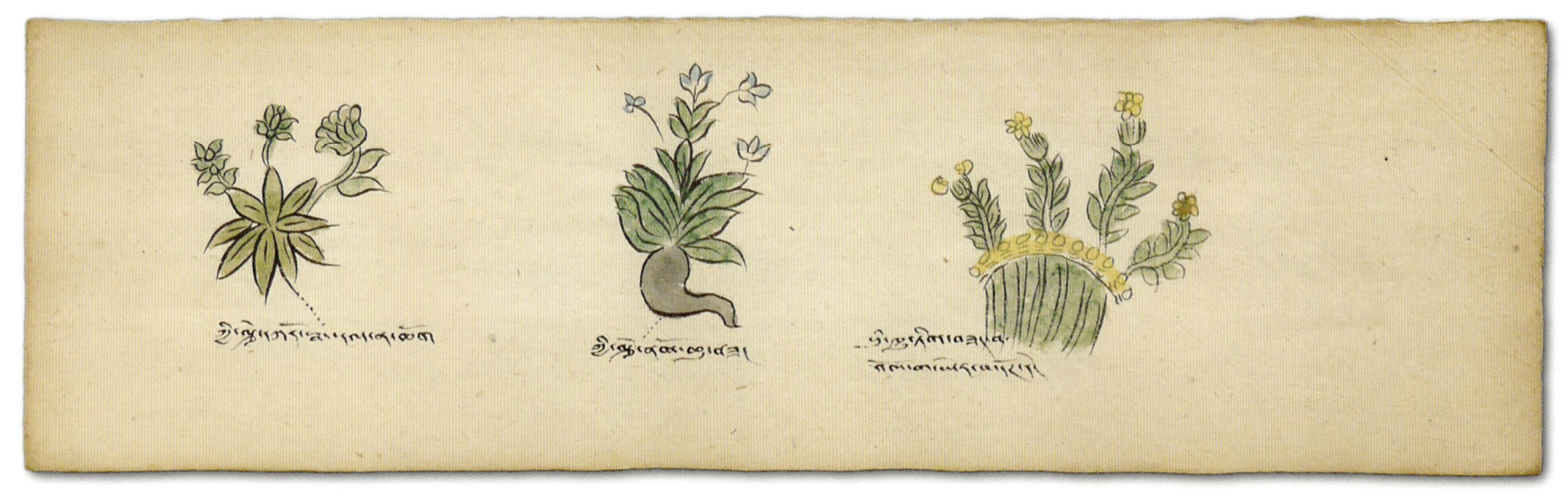

39a

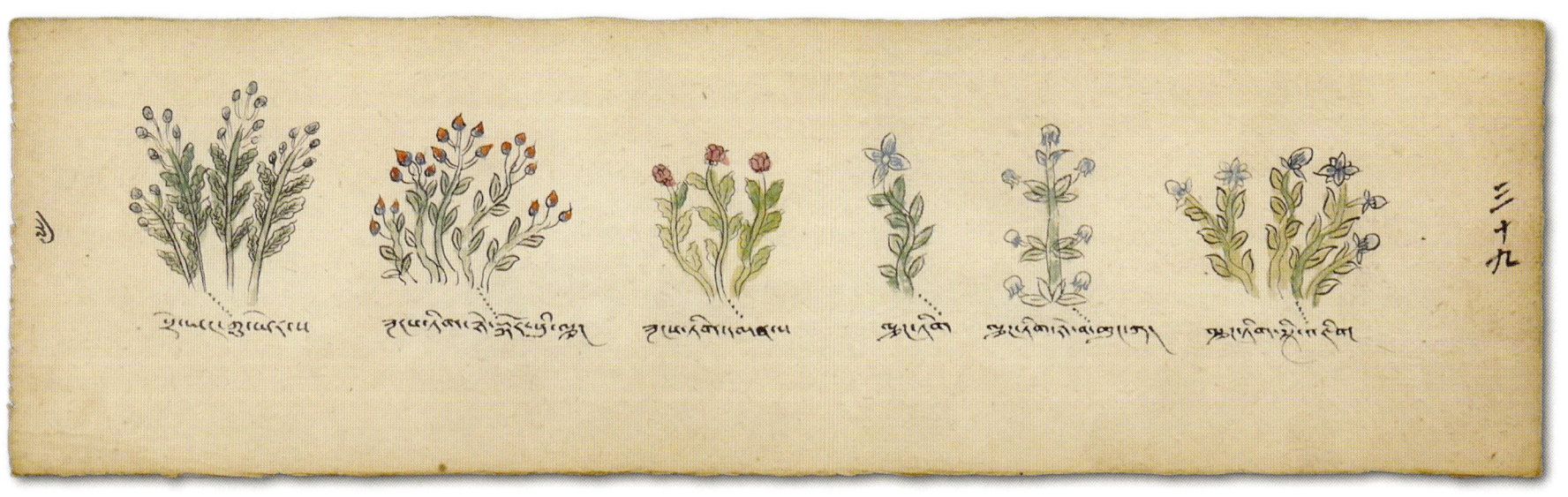

39b

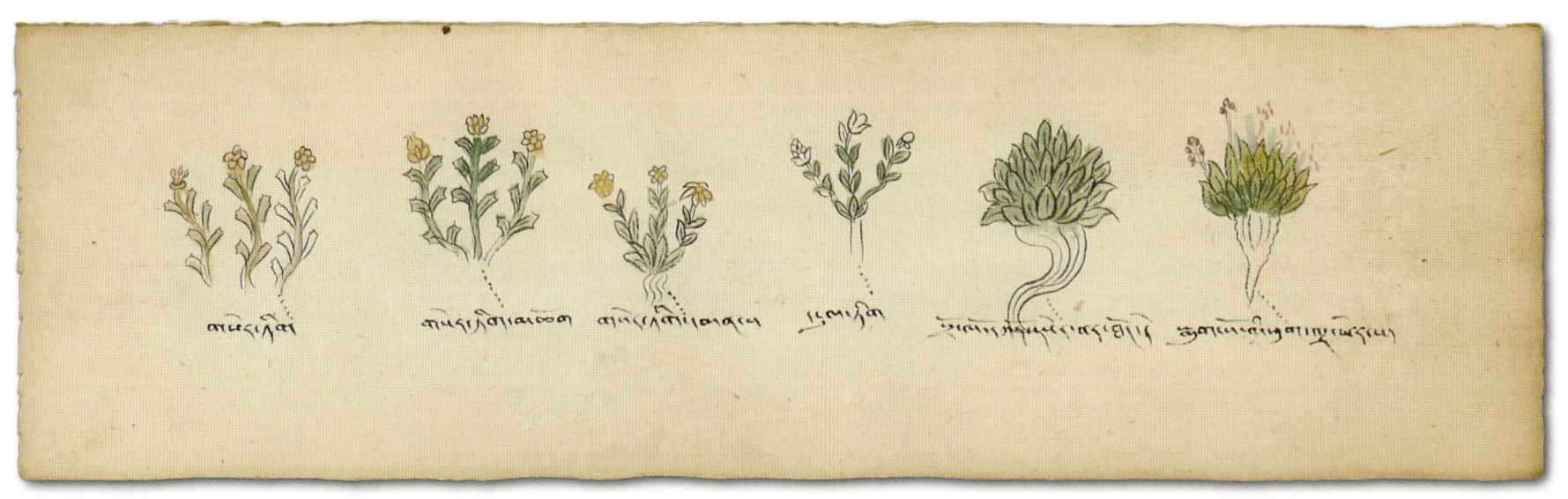

40a

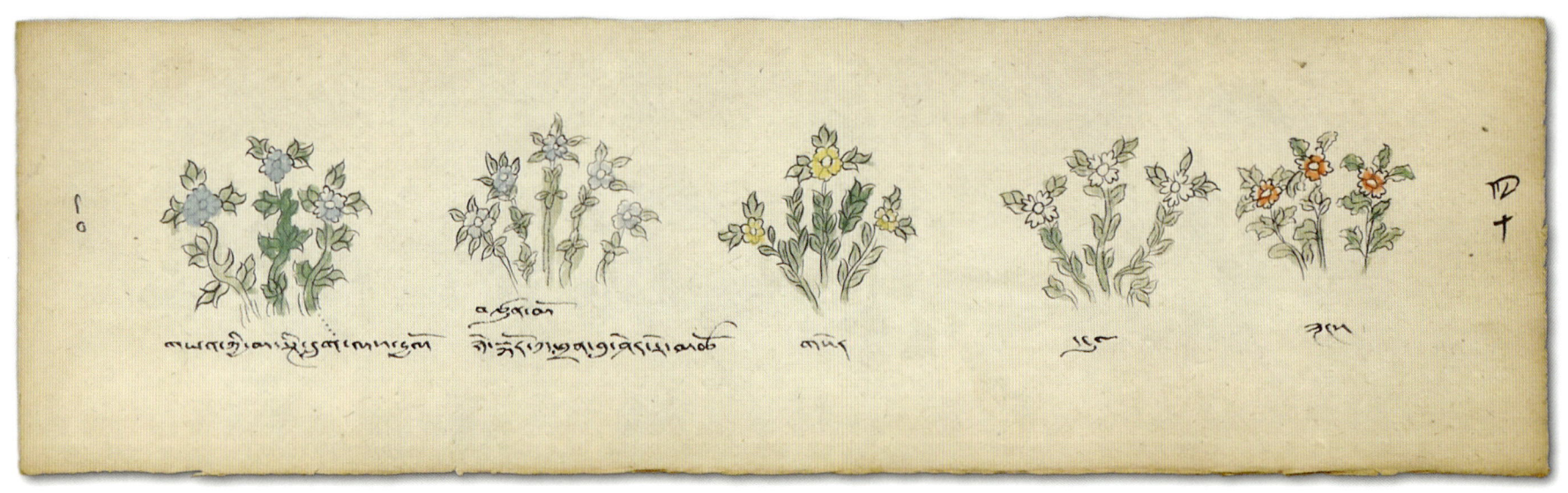

40b

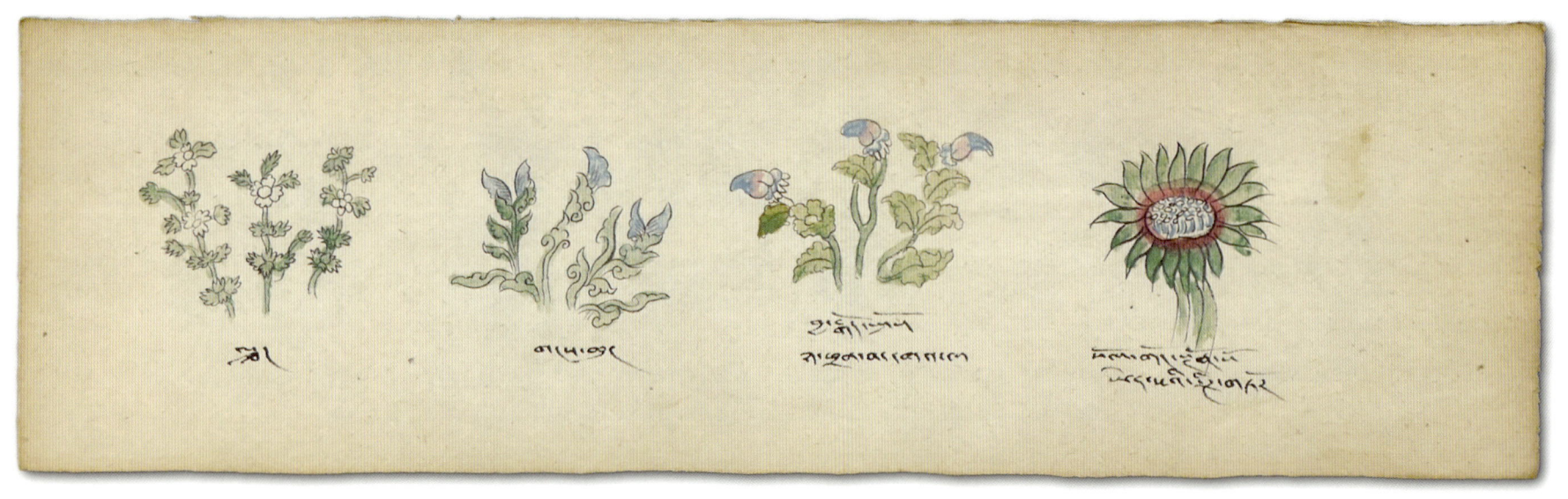

41a

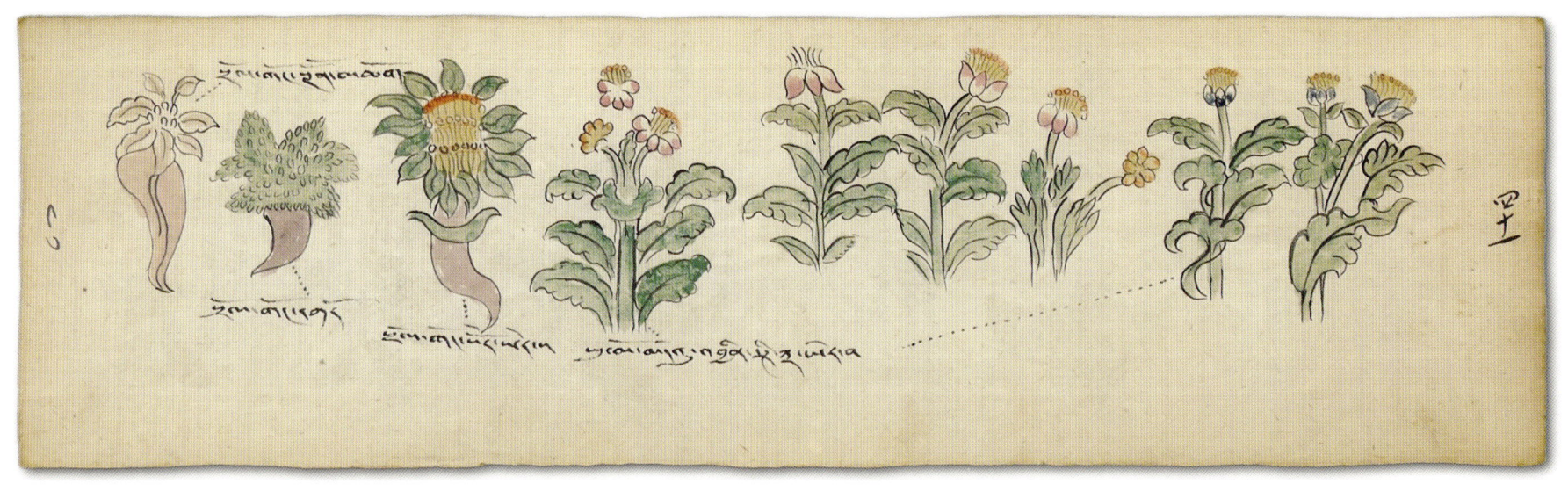

41b

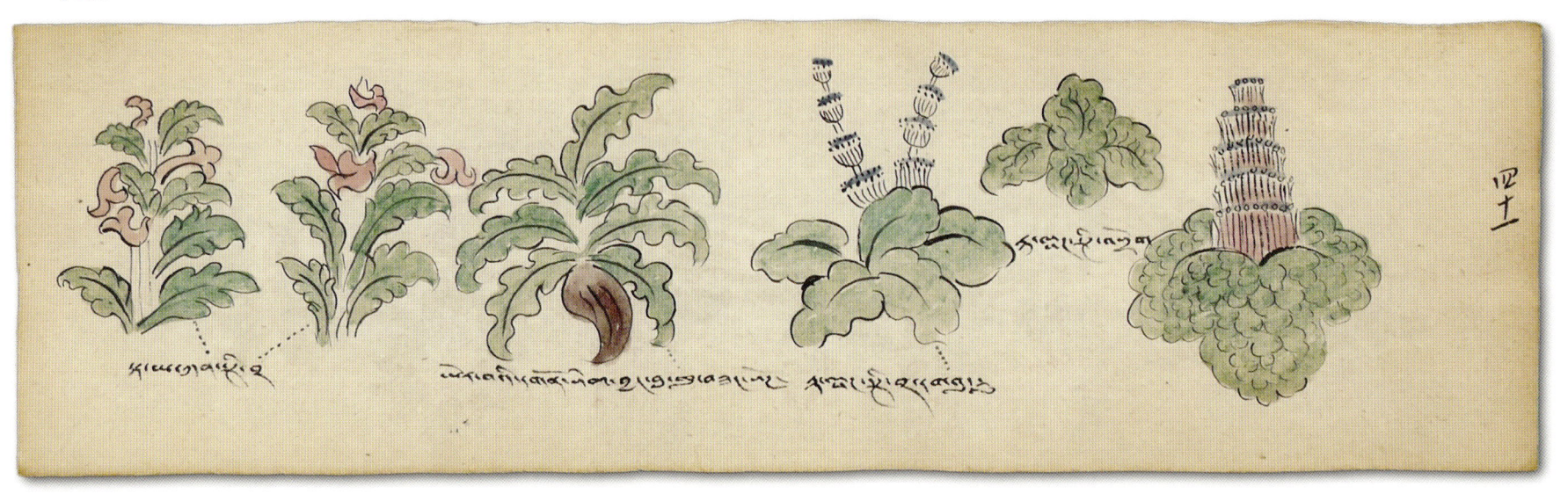

42a

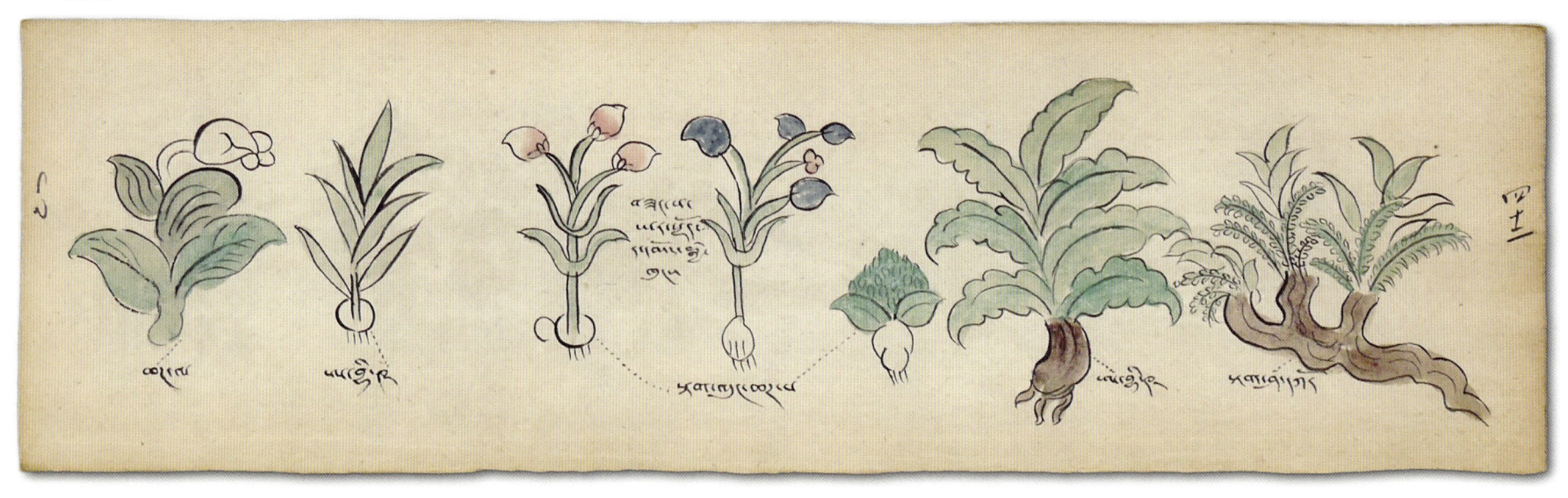

42b

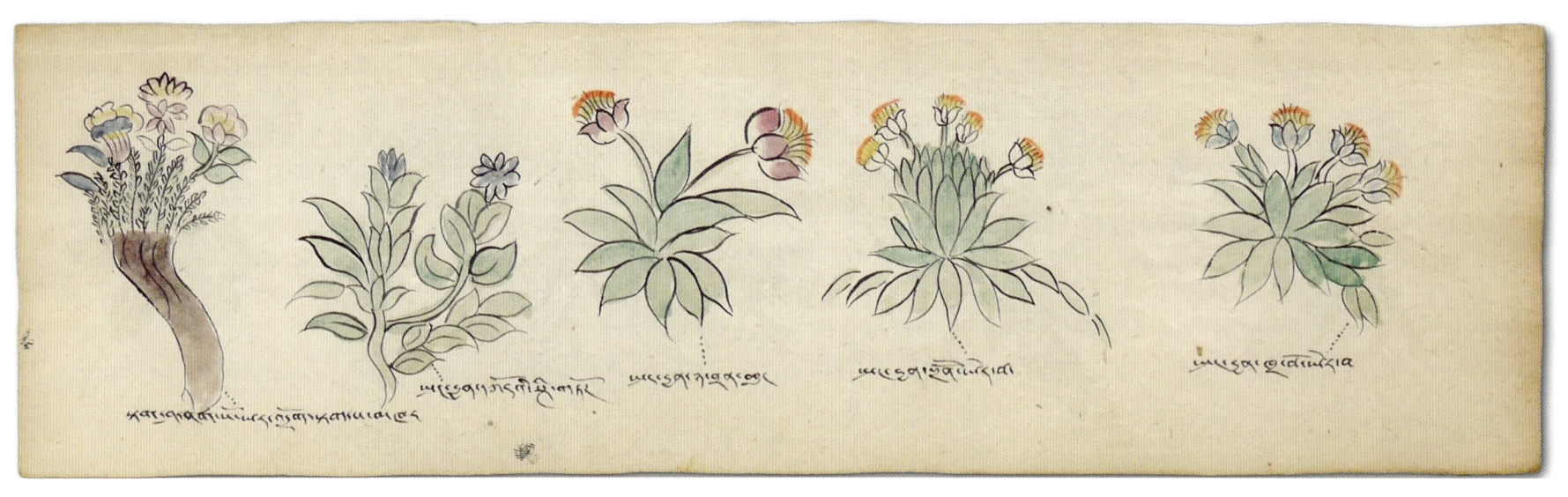

43a

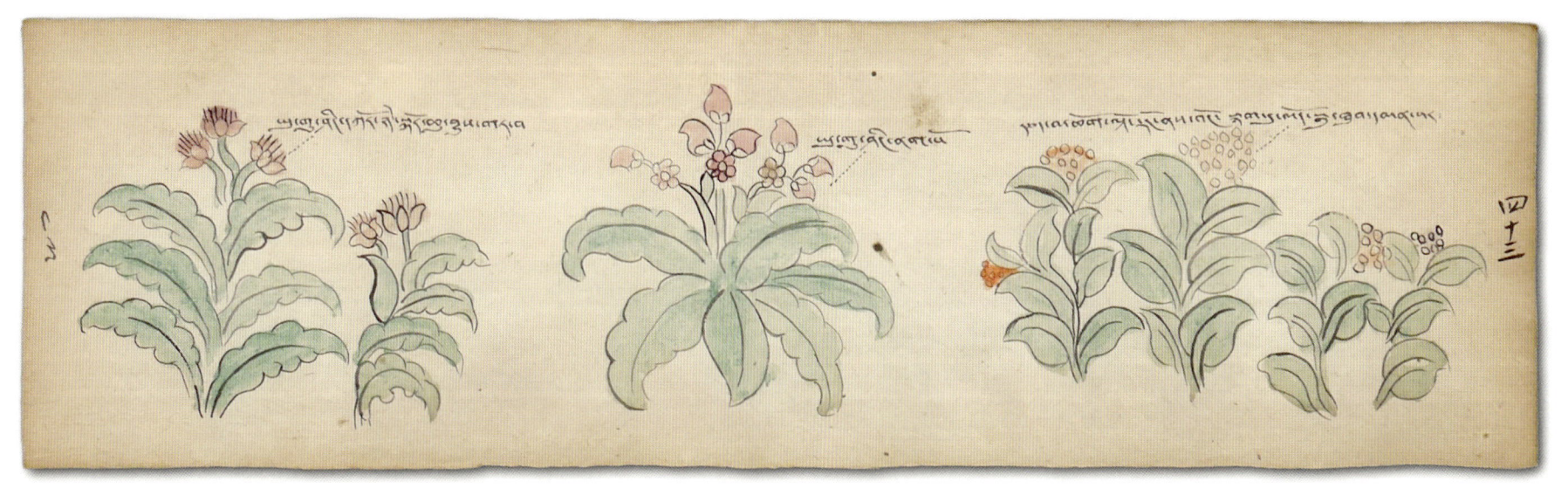

43b

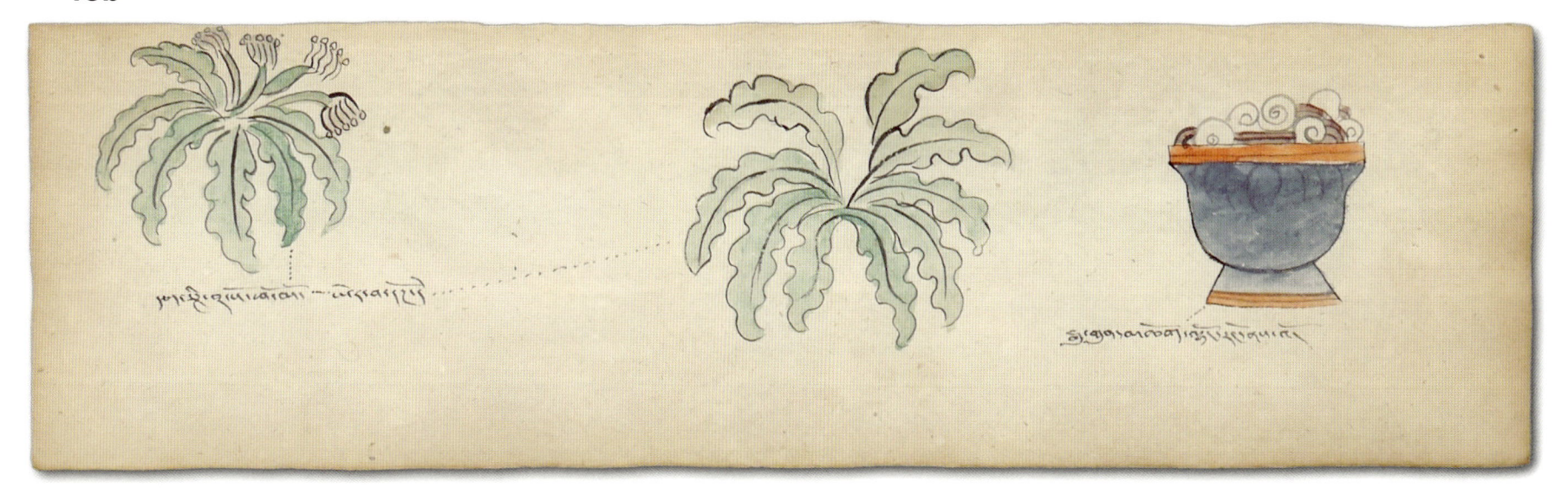

44・45a

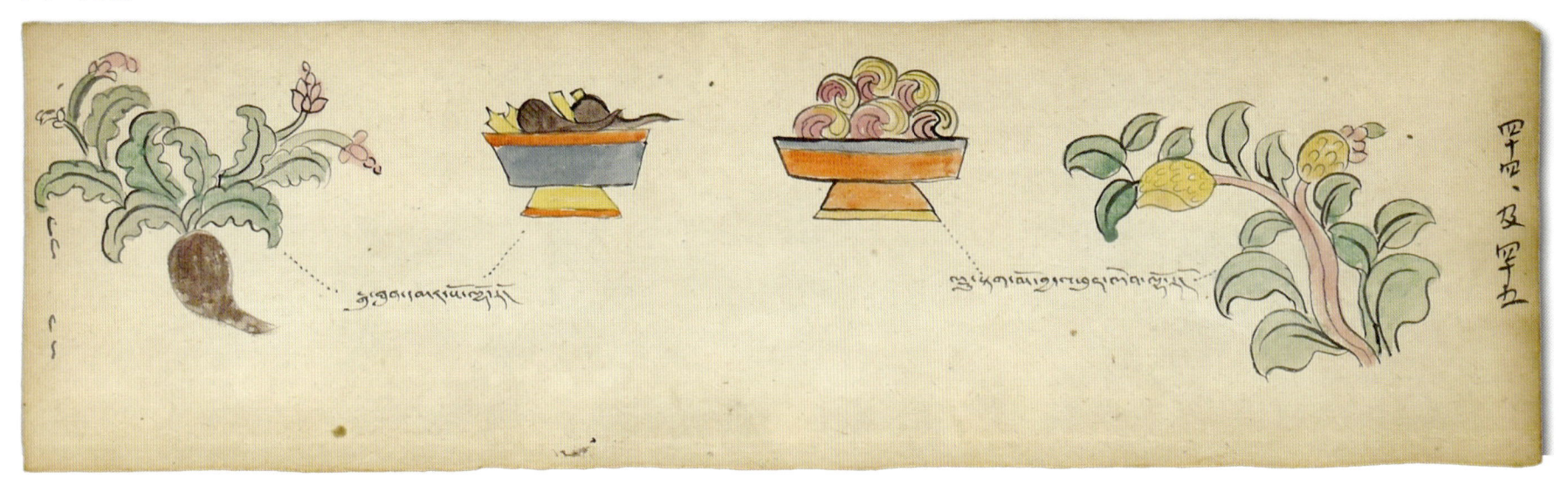

44・45b

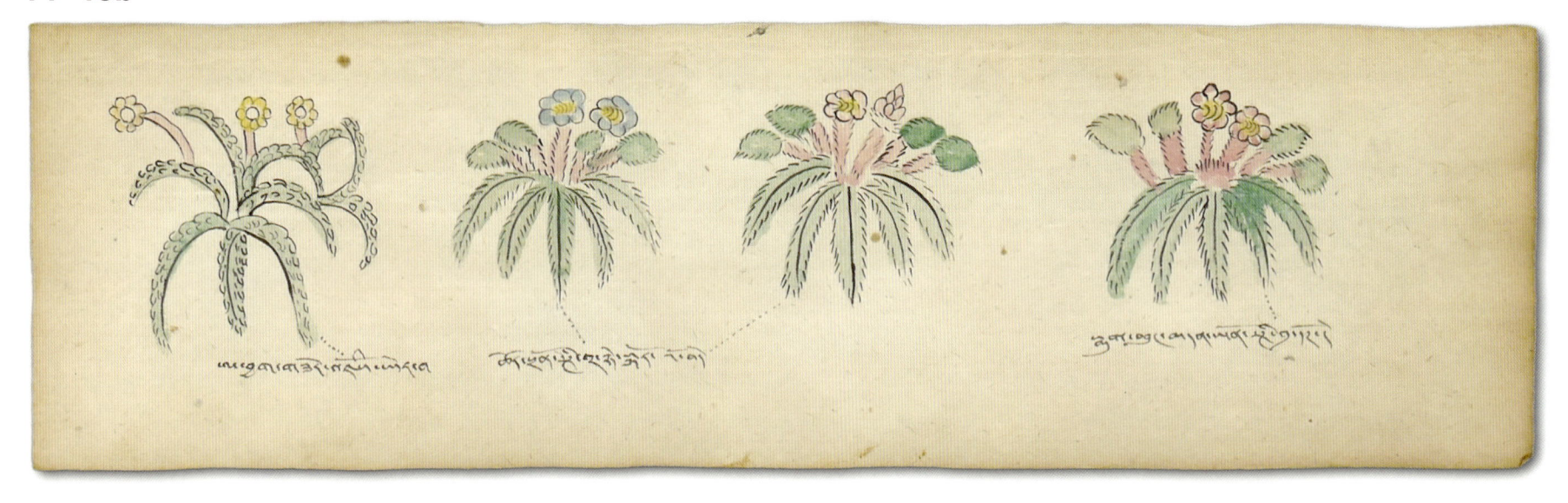

46a

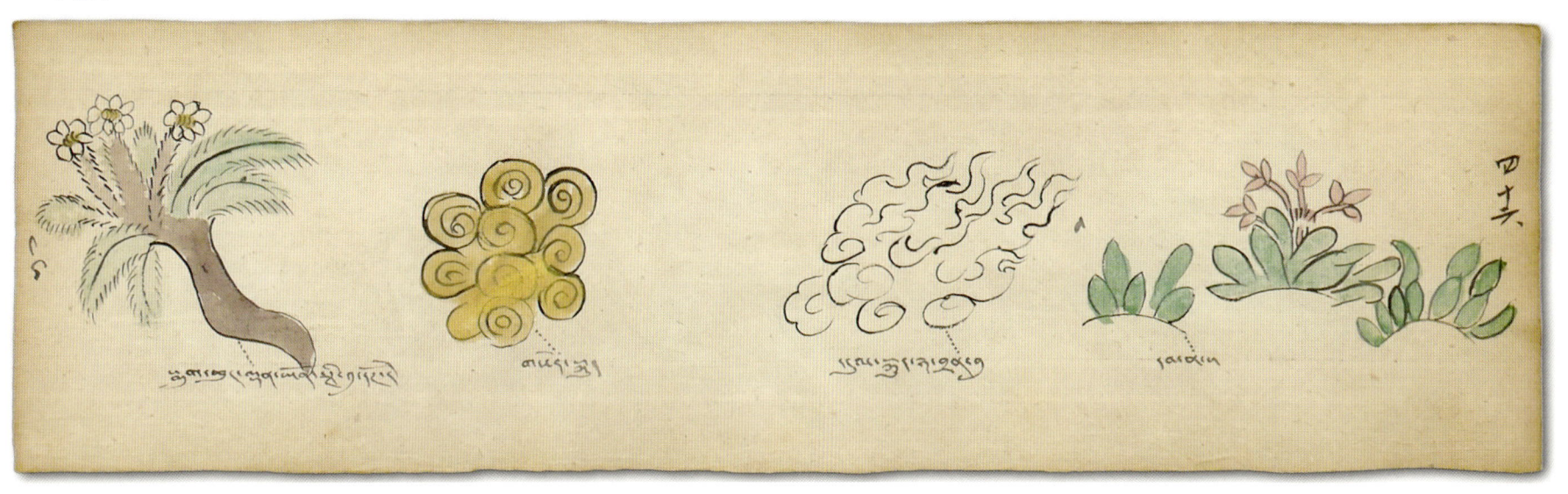

46b

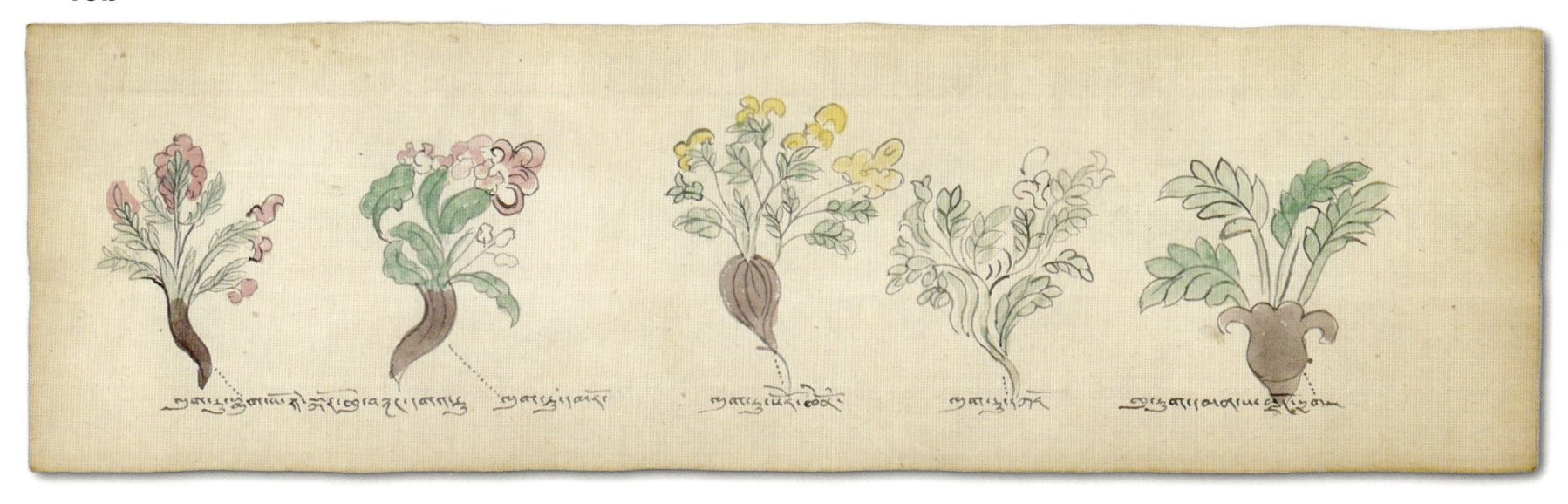

47a

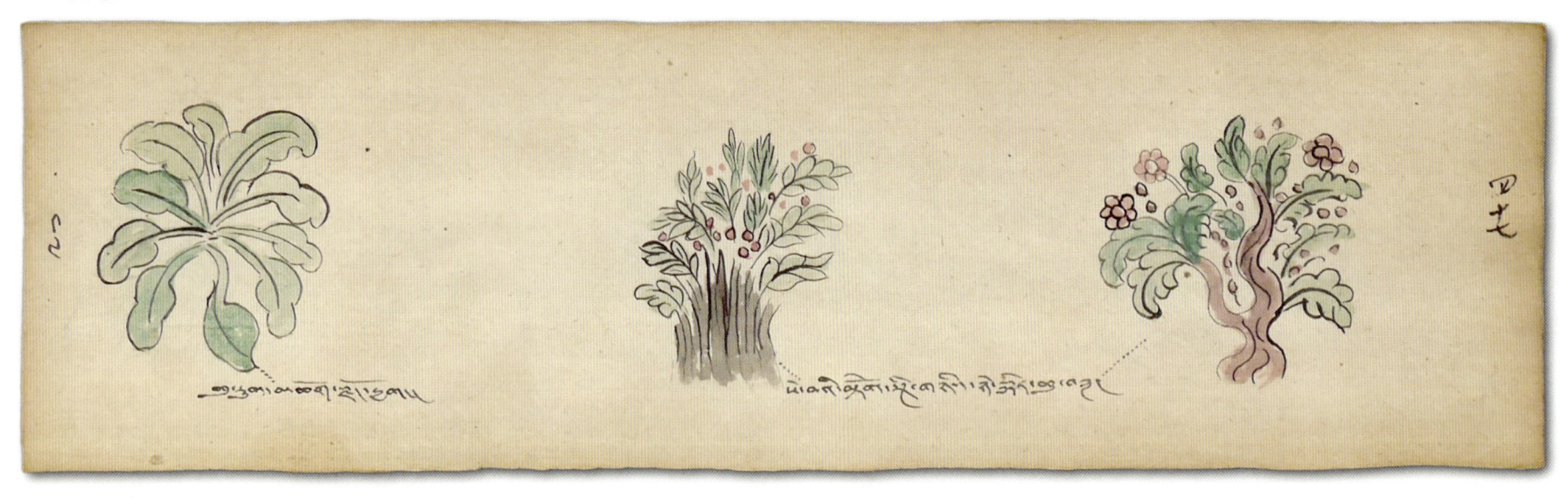

ཕྱུགས་ཀྱི་ལ་ཕུག་ཟེར་ཀ་དཀར།   ཡ་ཀི་ཤིང་ཀུན་གྱི་ལོ་མ་ནི་གྲི་ལྟ་བུ་ཡིན།   四七

47b

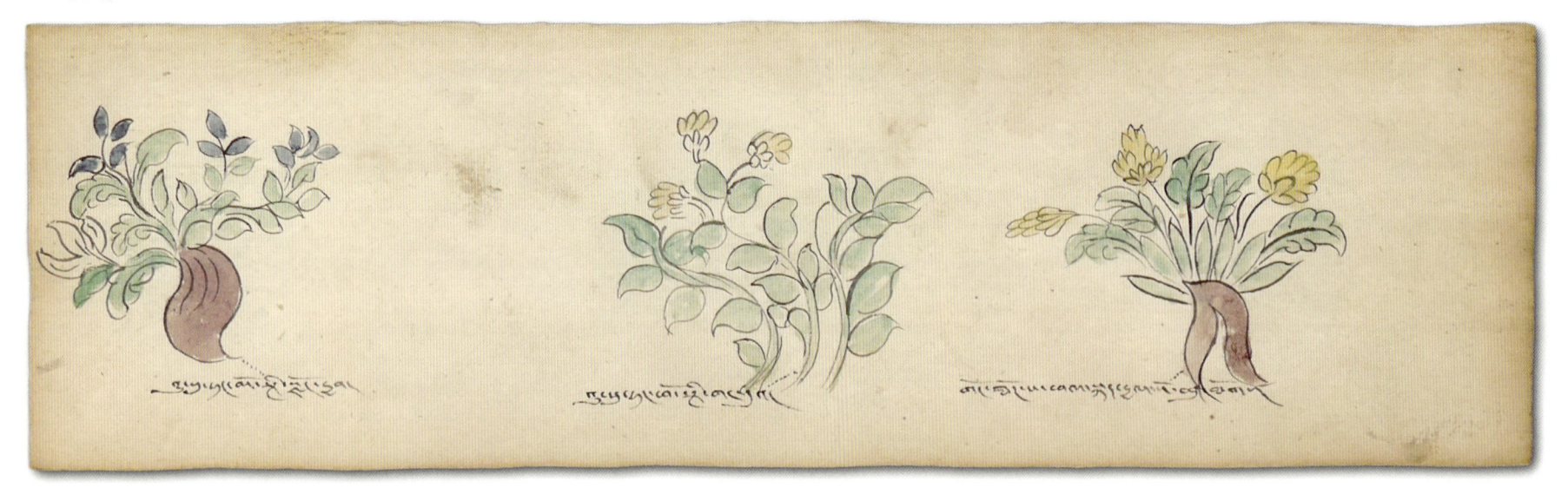

ལྕུག་པ་ཁ་དོག་སྔོ་ནག   ལྕུག་པ་ཁ་དོག་སྔོ་ལྗང་།   ག་དུར་ས་ཁམ་གྱི་བྱེ་བྲག་བྱ་ལུ་དོག

48a

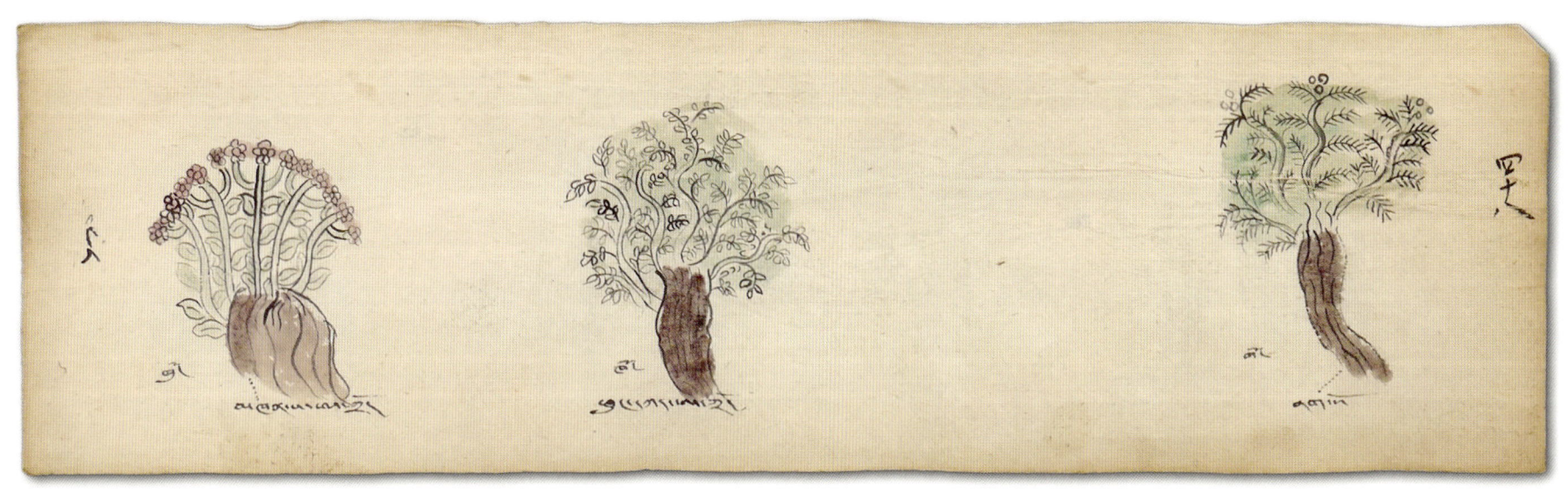

48b

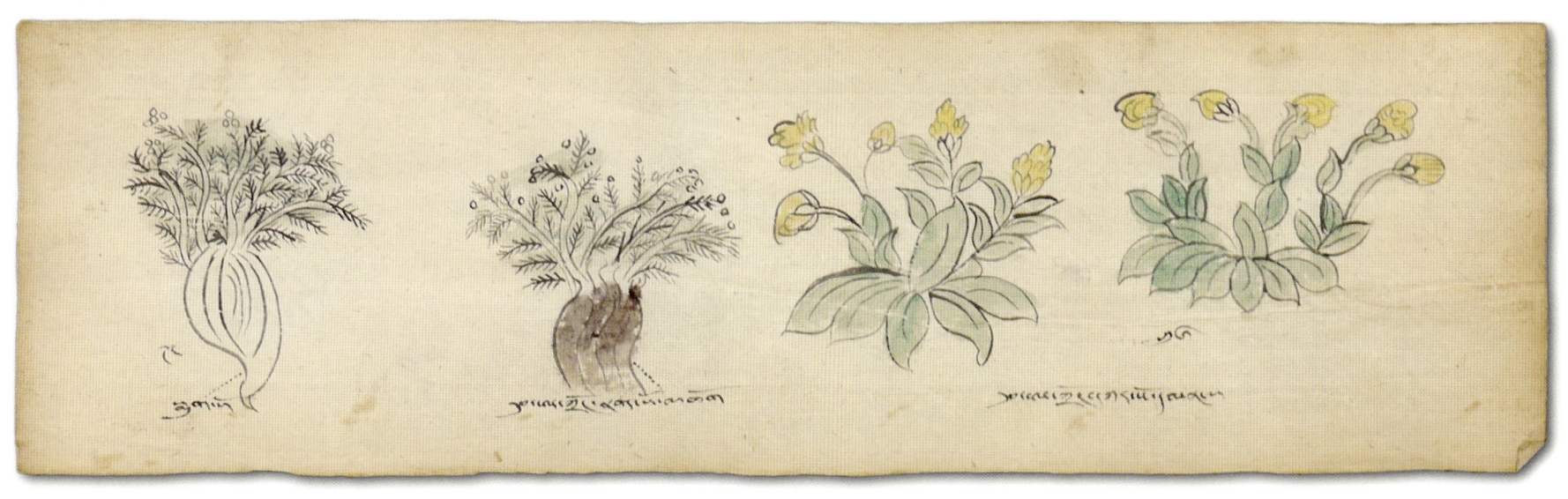

49a

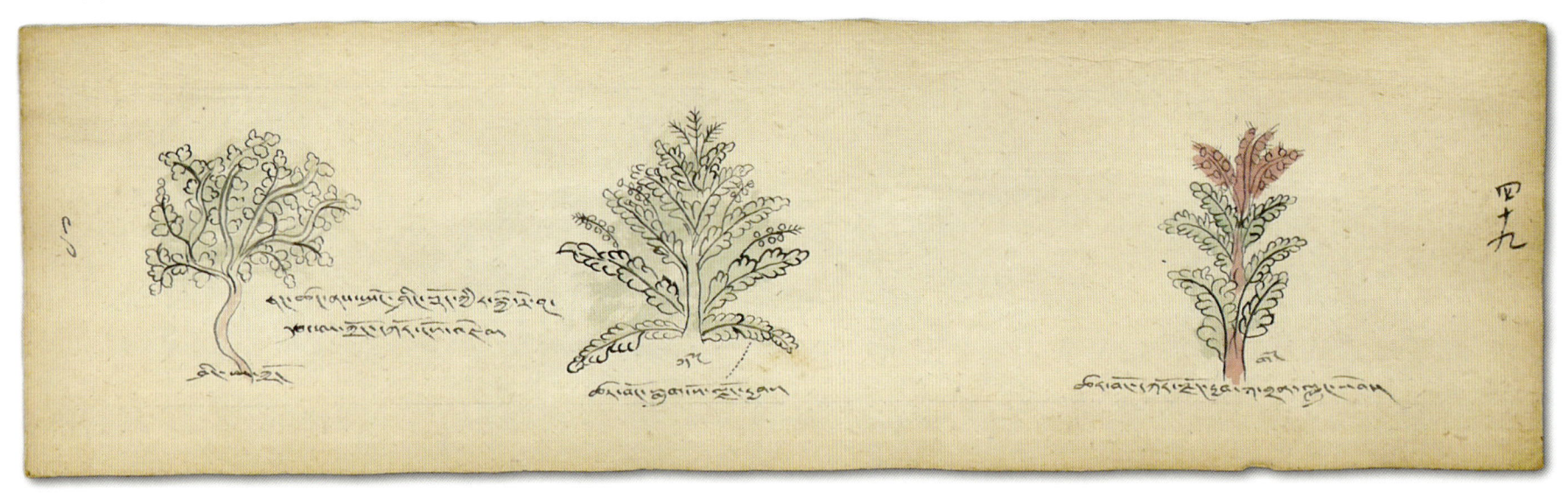

49b

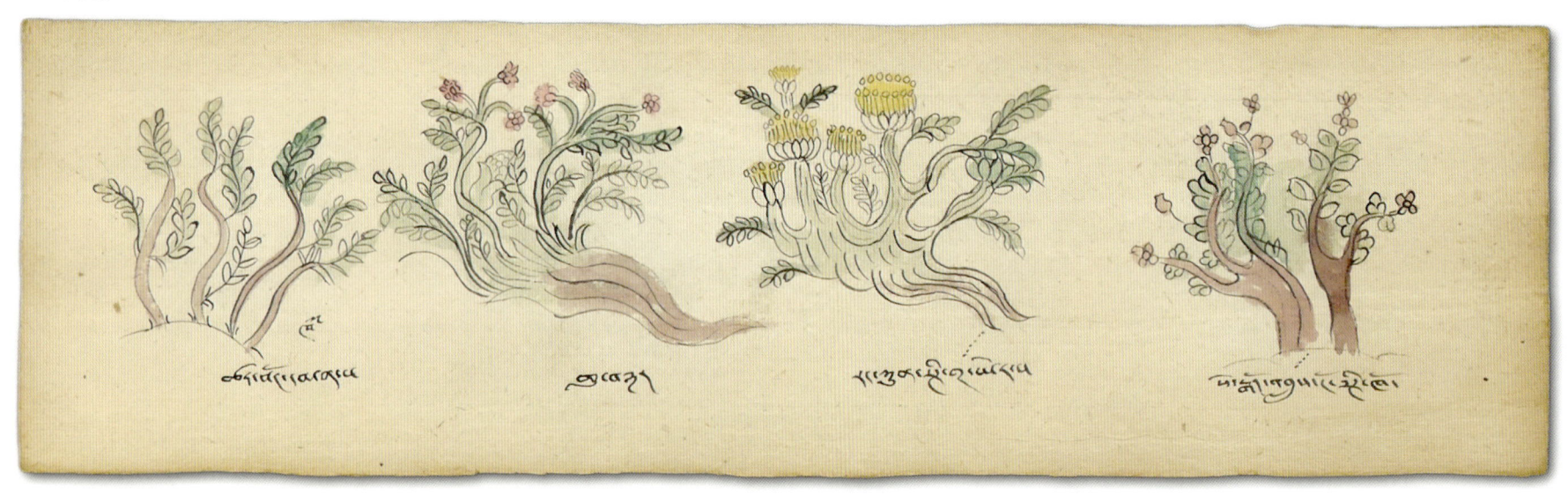

50a

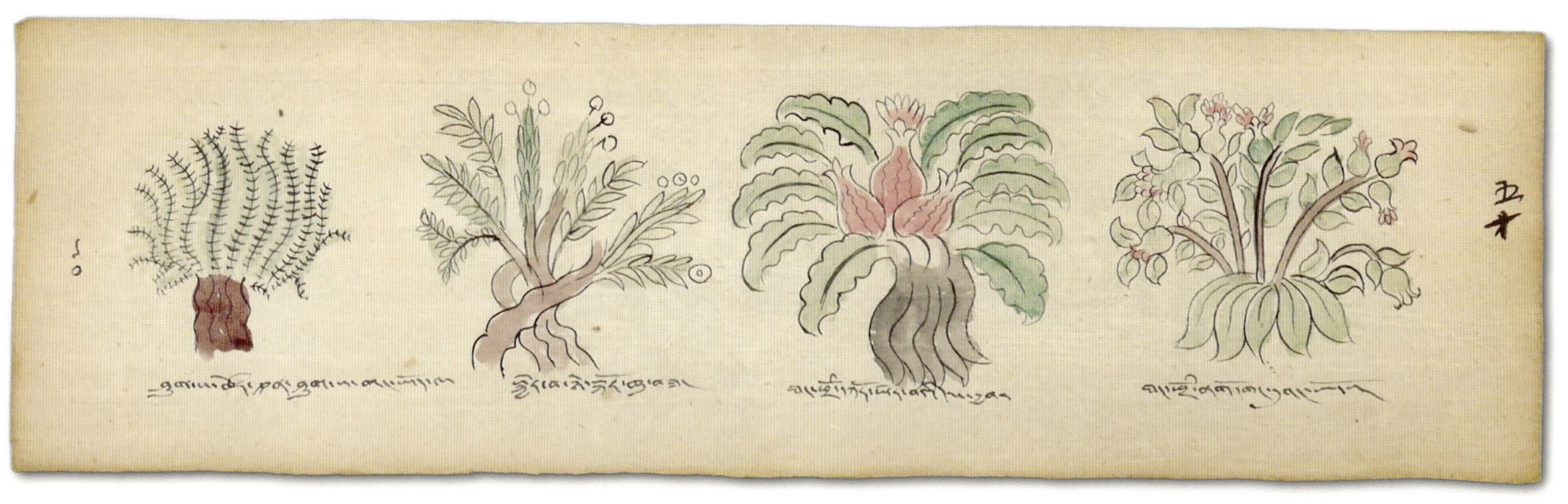

50b

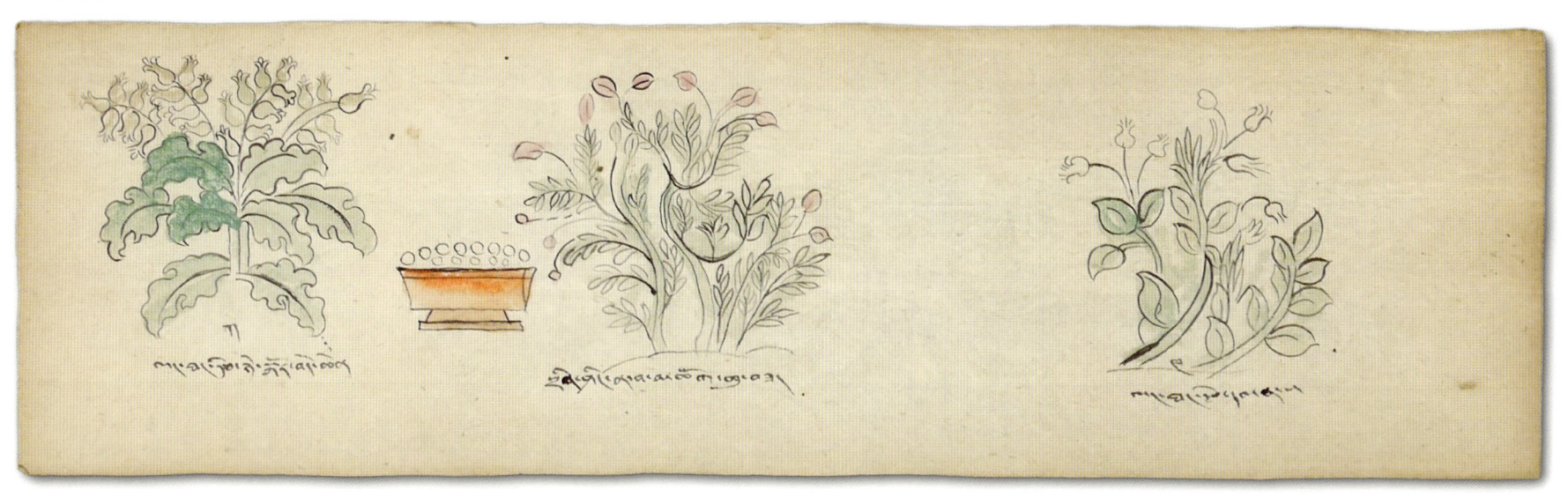

51a

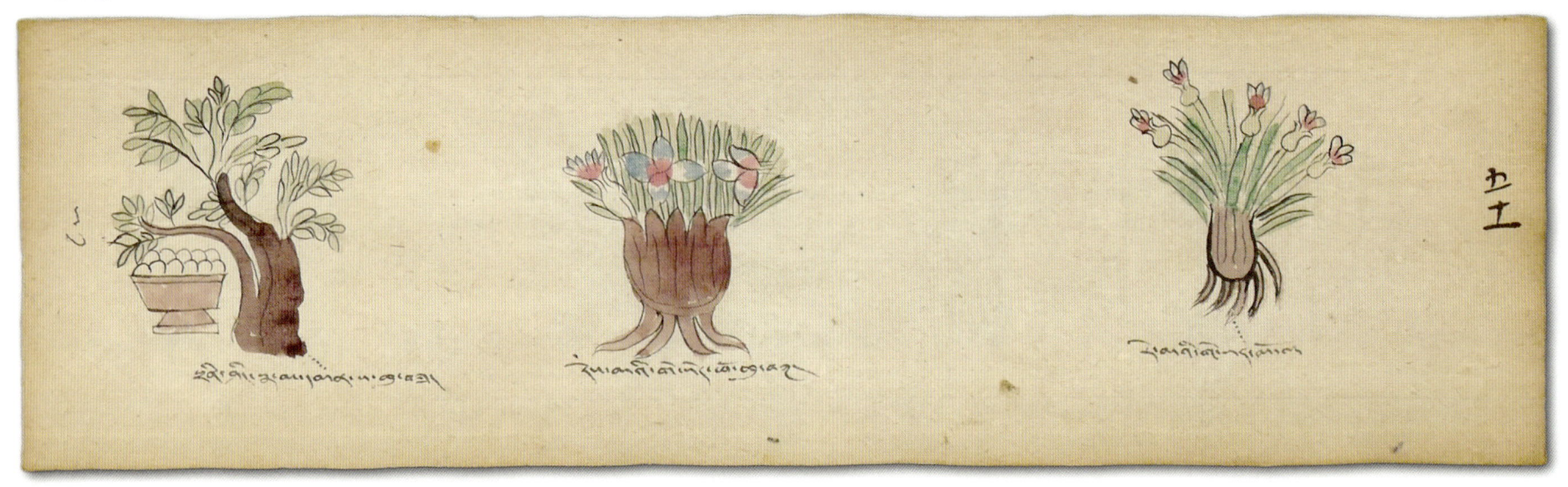

51b

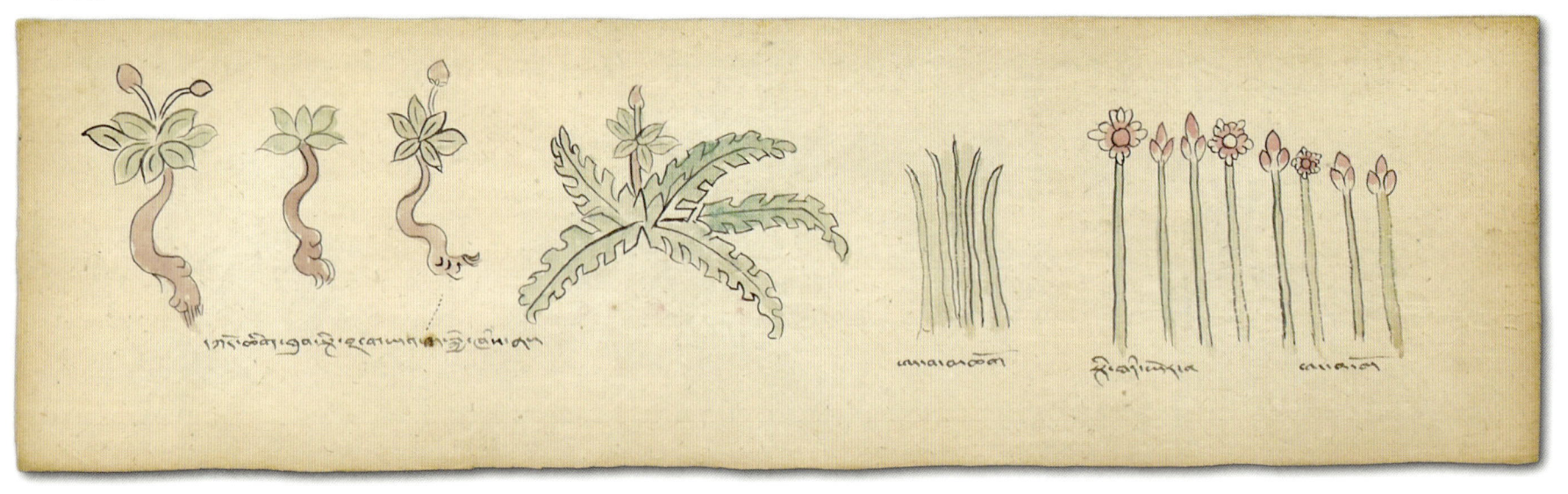

52a

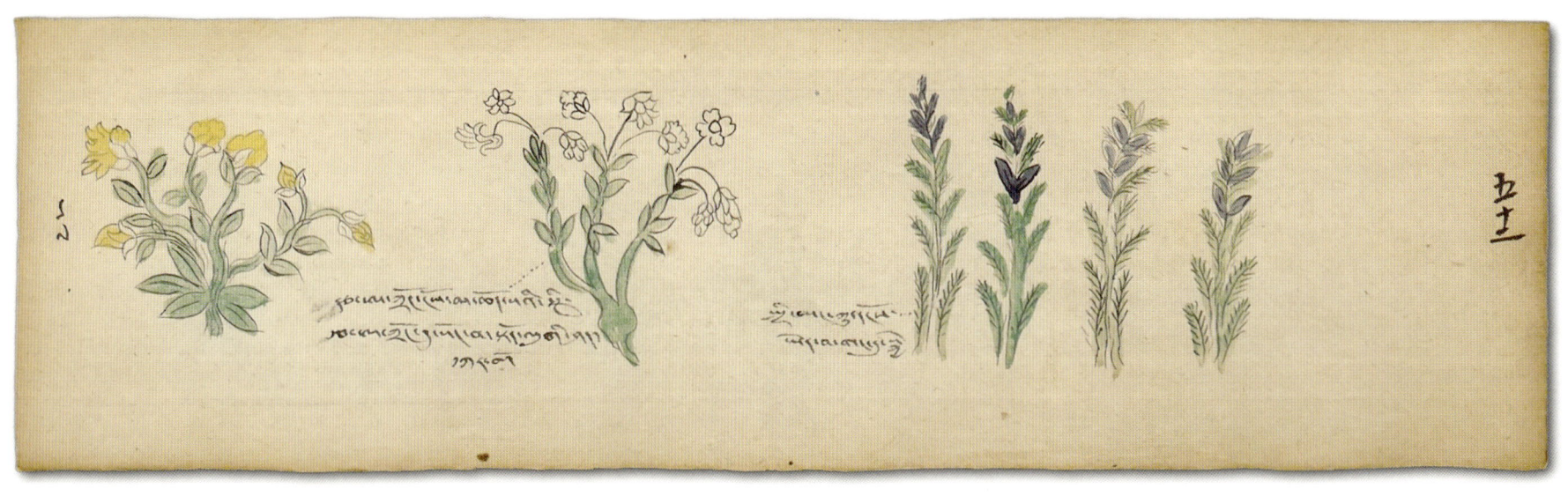

52b

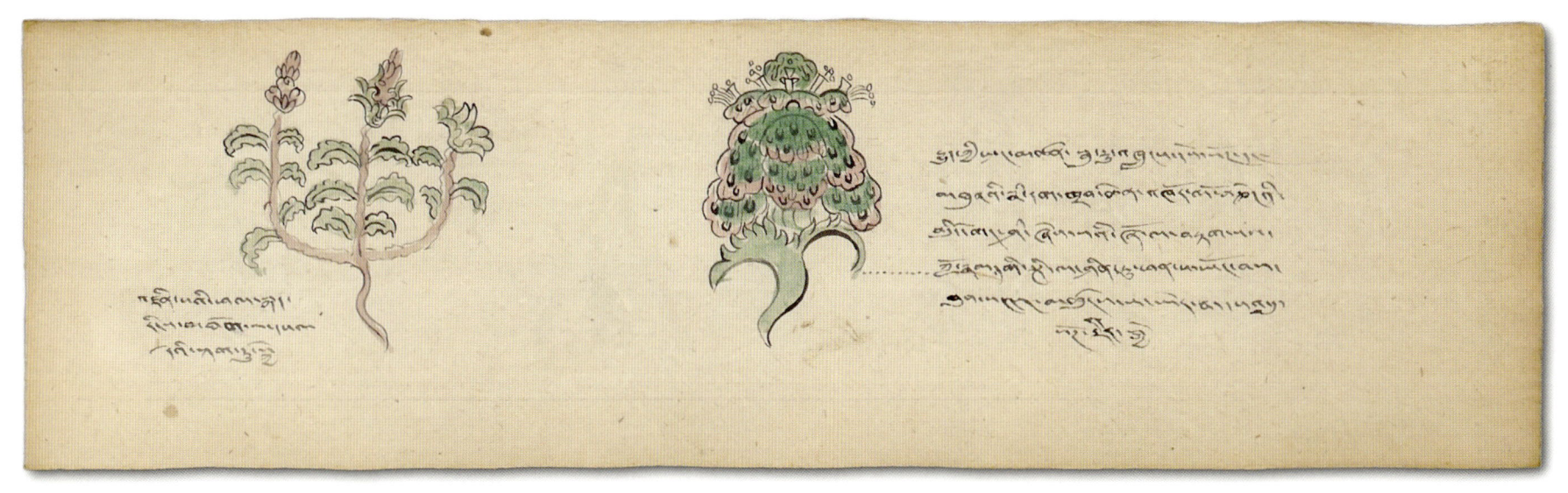

53a

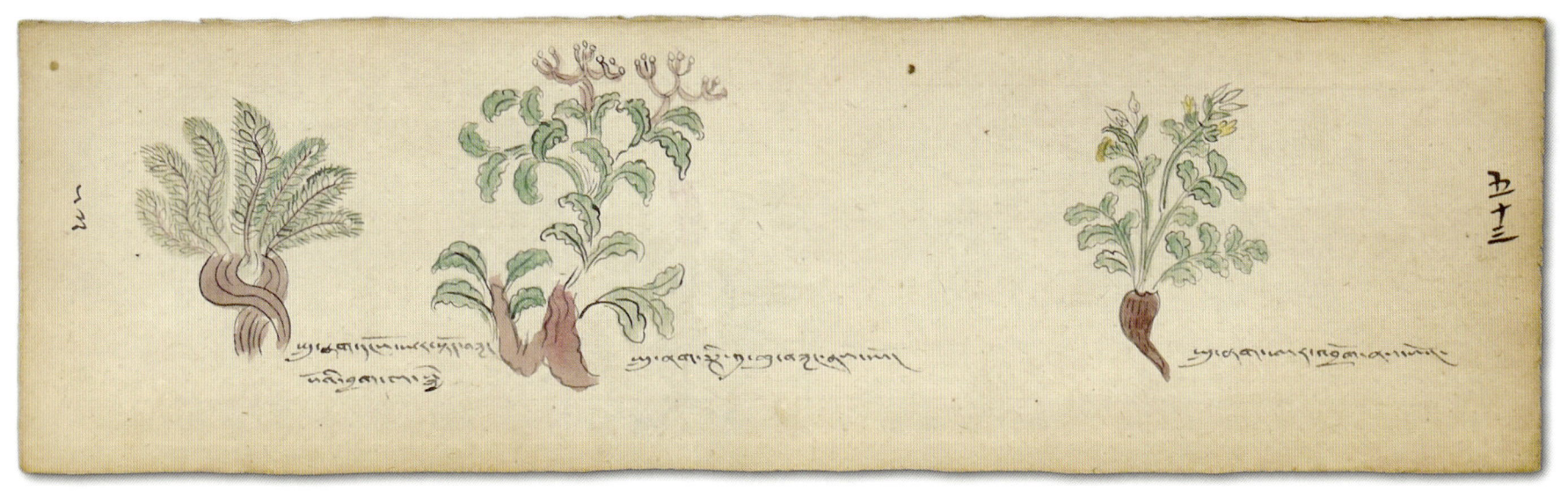

53b

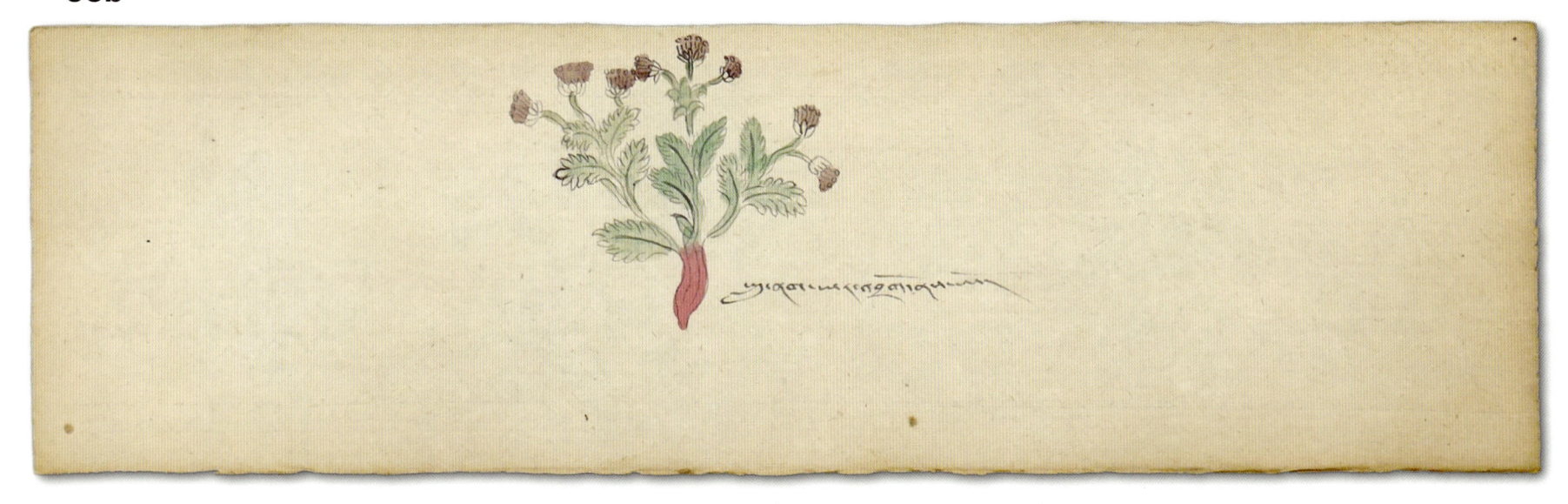

54a

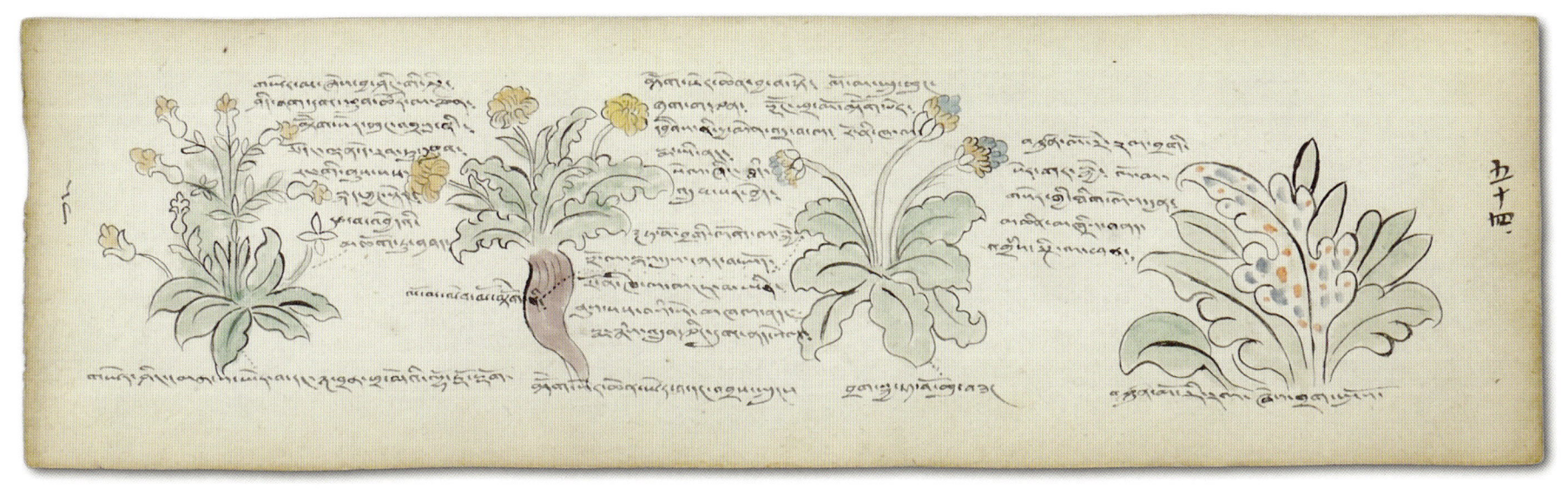

54b

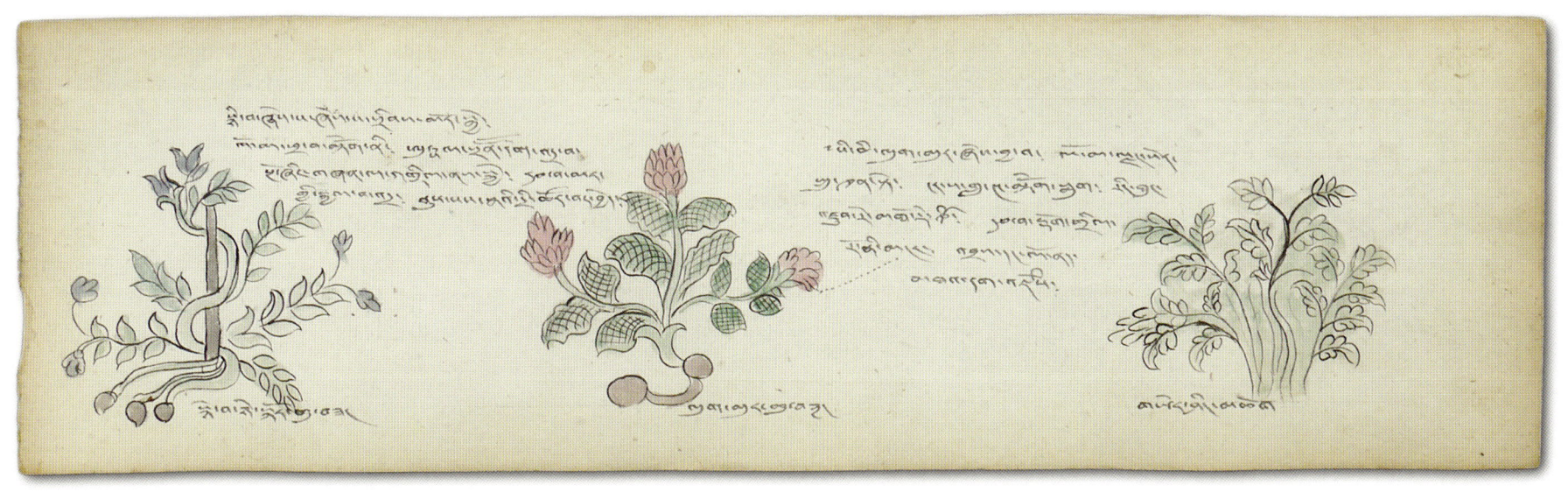

55a

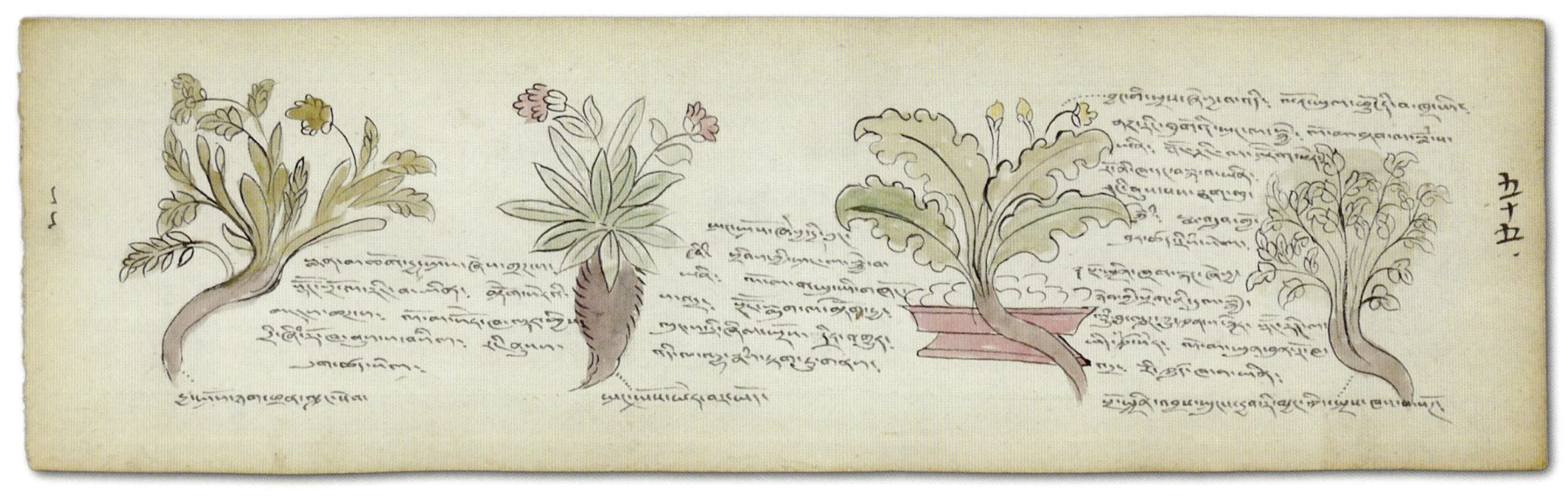

55b

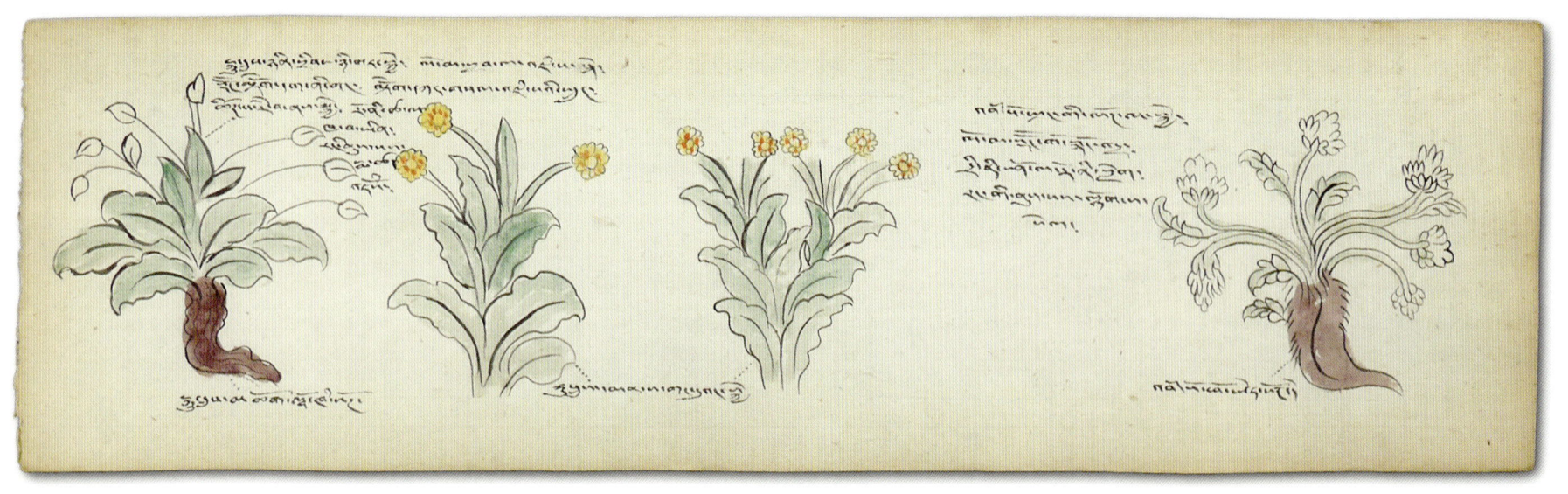

56a

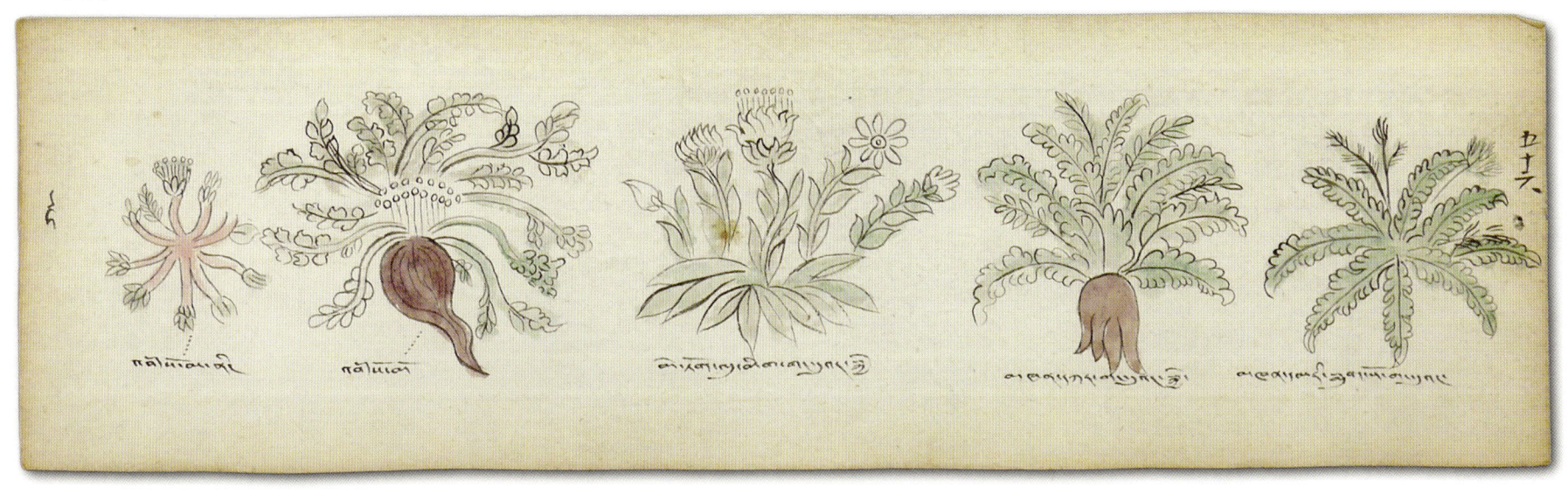

56b

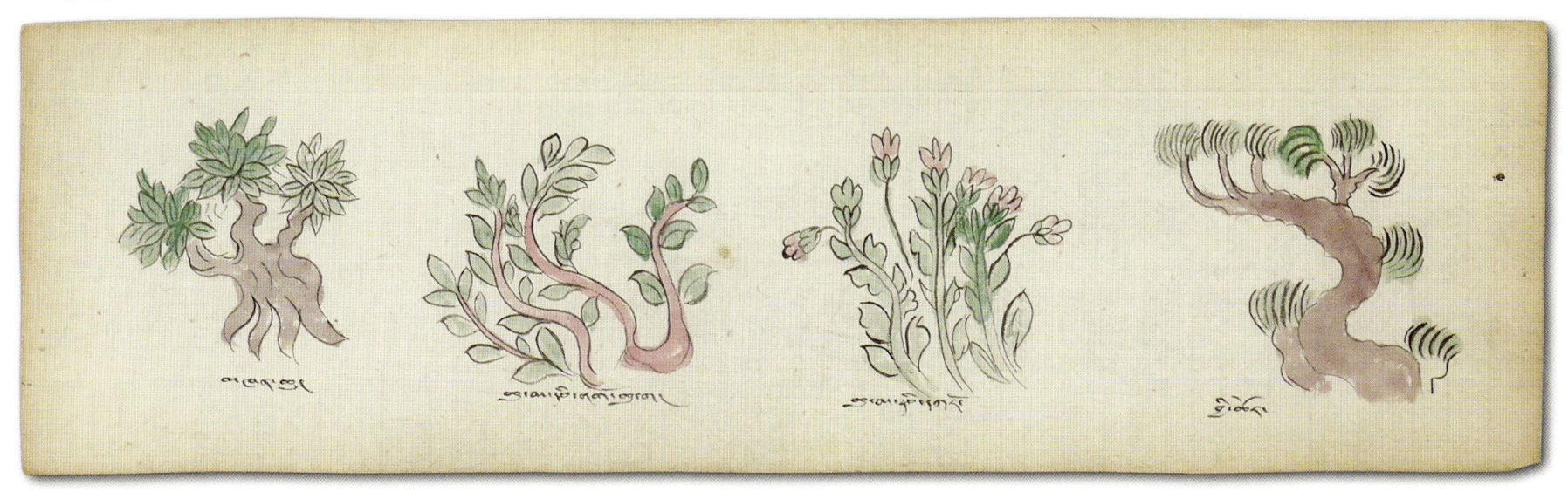

57a

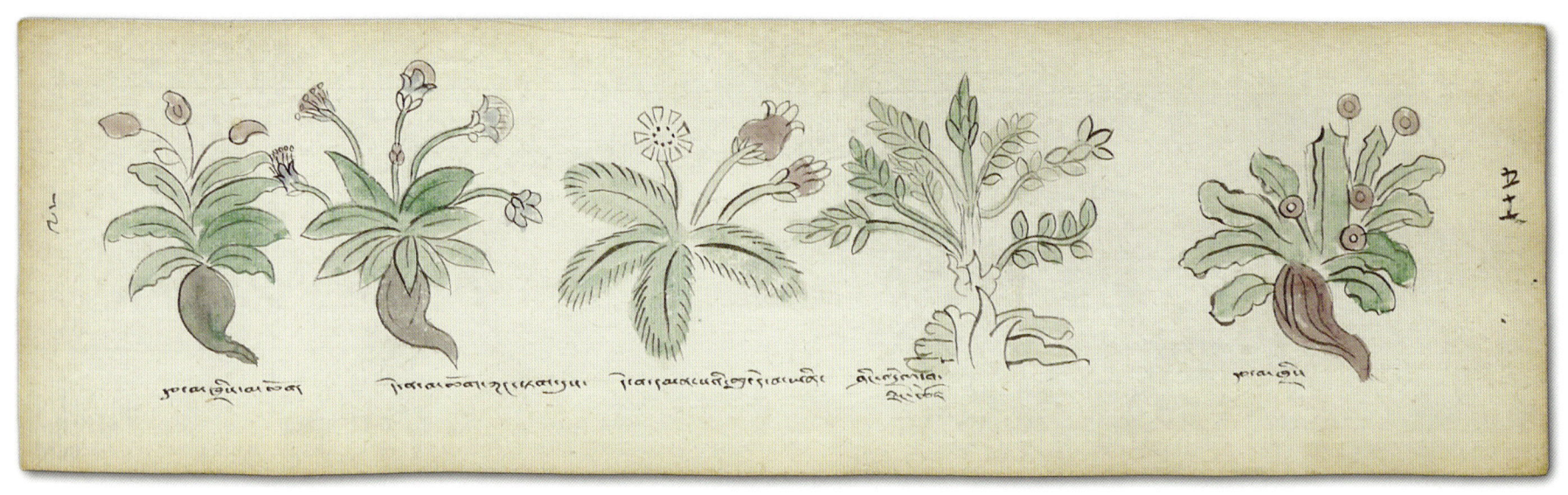

57b

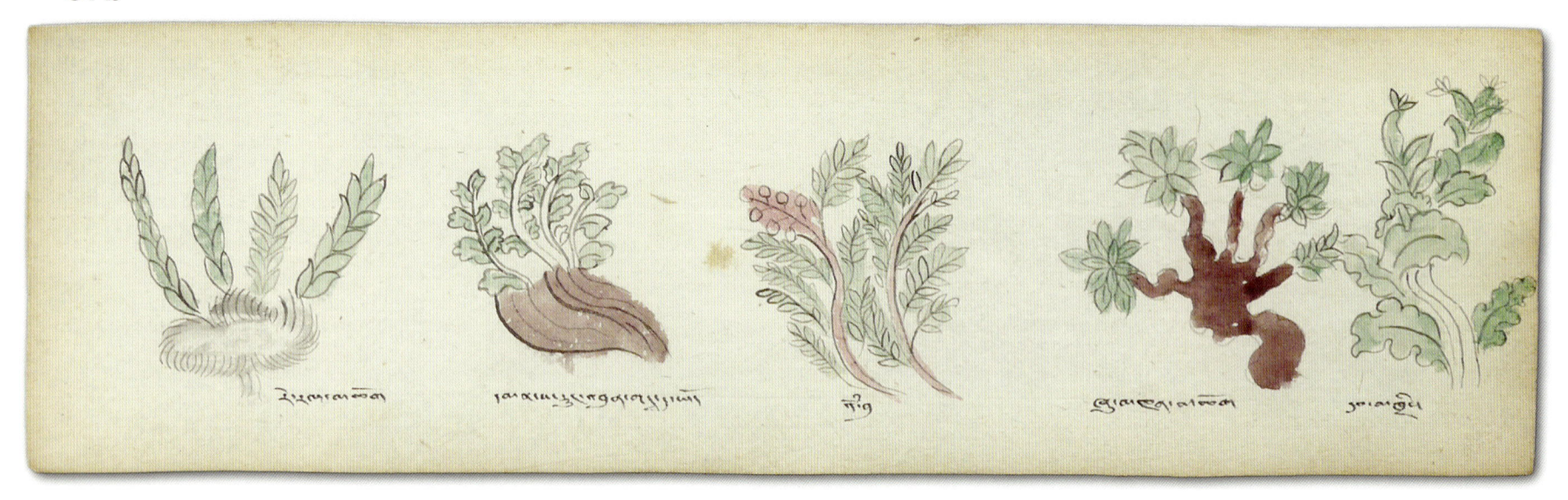

58a

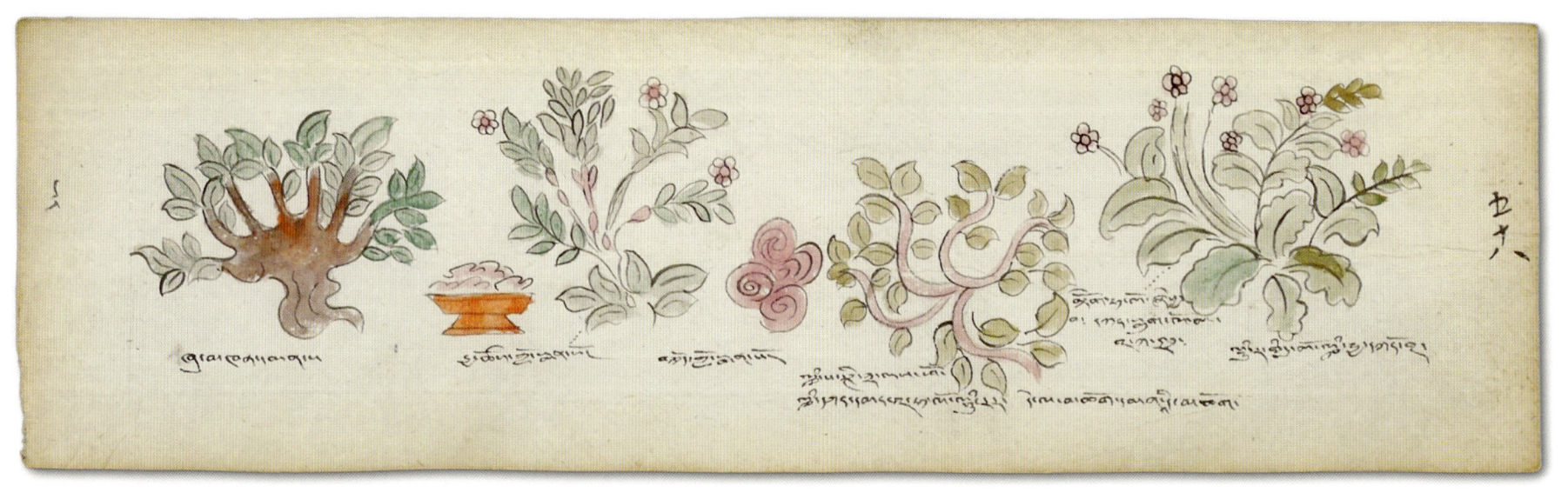

58b

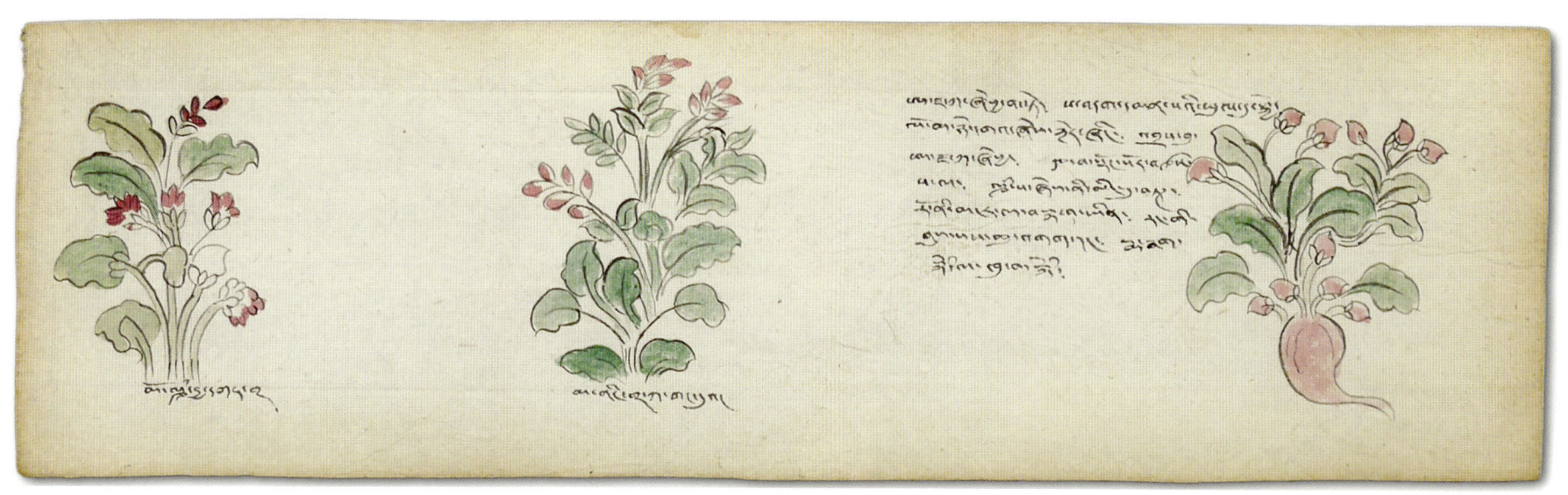

59a

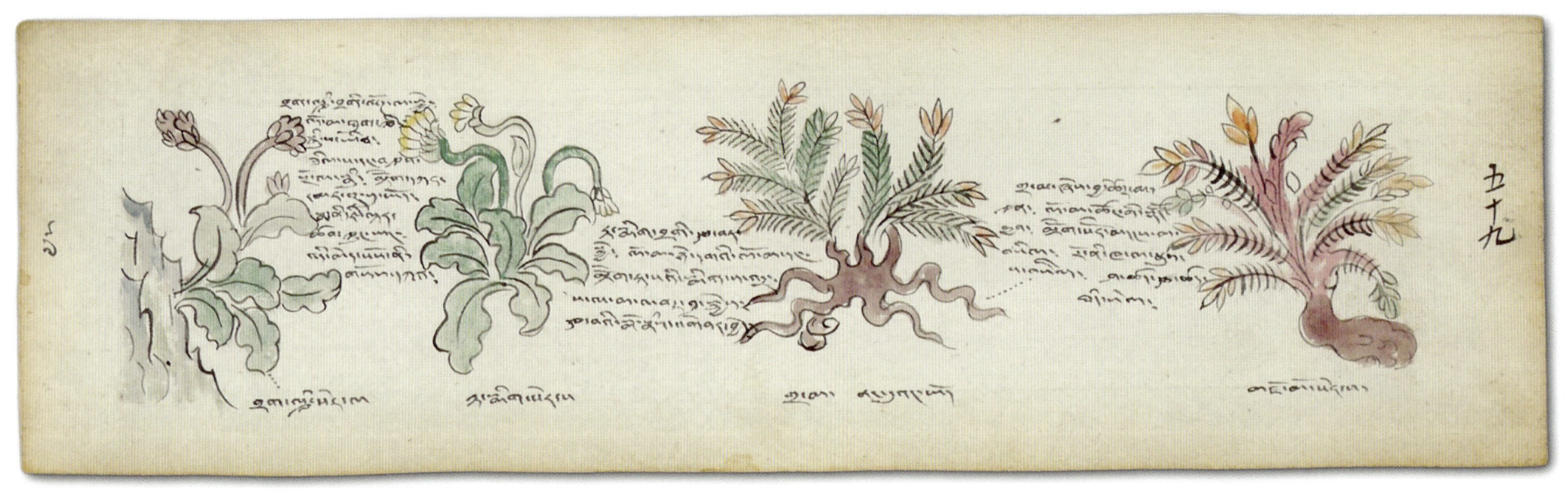

59b

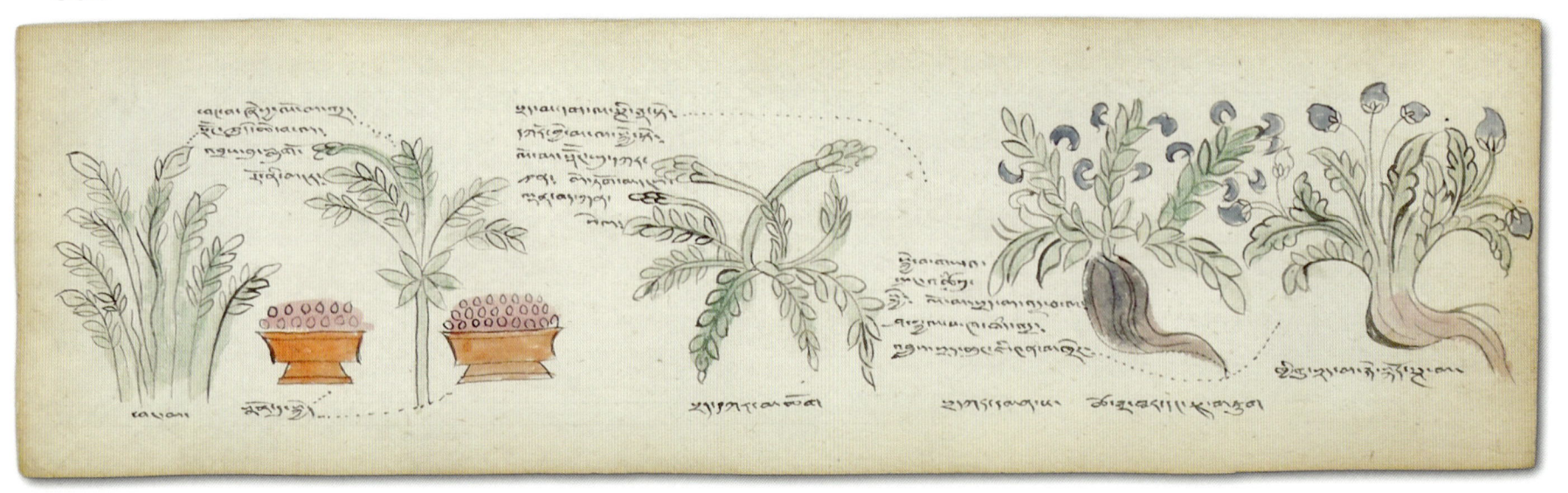

60a

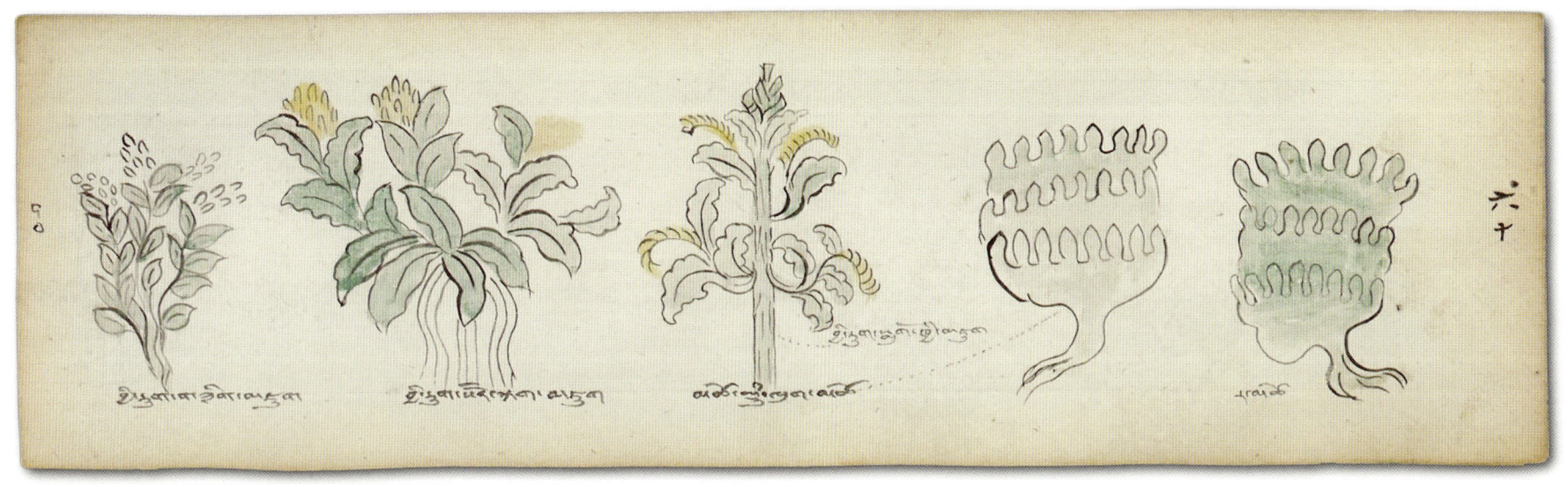

60b

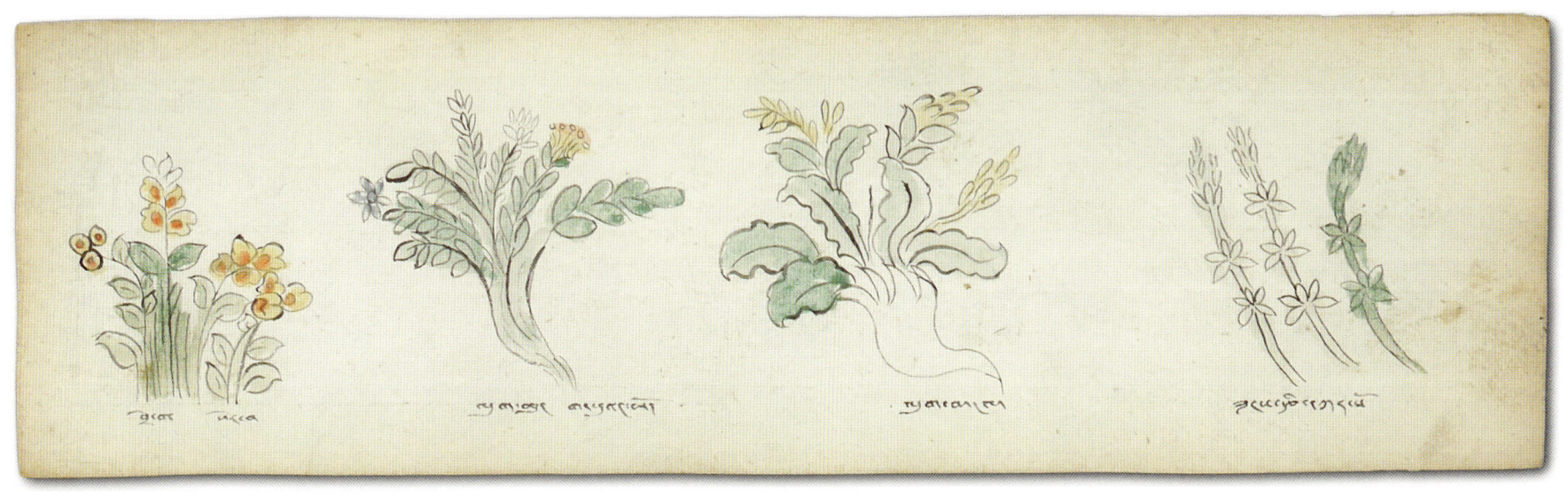

61a

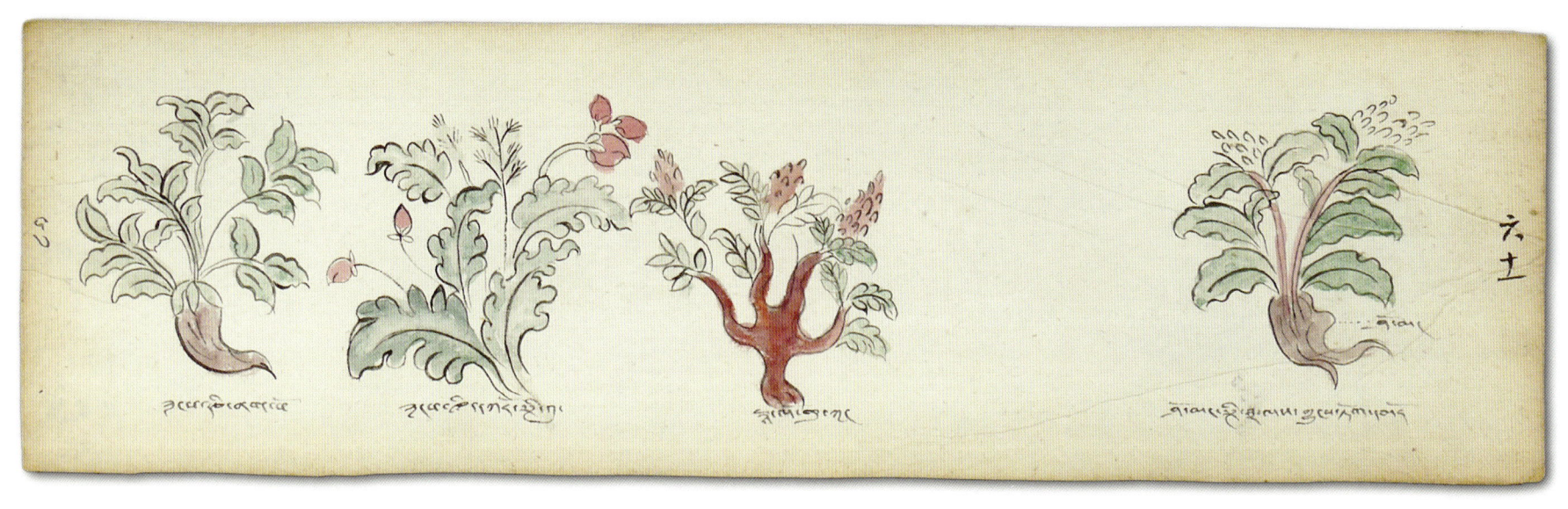

61b

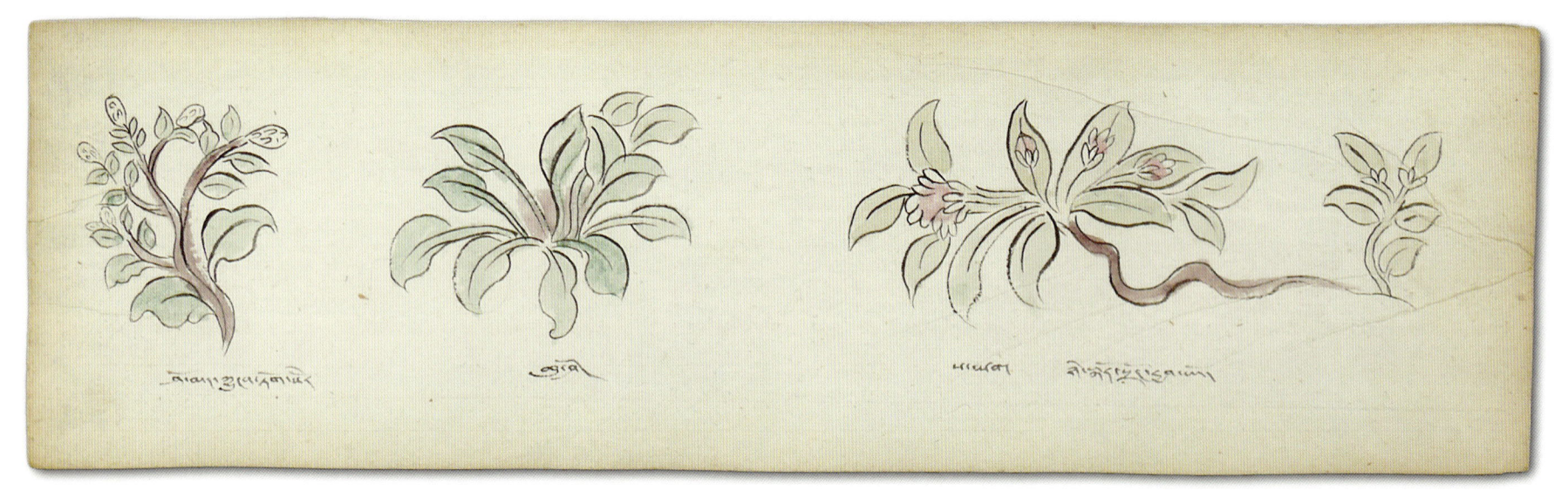

62a

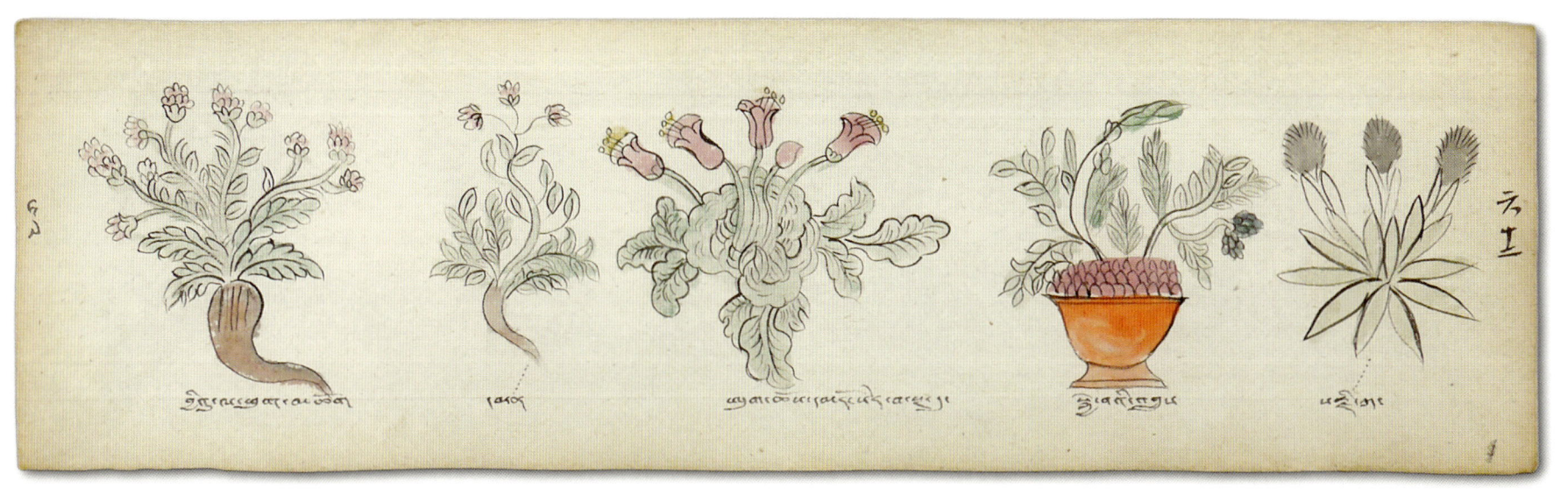

62b

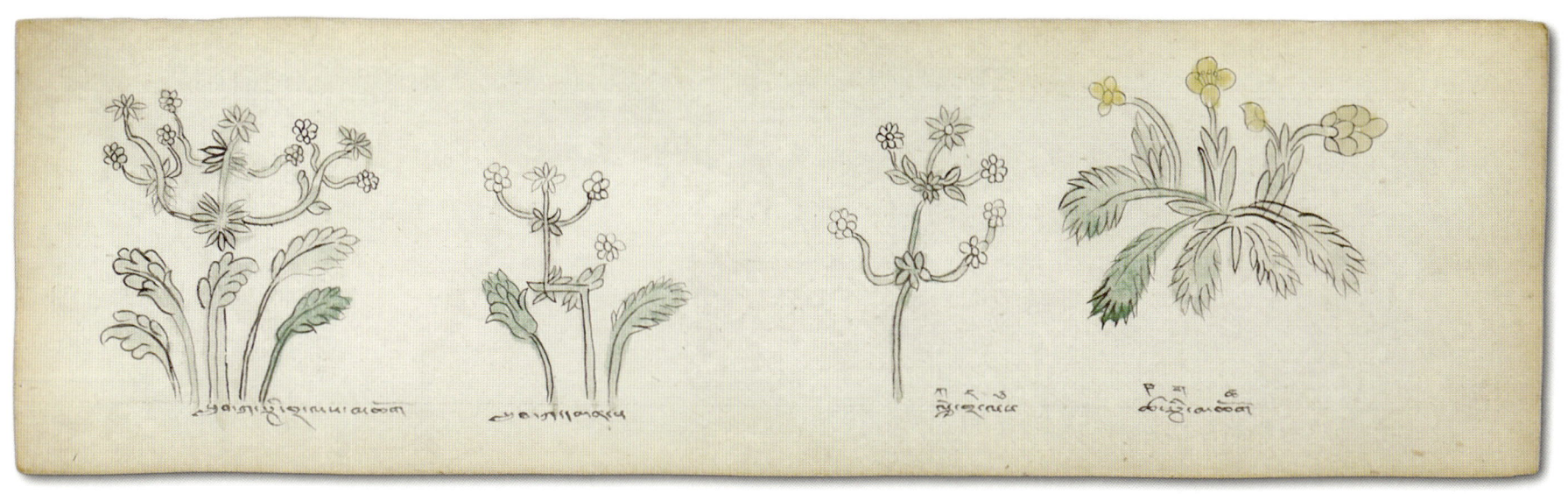

109

63a

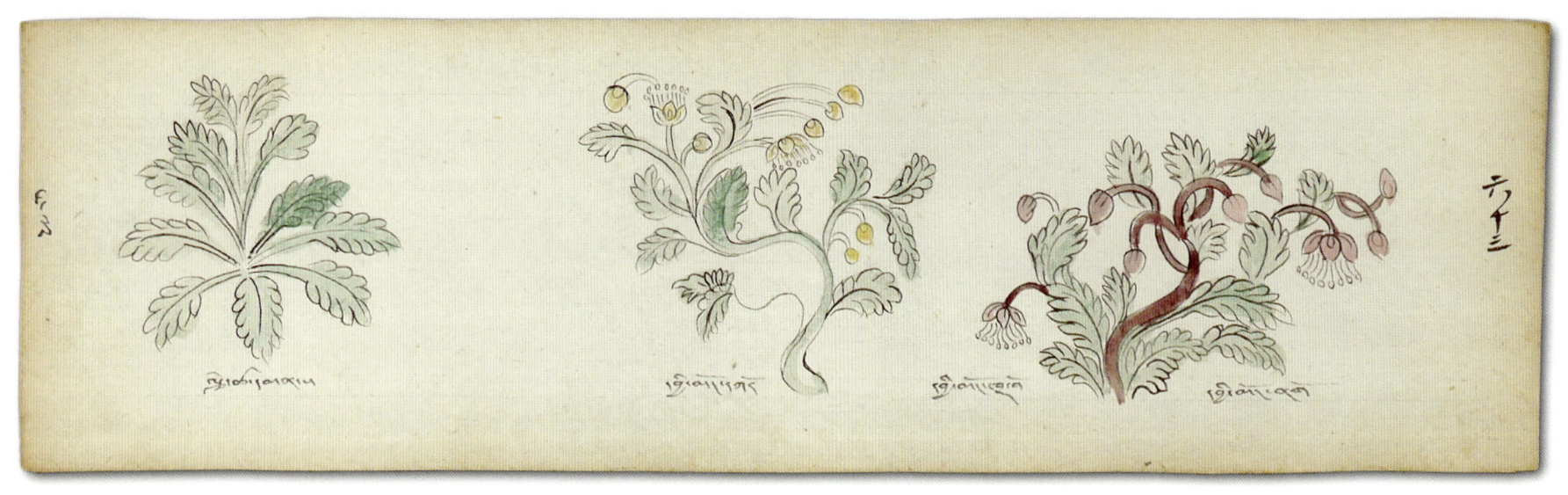

63b

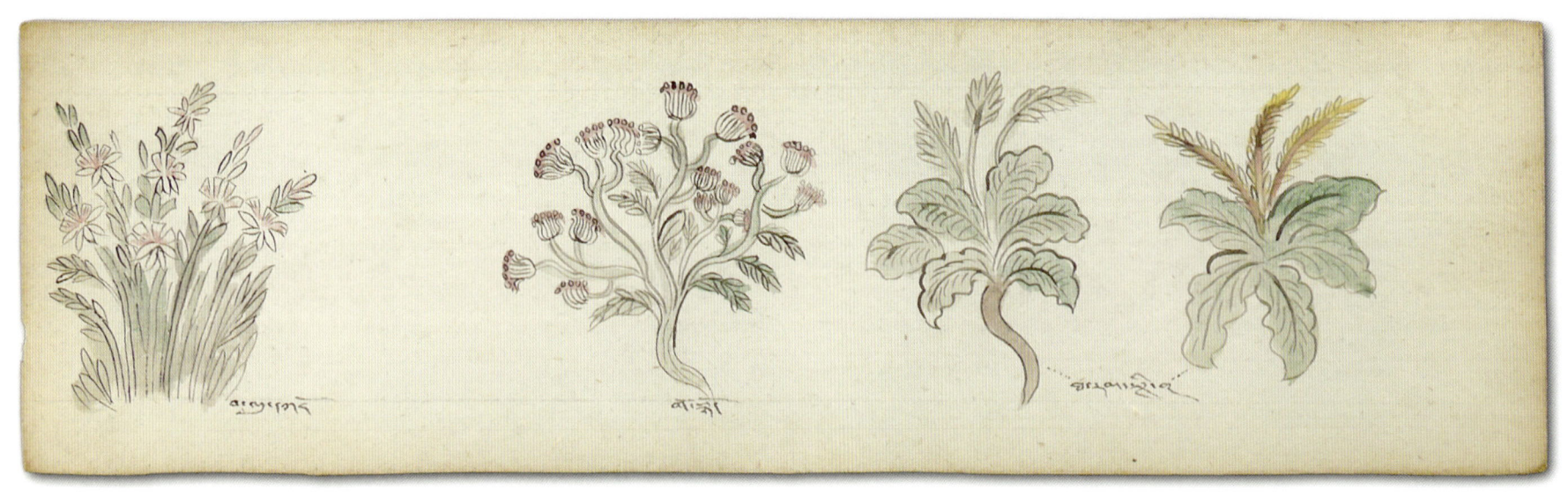

64a

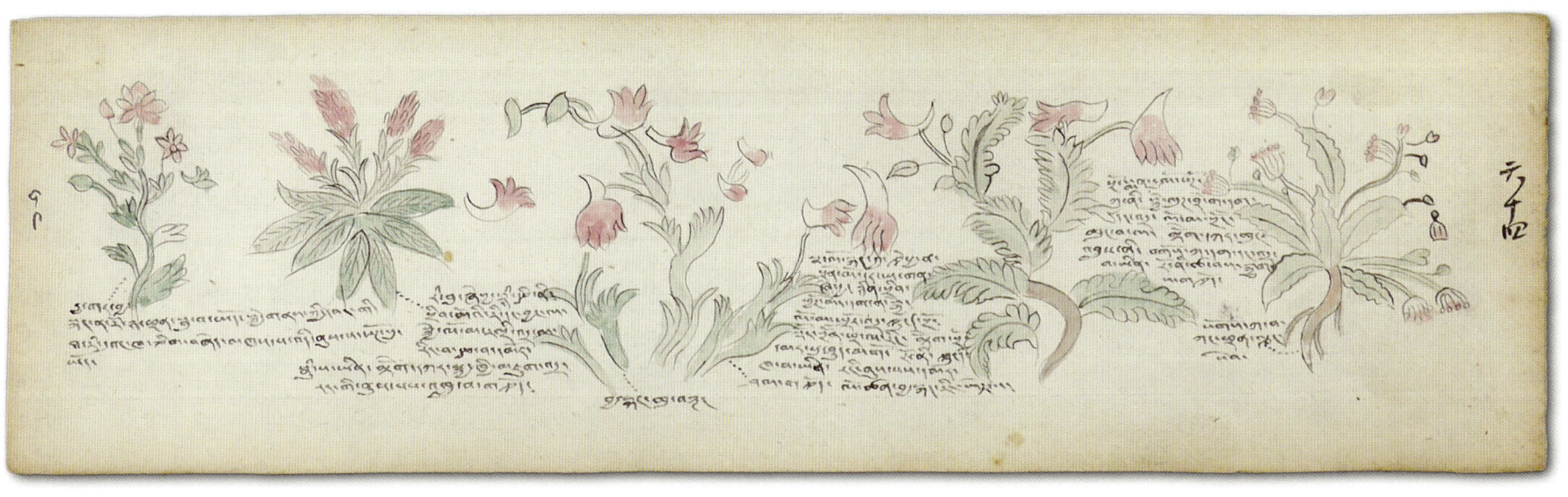

64b

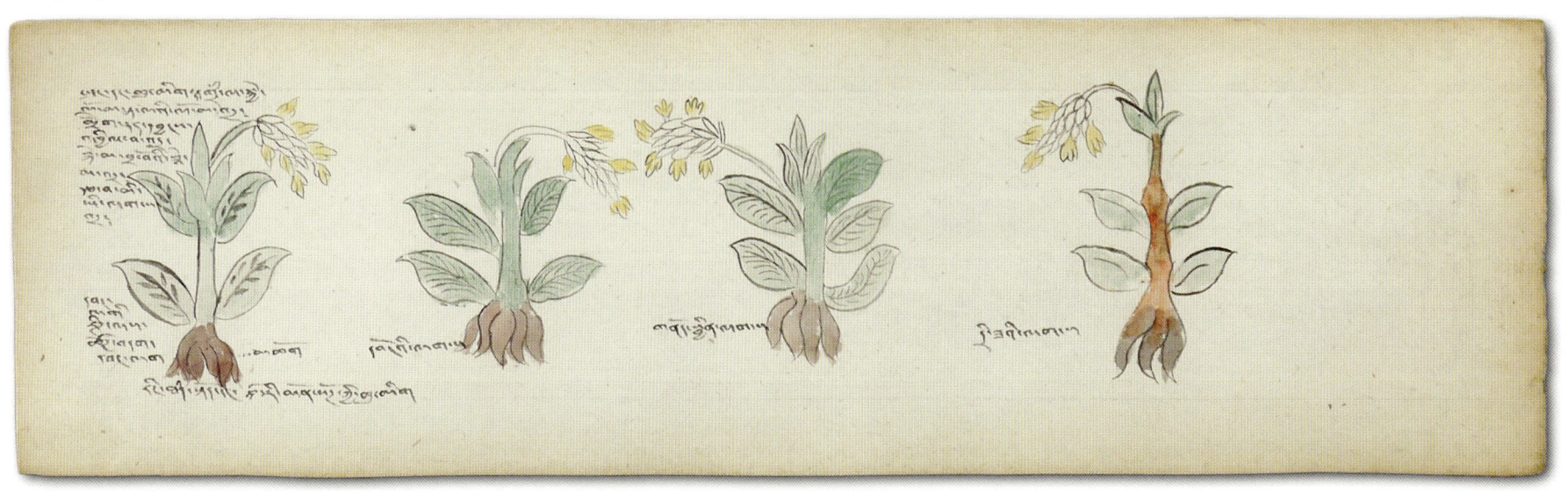

111

65a

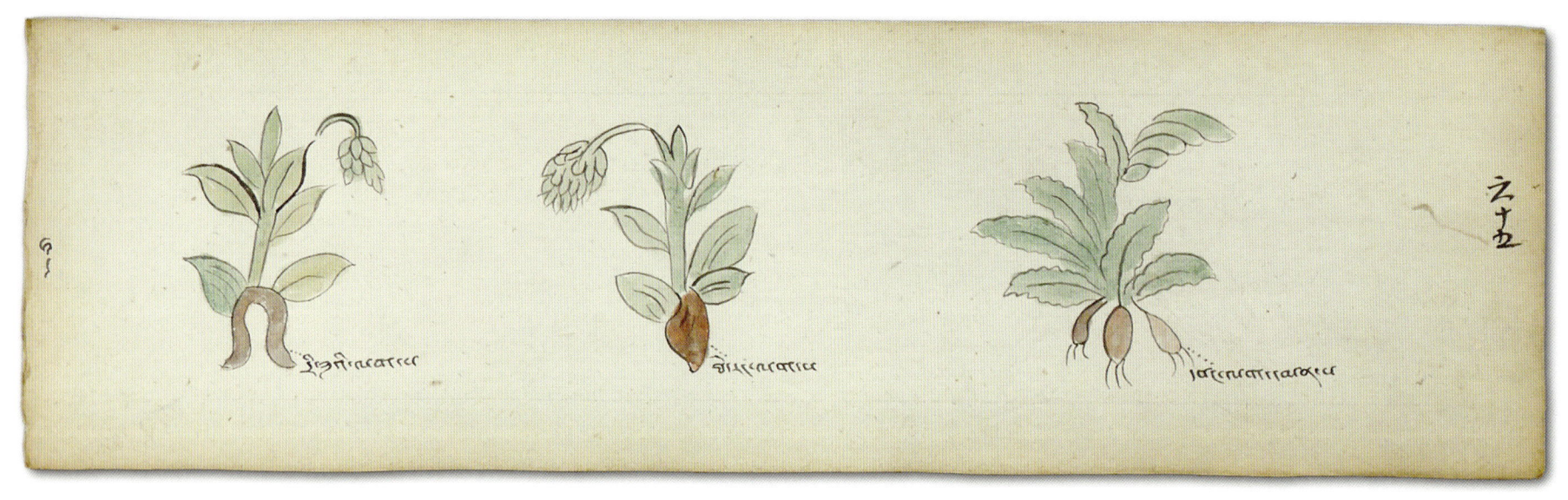

65b

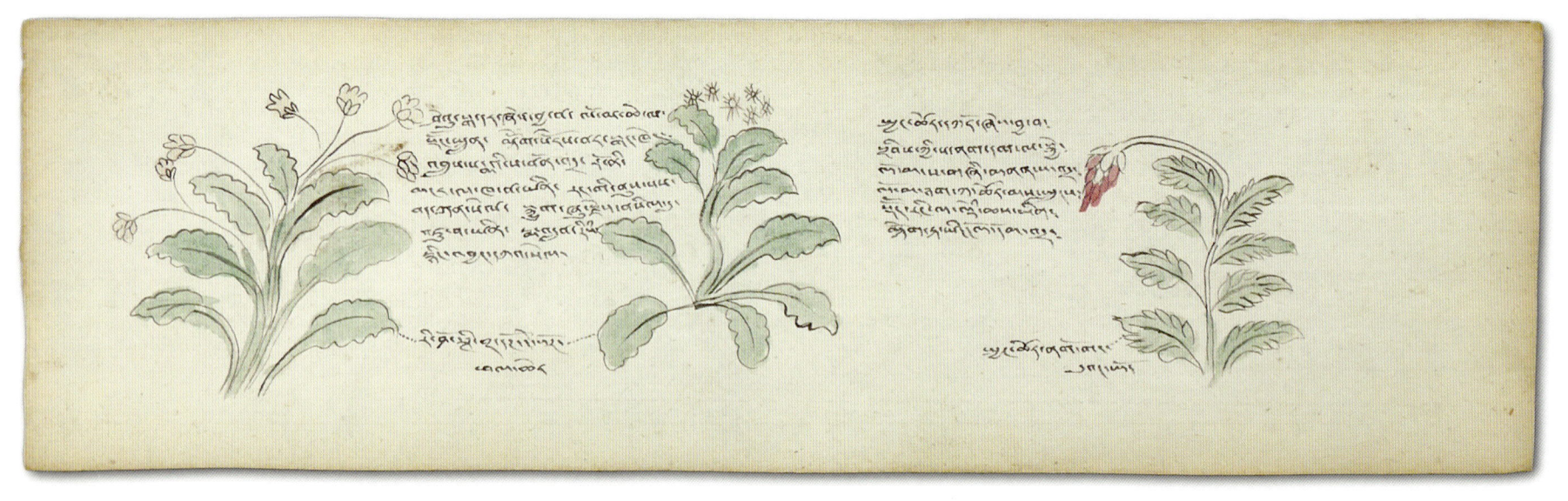

66a

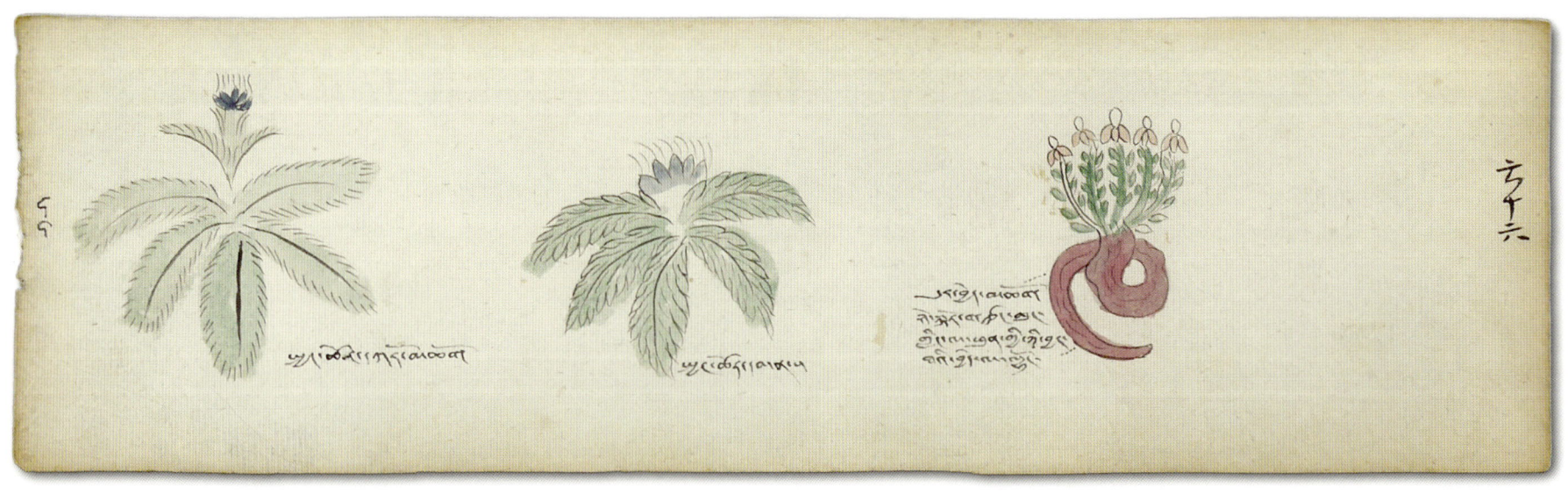

66b

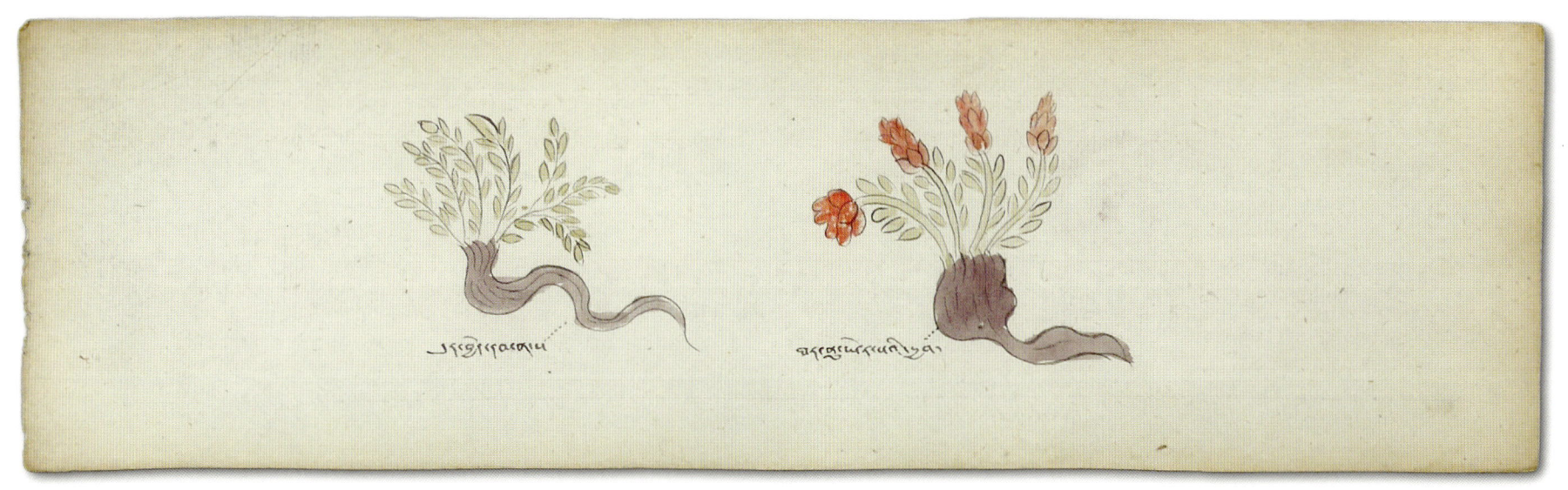

67a

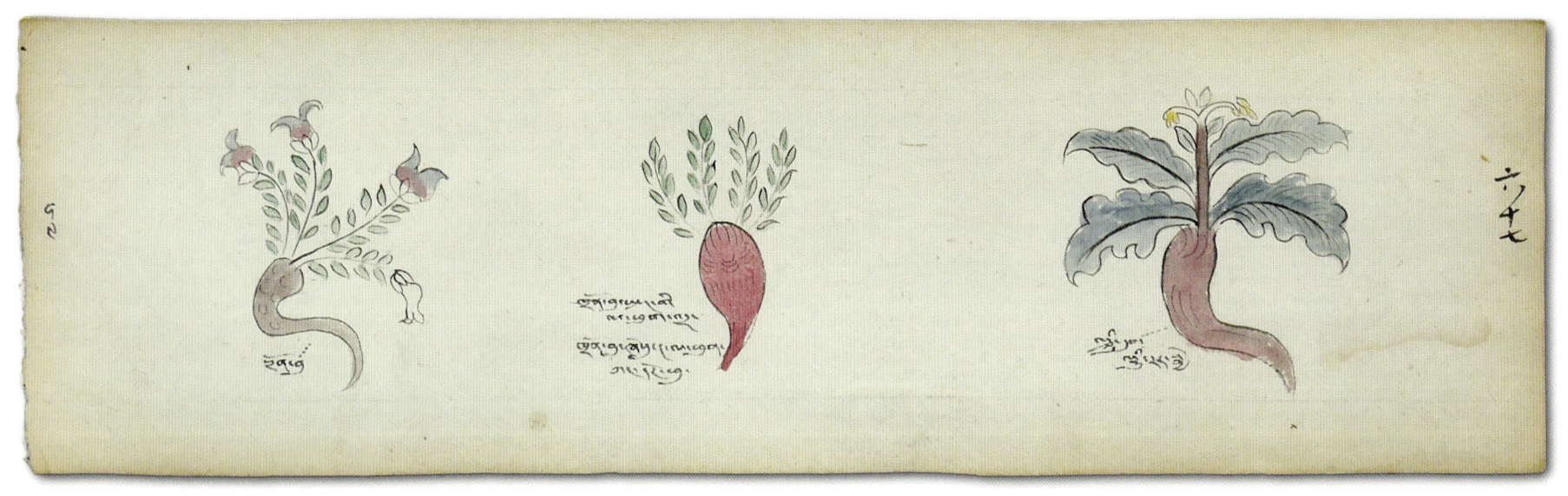

67b

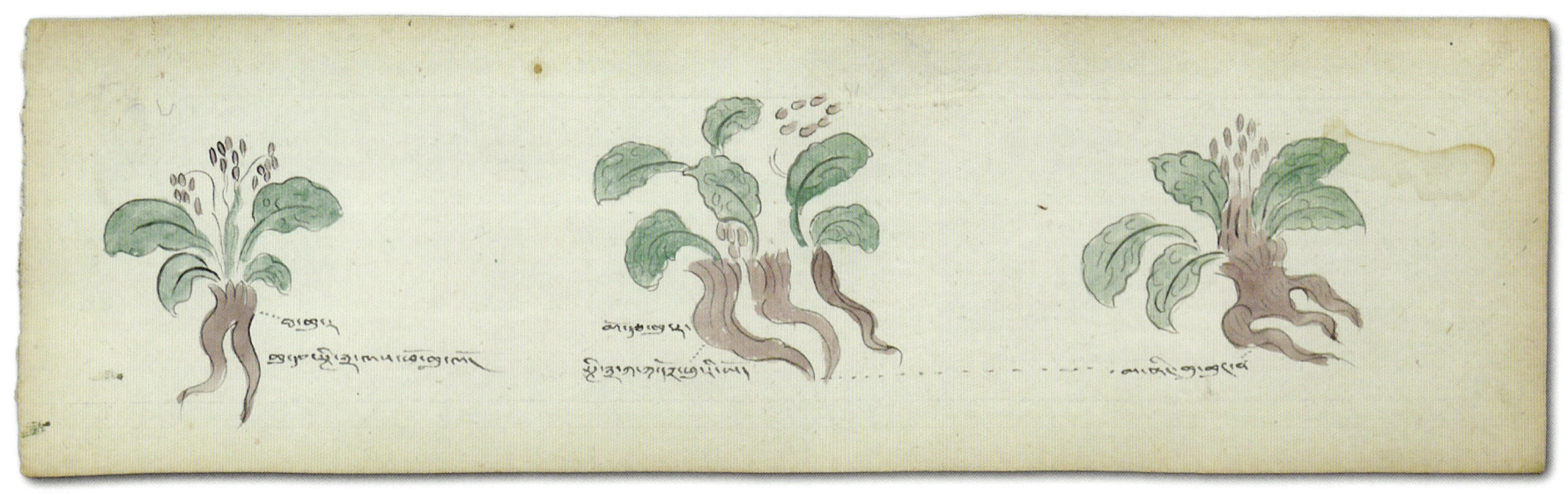

68a

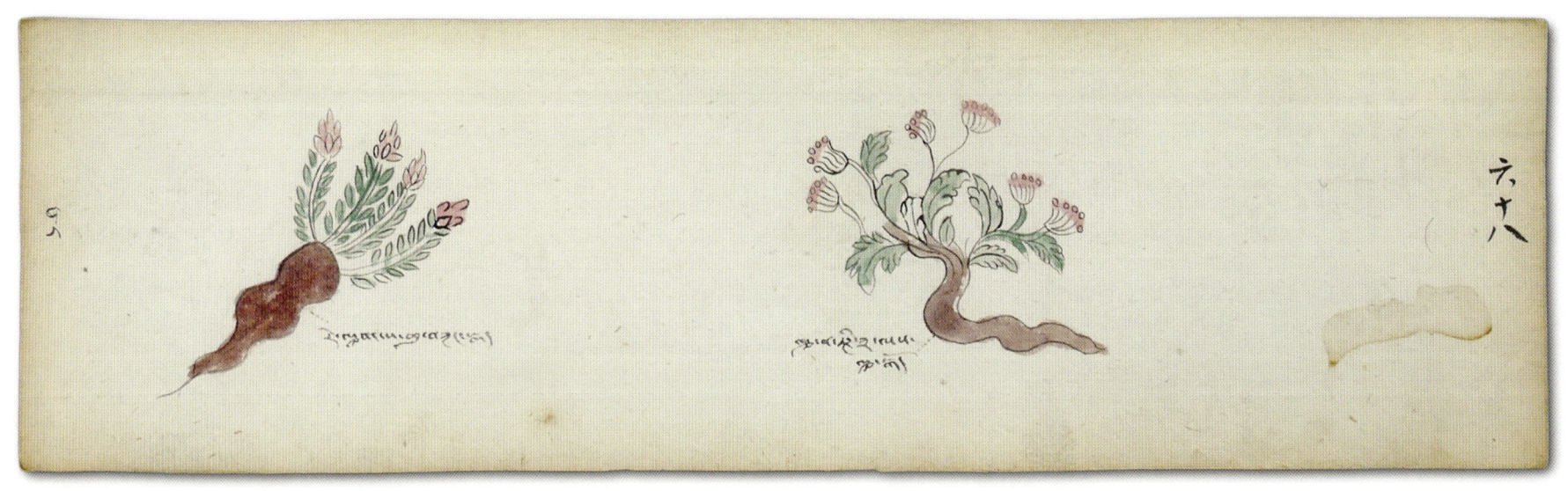

68b

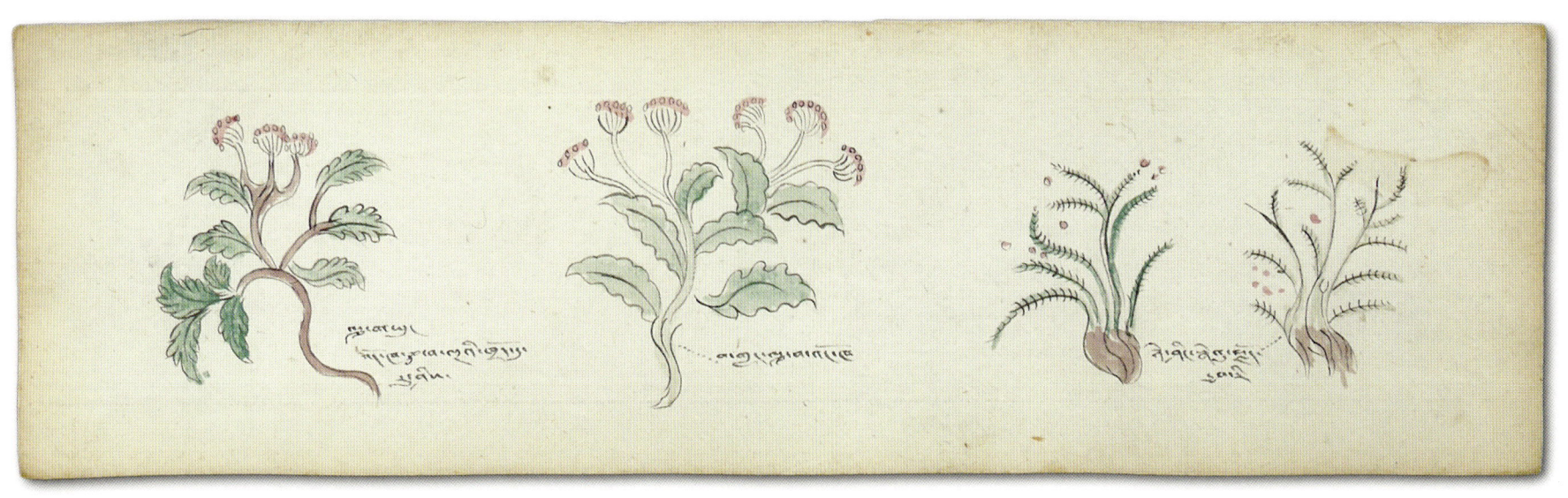

69a

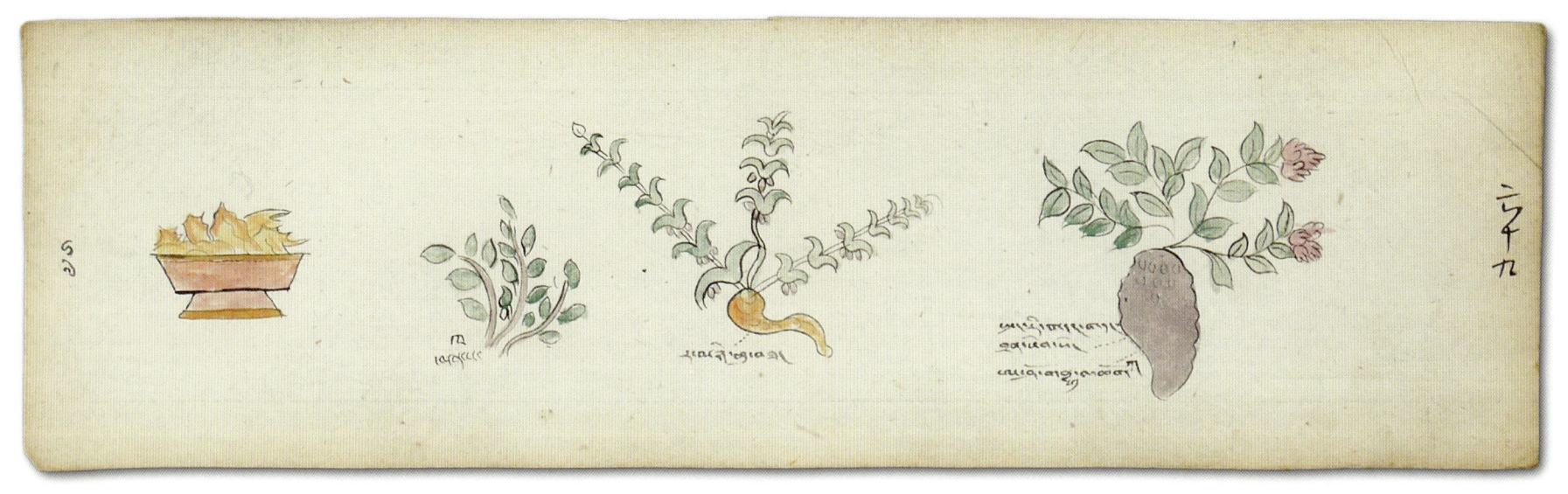

69b

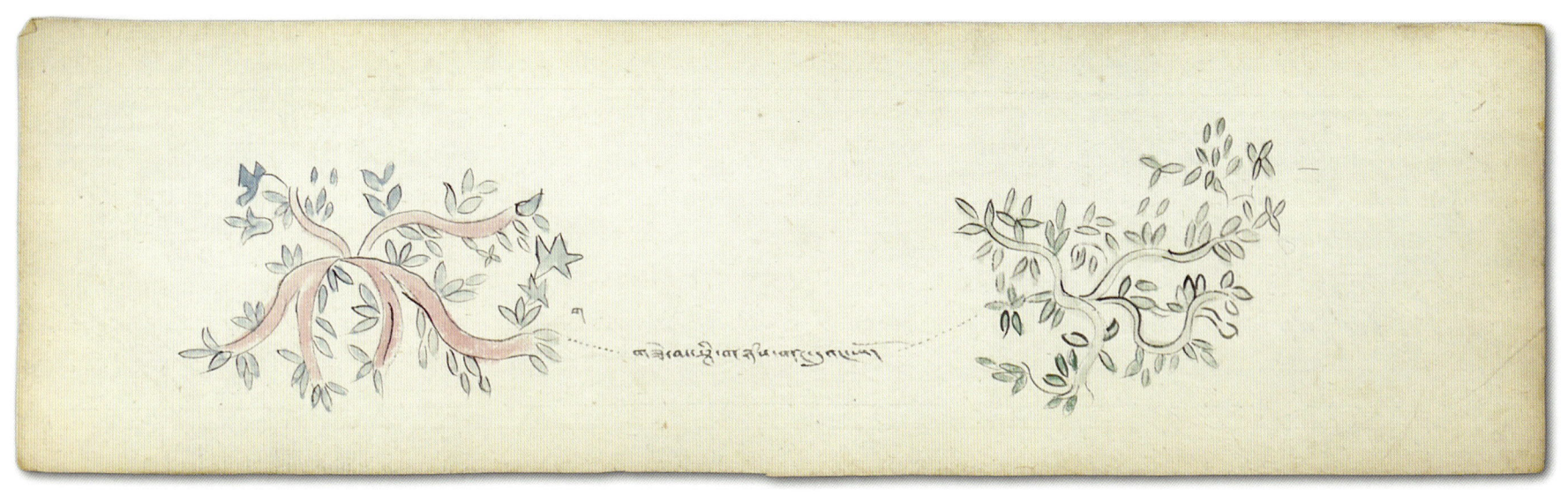

70a

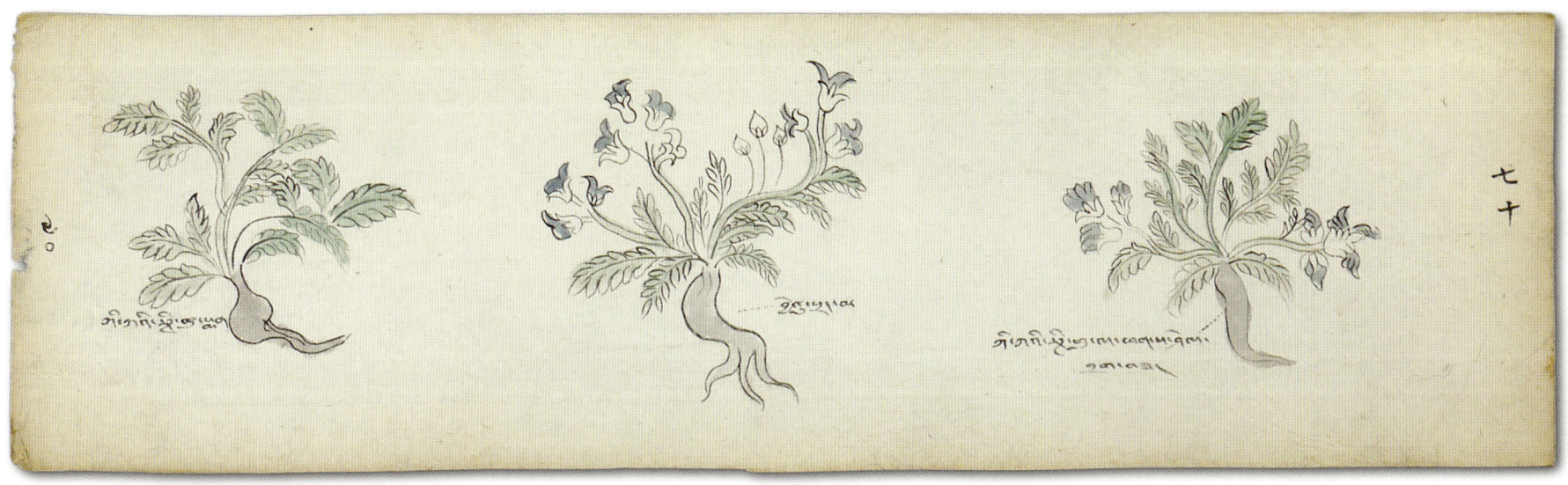

70b

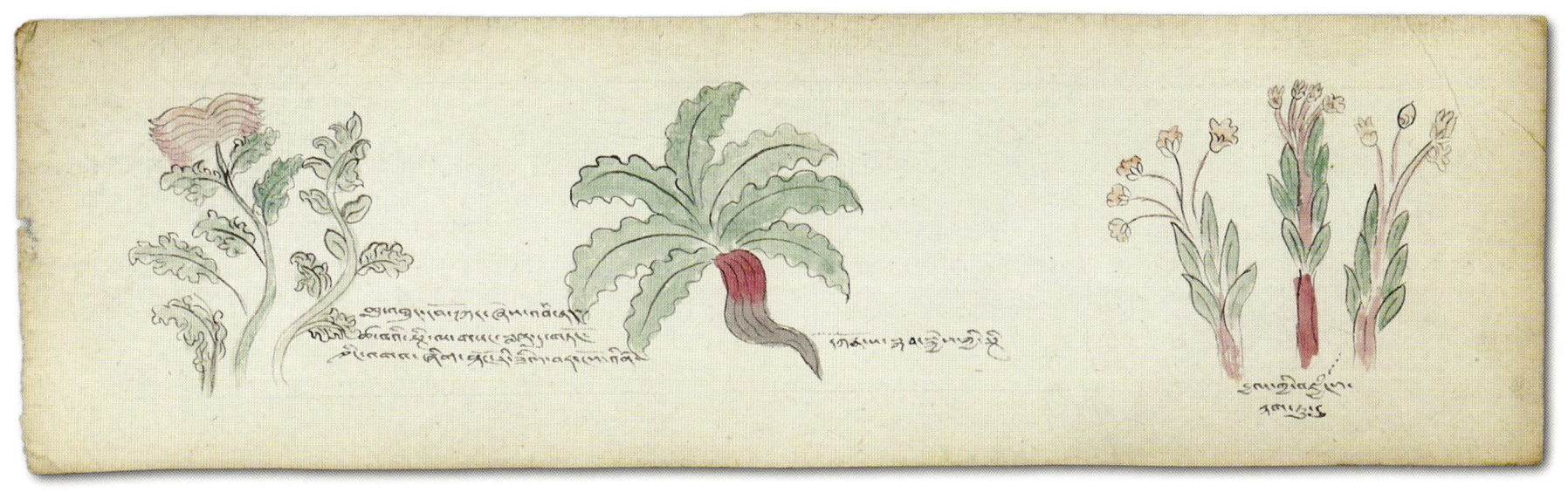

71a

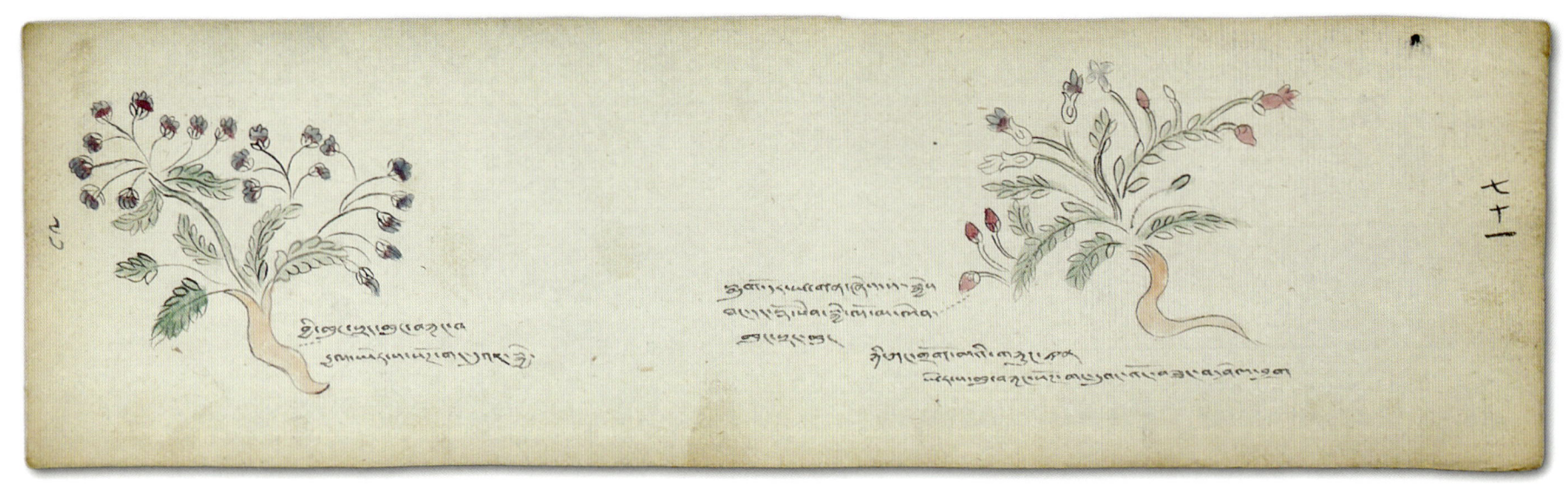

71b

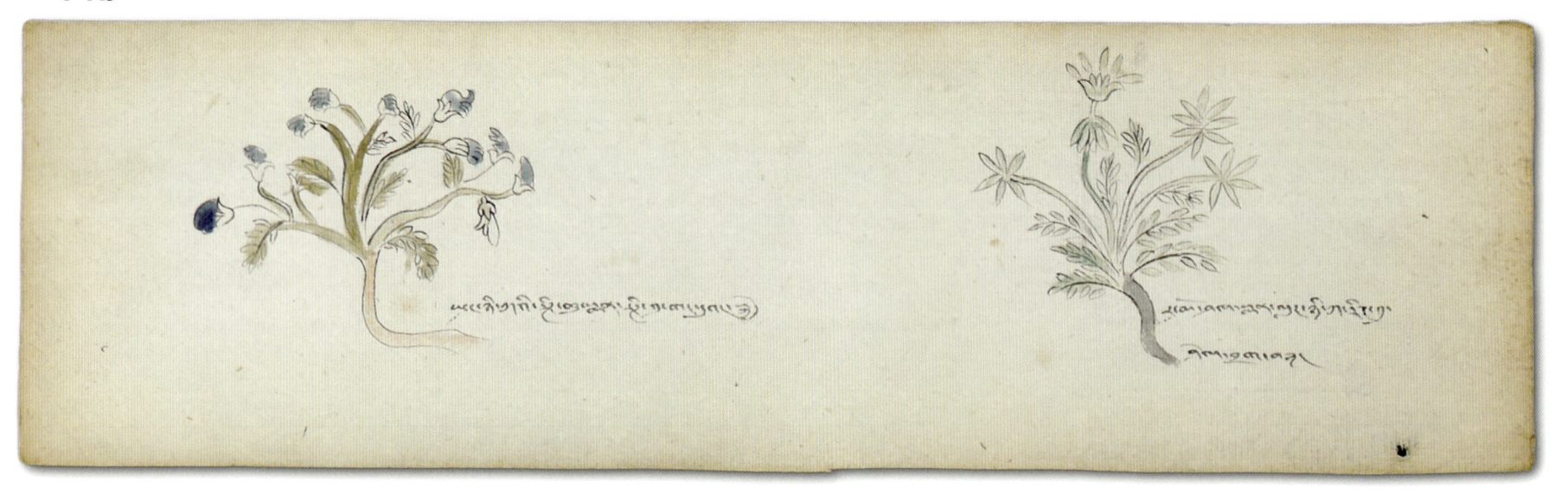

72a

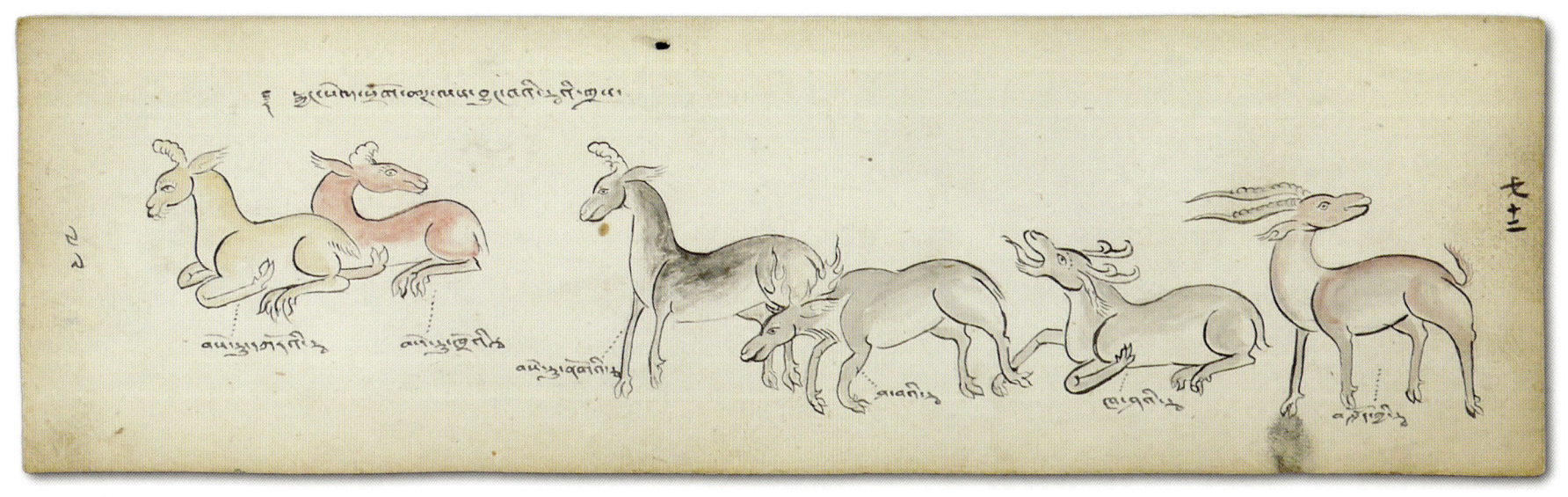

72b

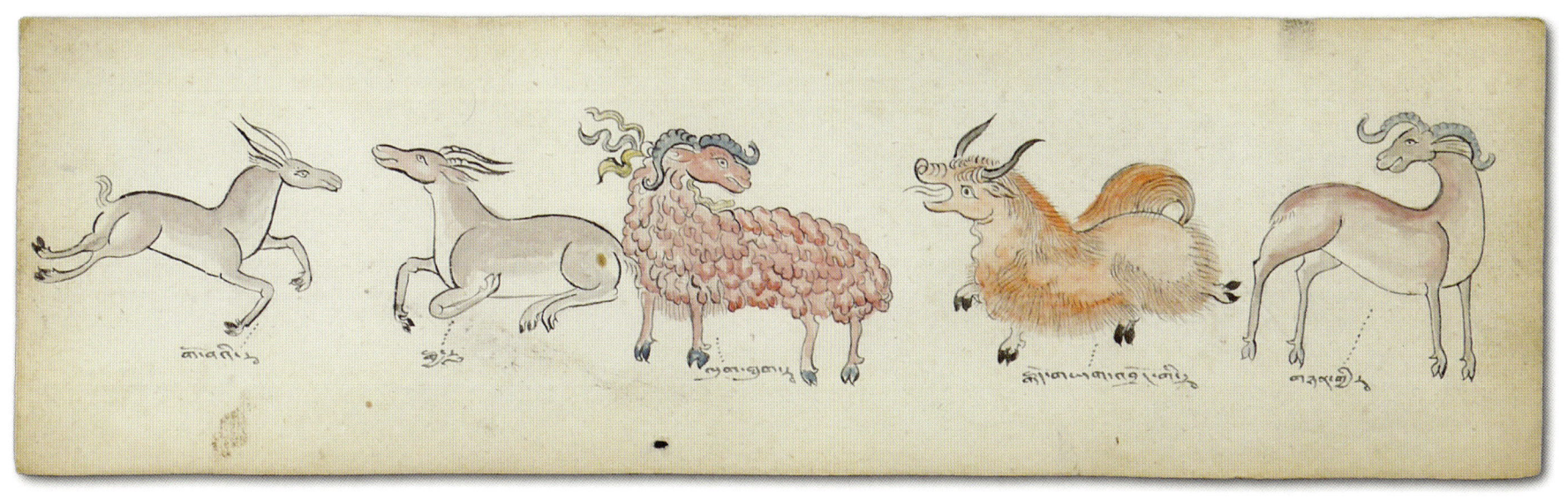

73a

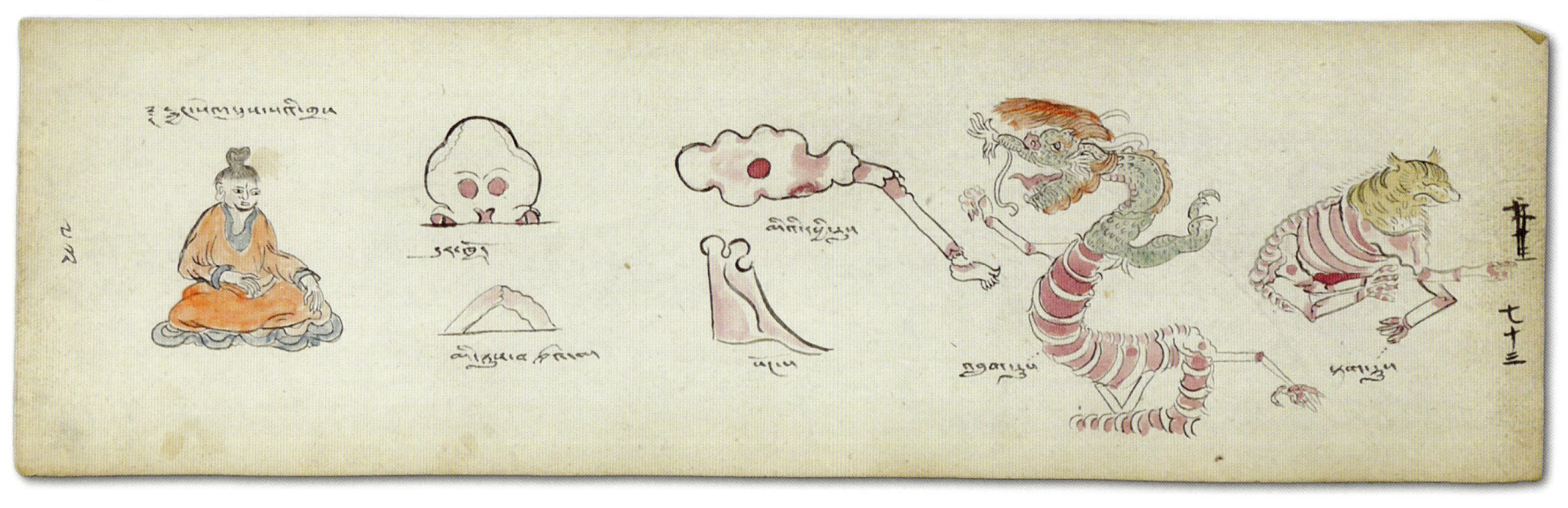

73b

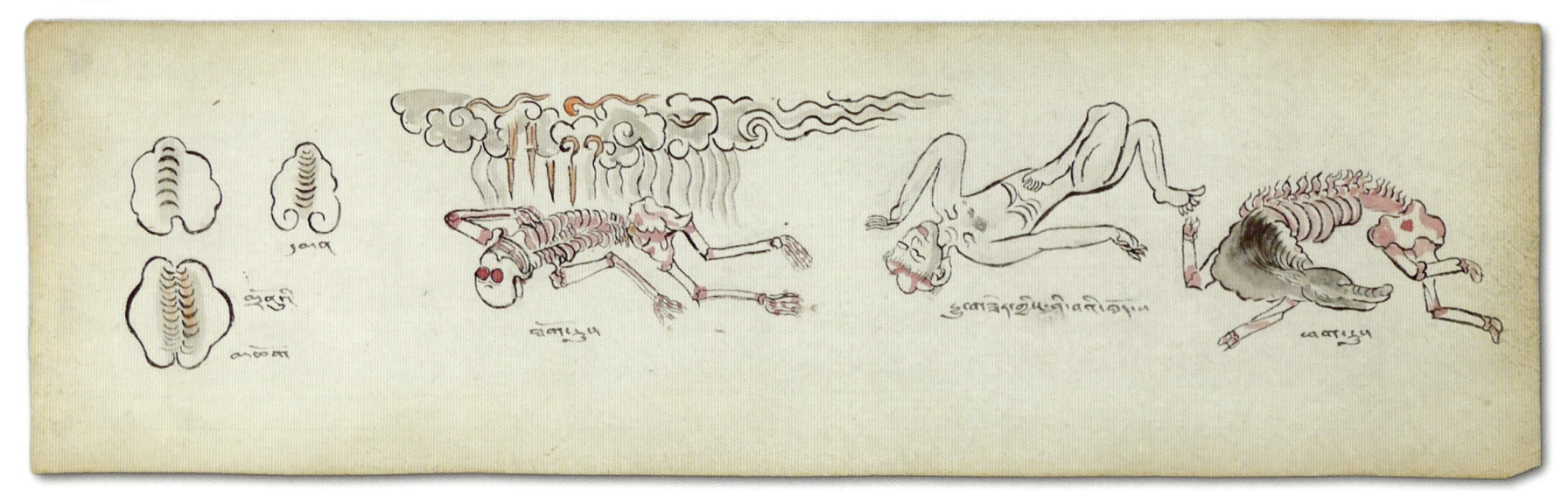

74a

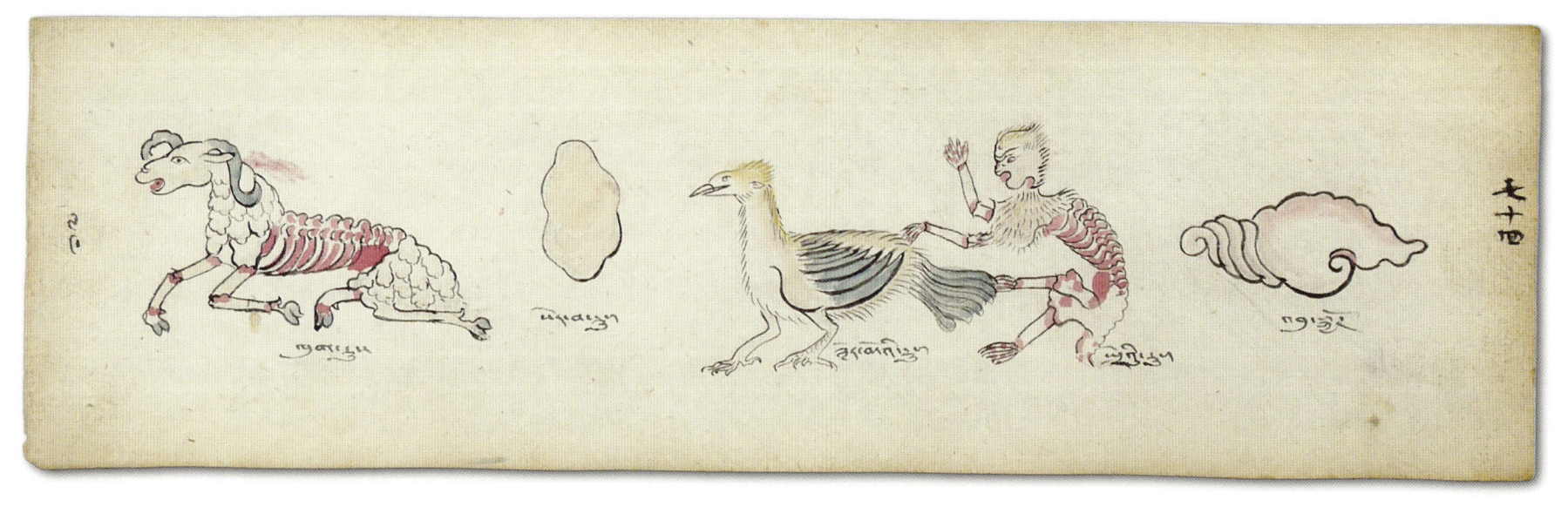

74b

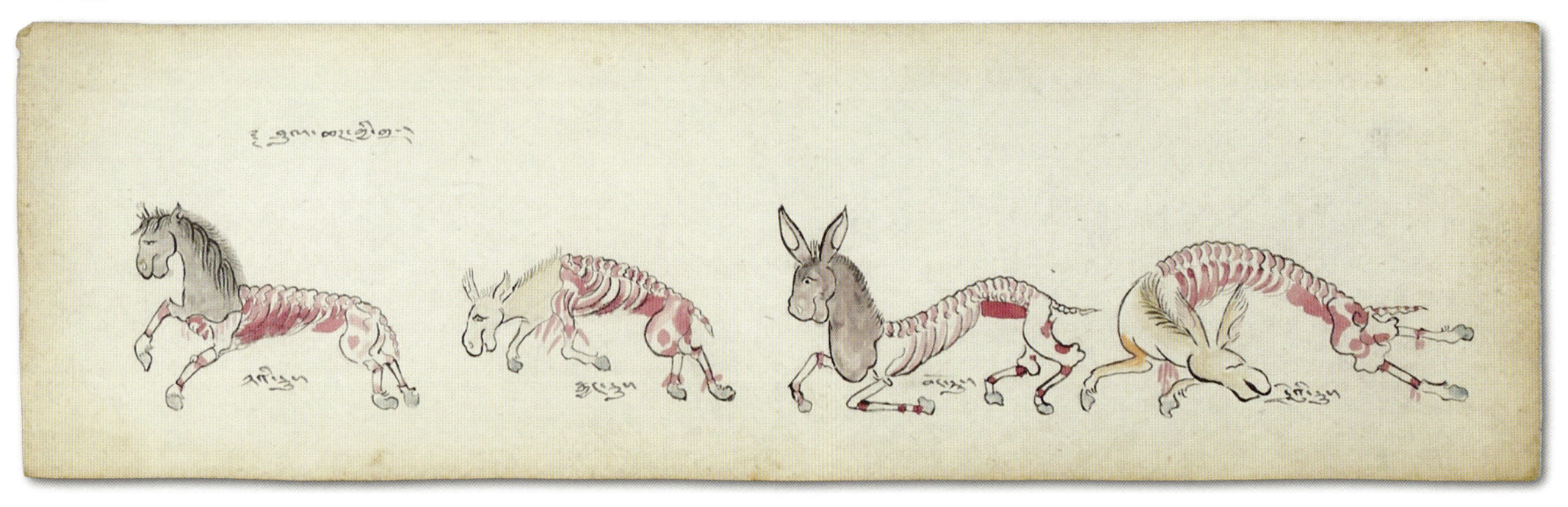

75a

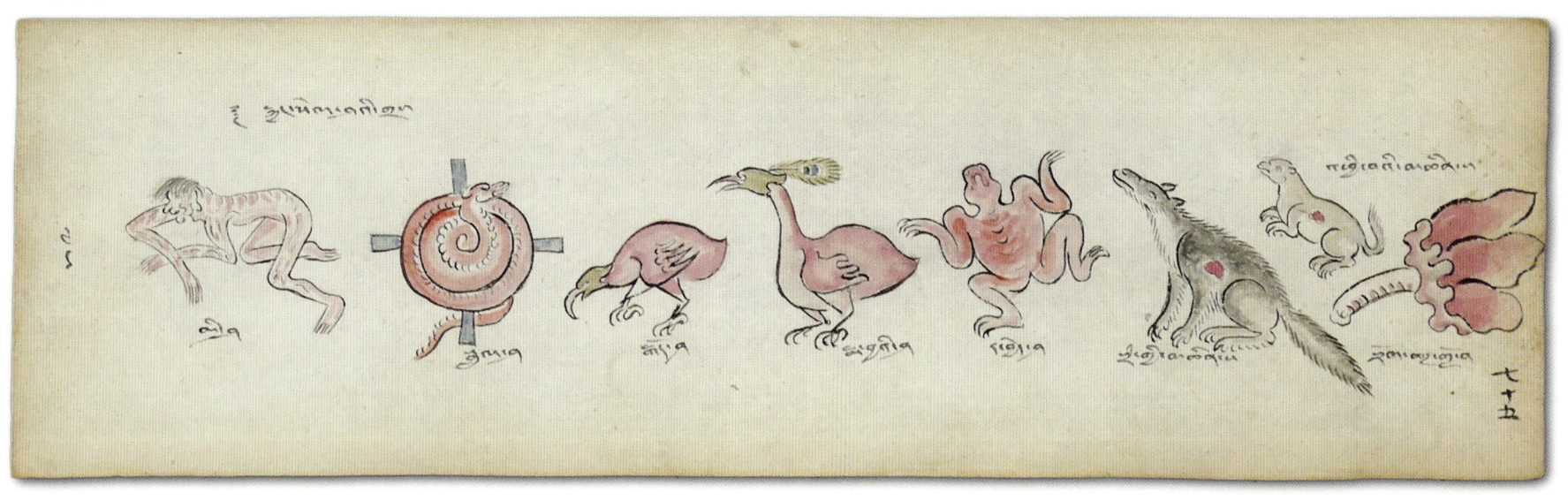

75b

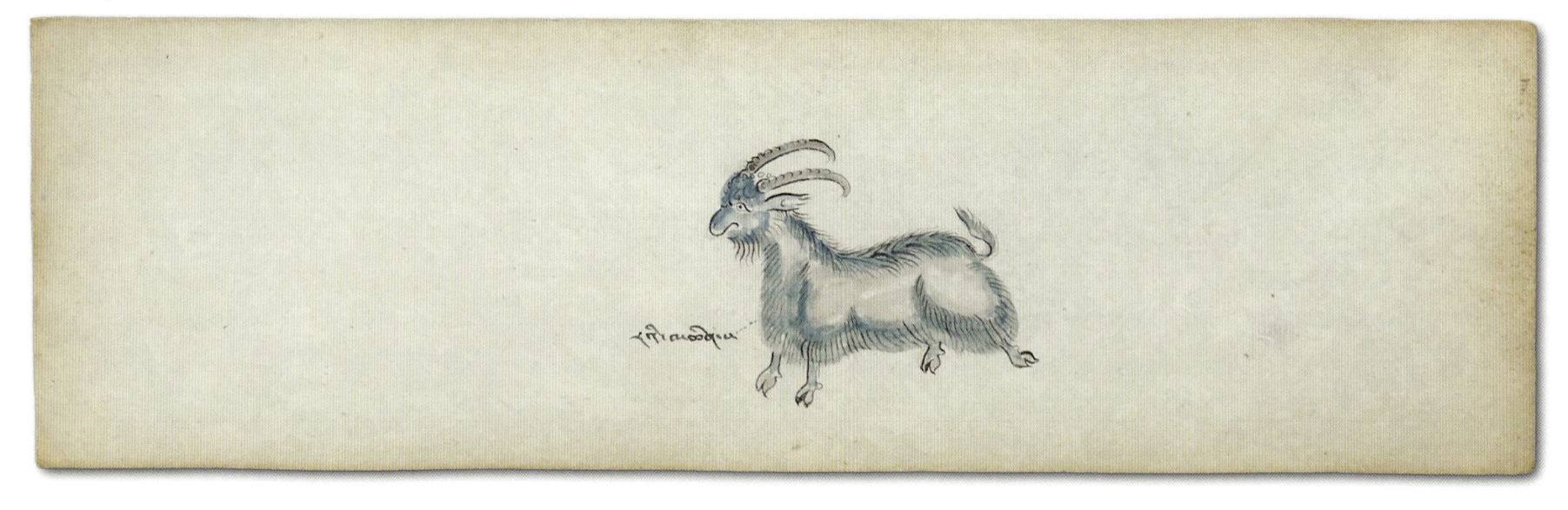

76a

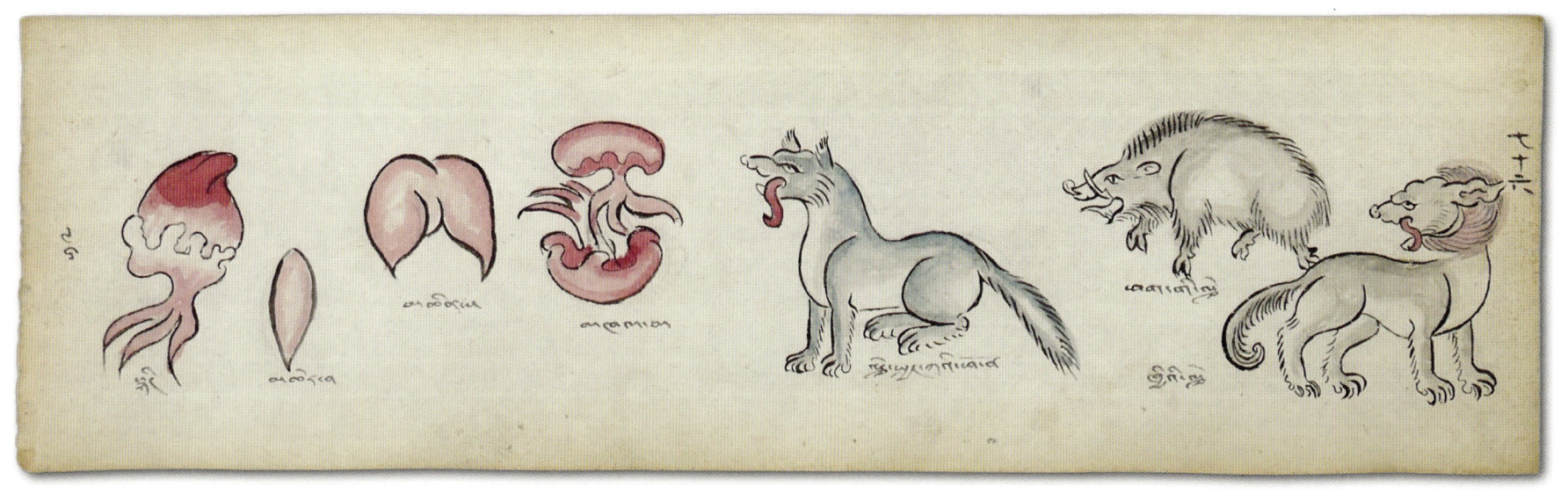

76b

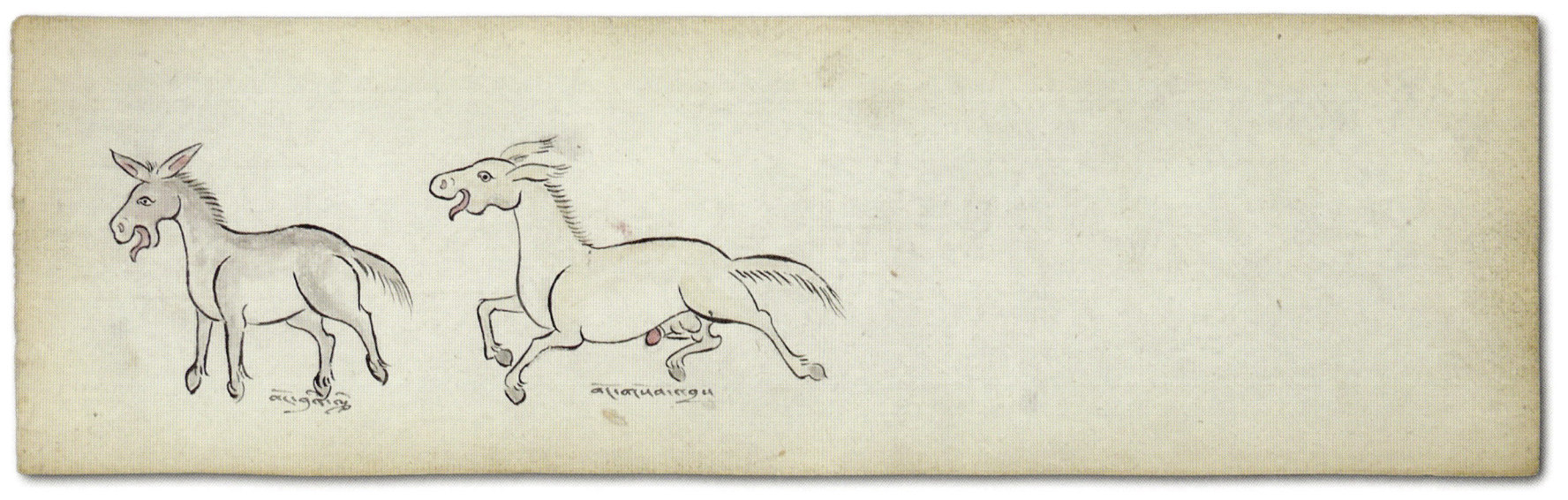

77a

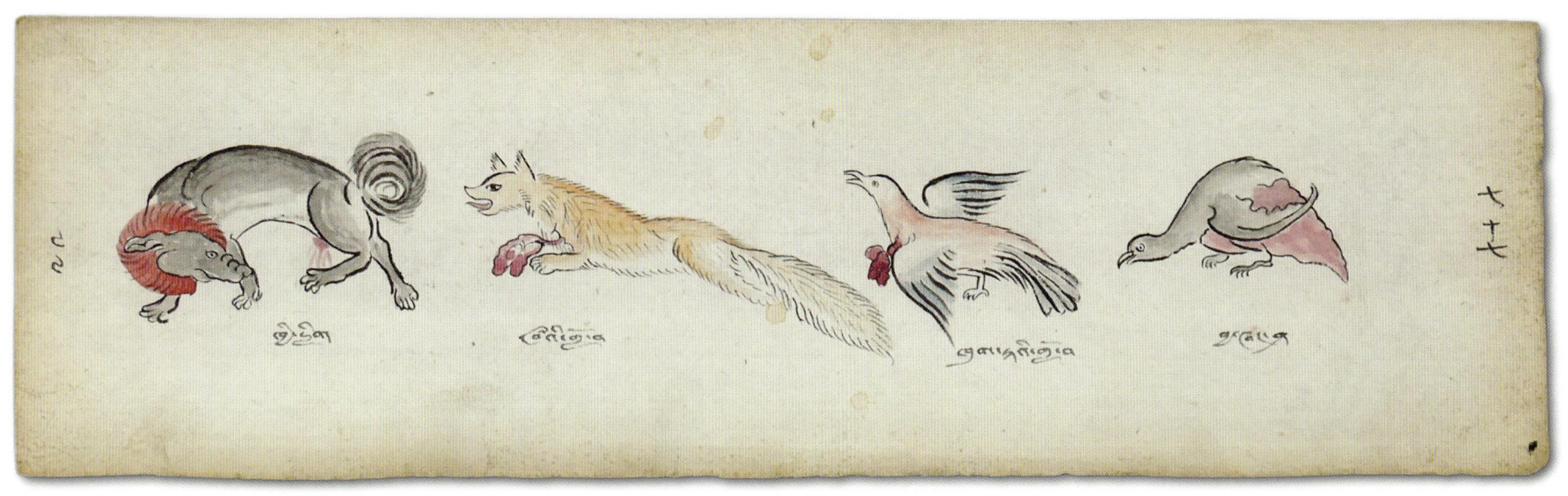

ལ་ ༧ ཅ

ཤི་ཤིག

ལ་ཙེ་ཚང་ན

ཐུལ་ནང་ཆེ་ཉེ་ན

ཤ་ང་ན

77b

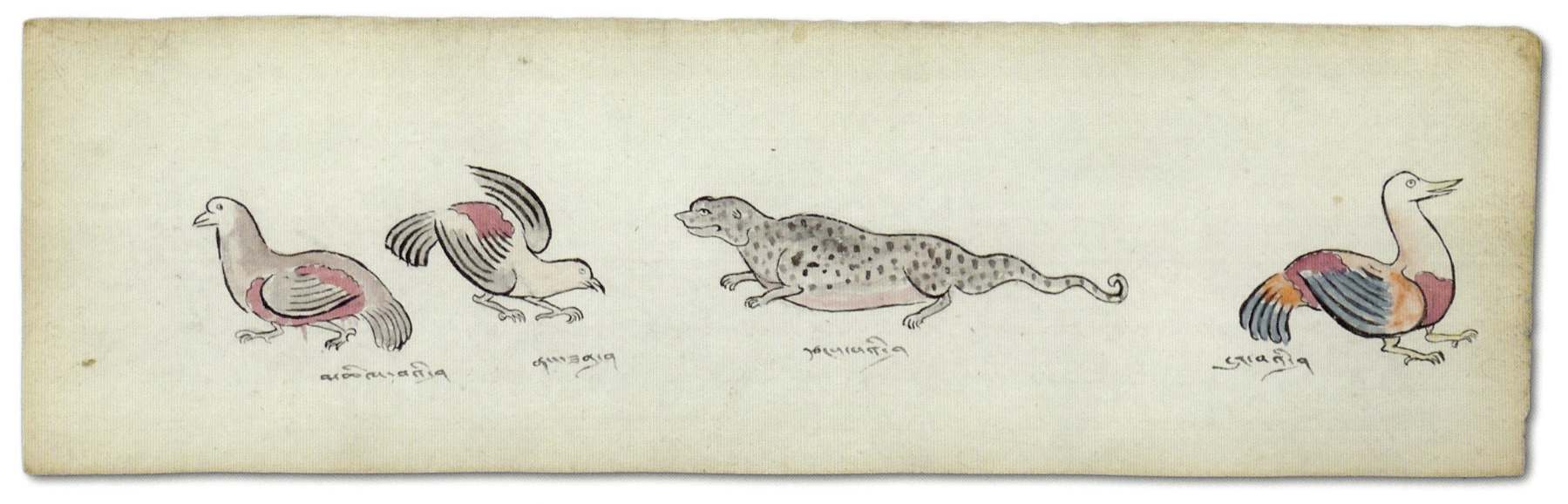

མ་ཚོ་ལ་ན་ཉེ་ན

ཁྱུག་ཤུག་ན

ཕ་ལ་ལ་ན་ཉེ་ན

ངང་ལ་ཉེ་ན

78a

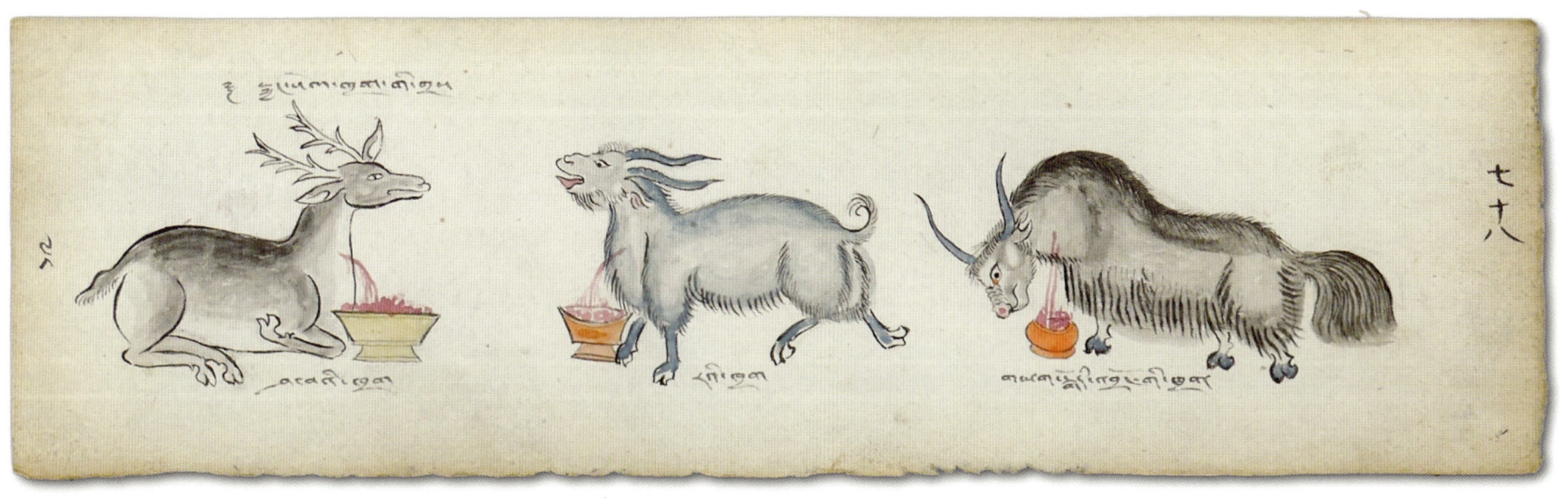

78b

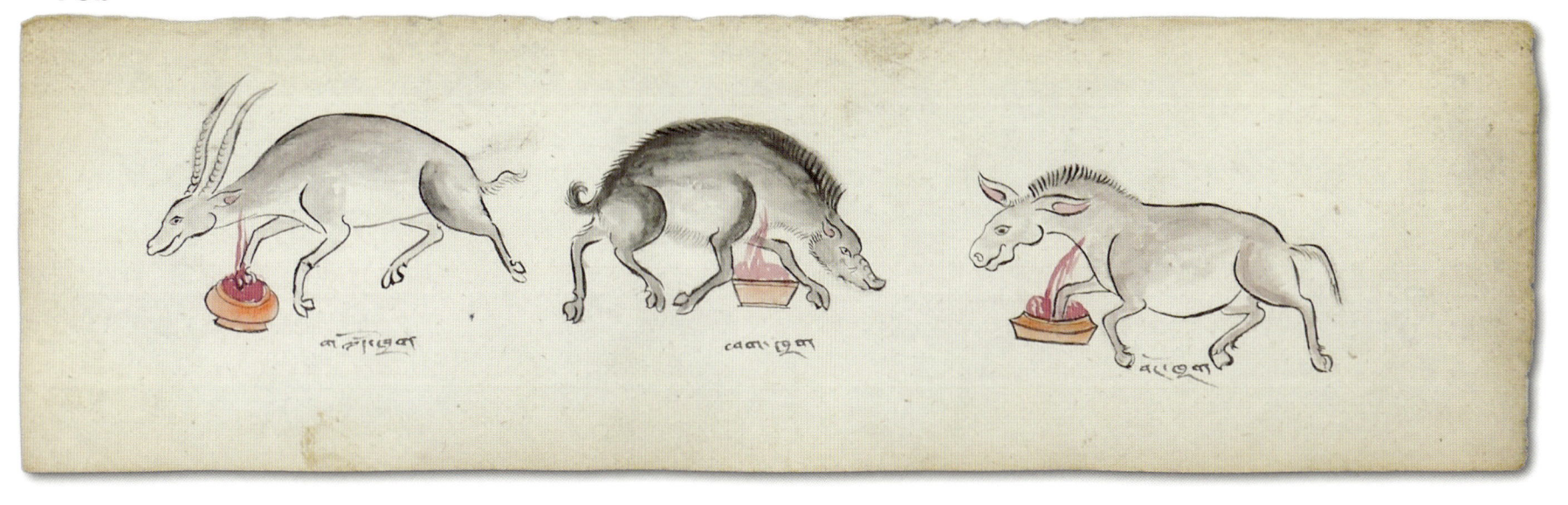

79a

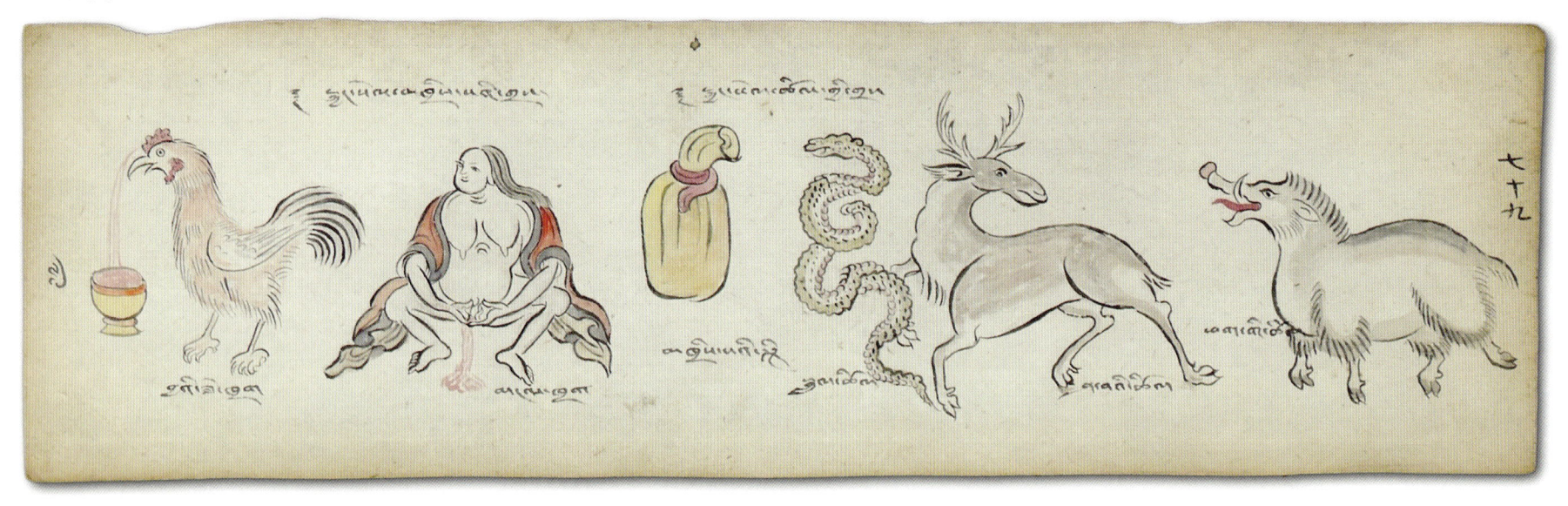

79b

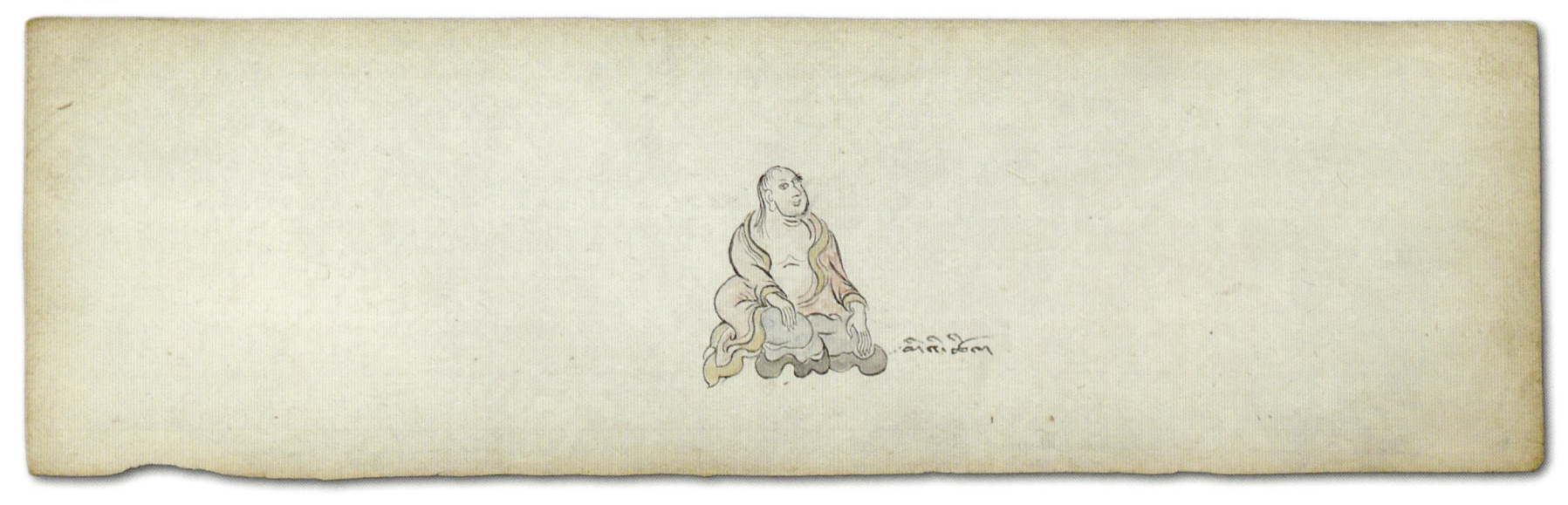

80a

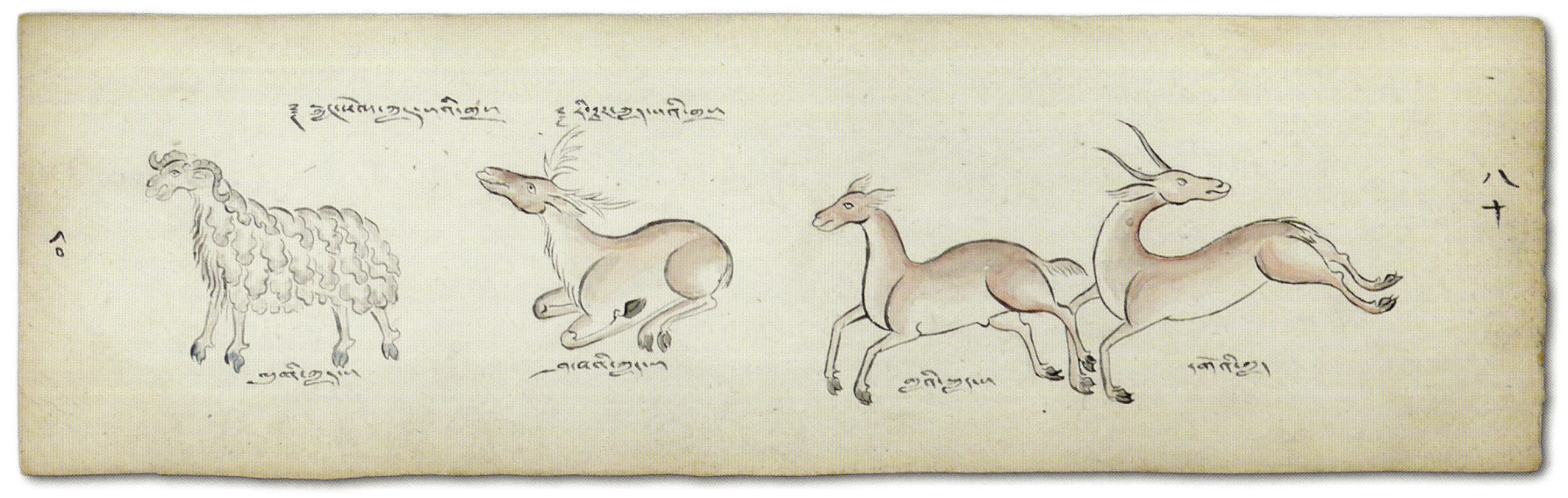

80b

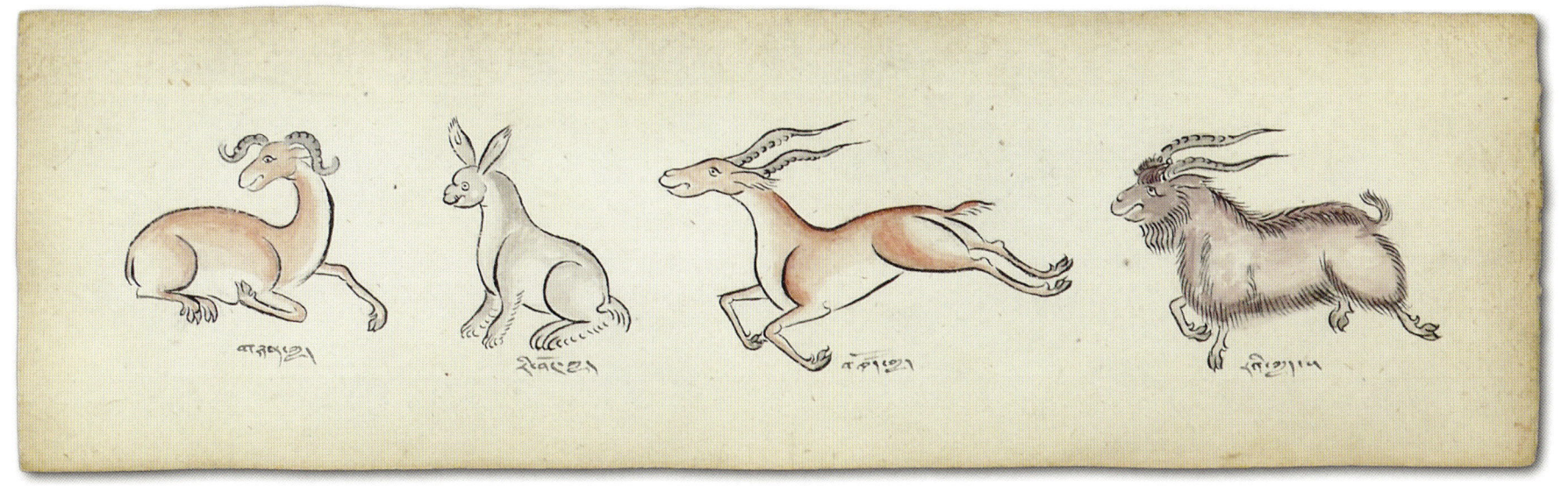

81a

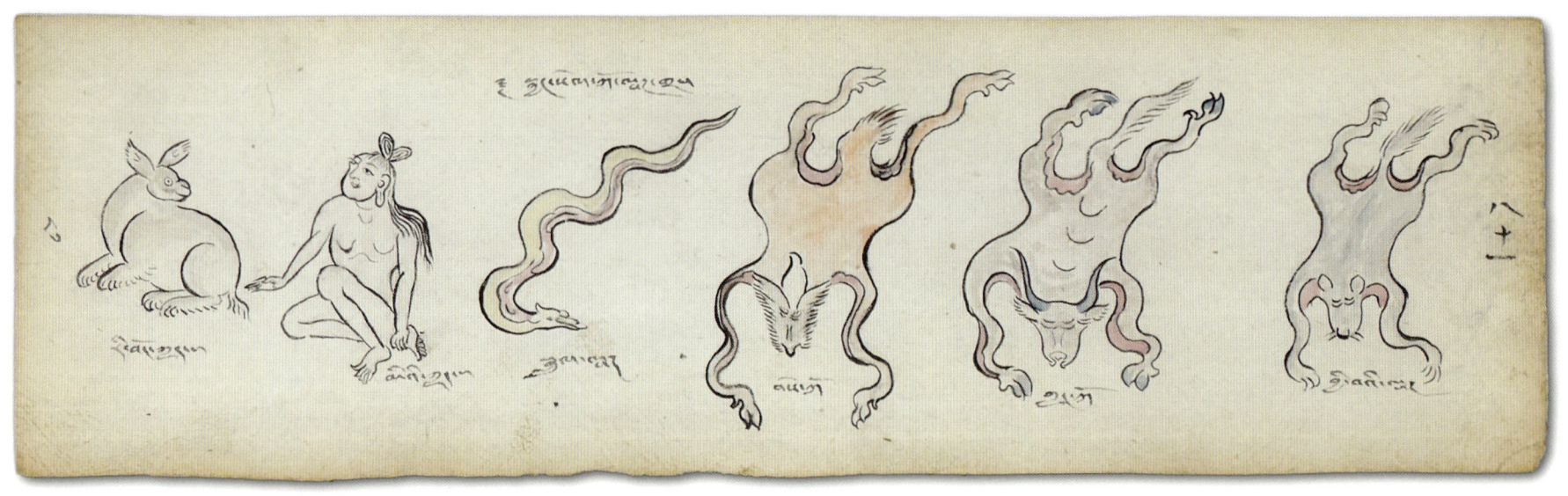

81b

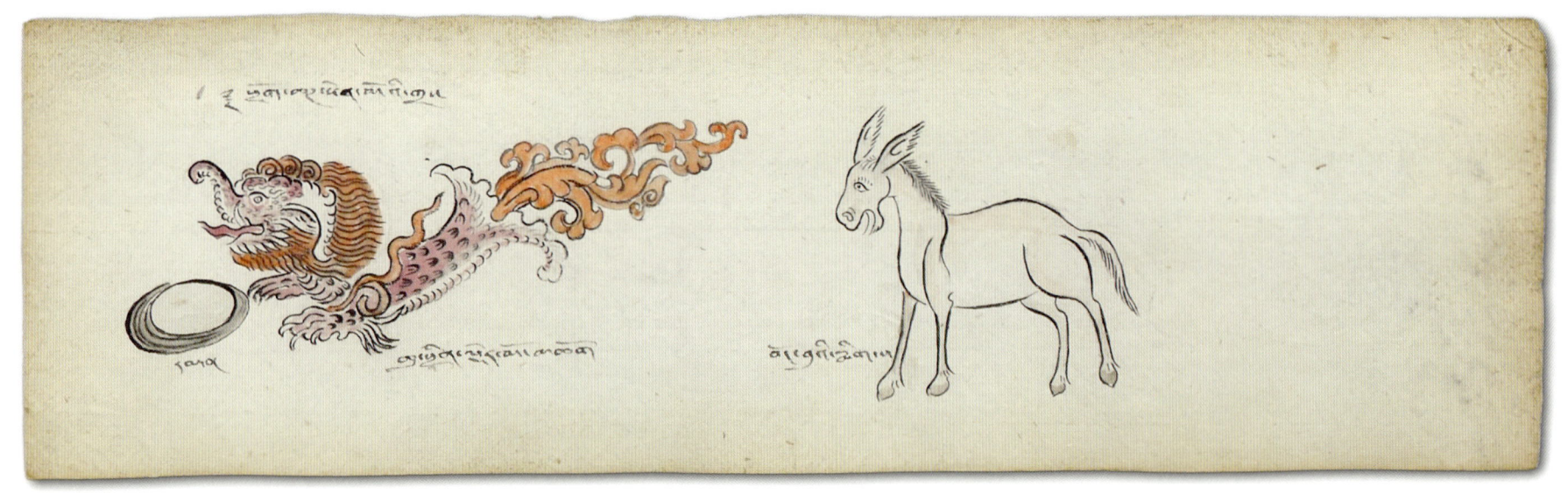

82a

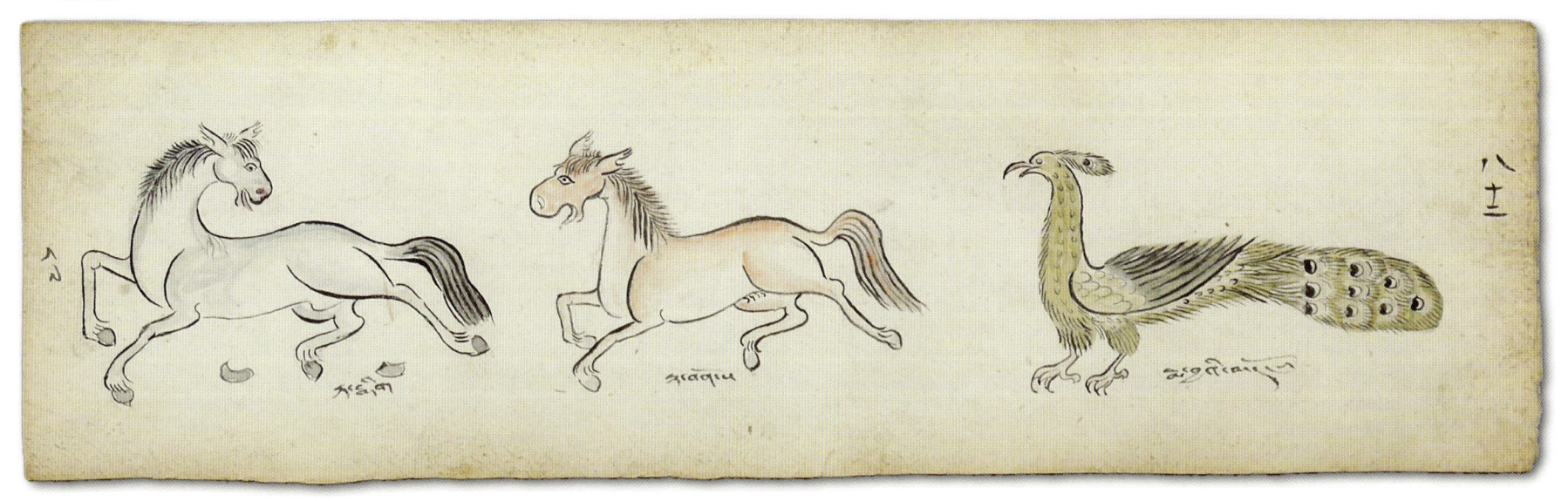

82b

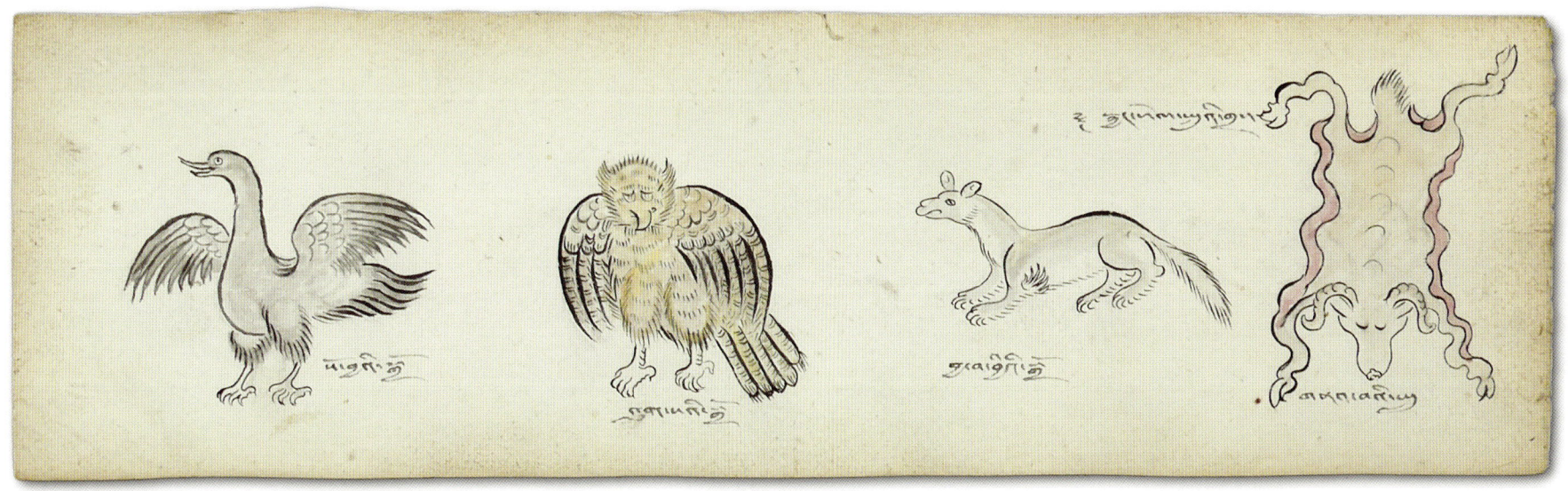

83-1a

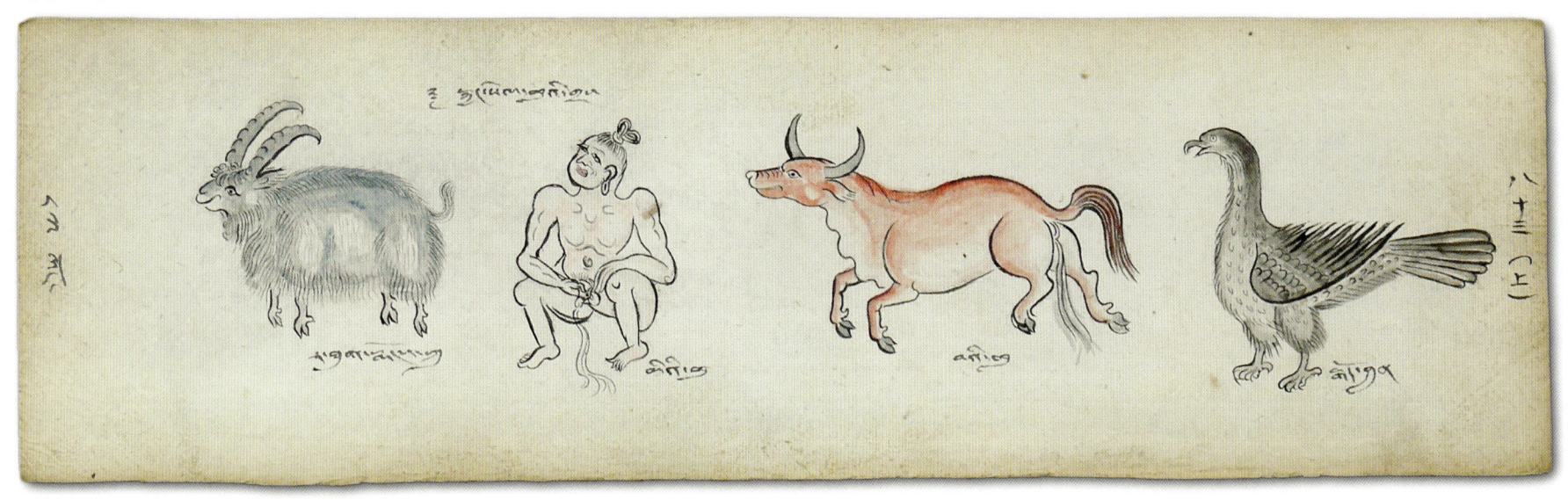

83-1b

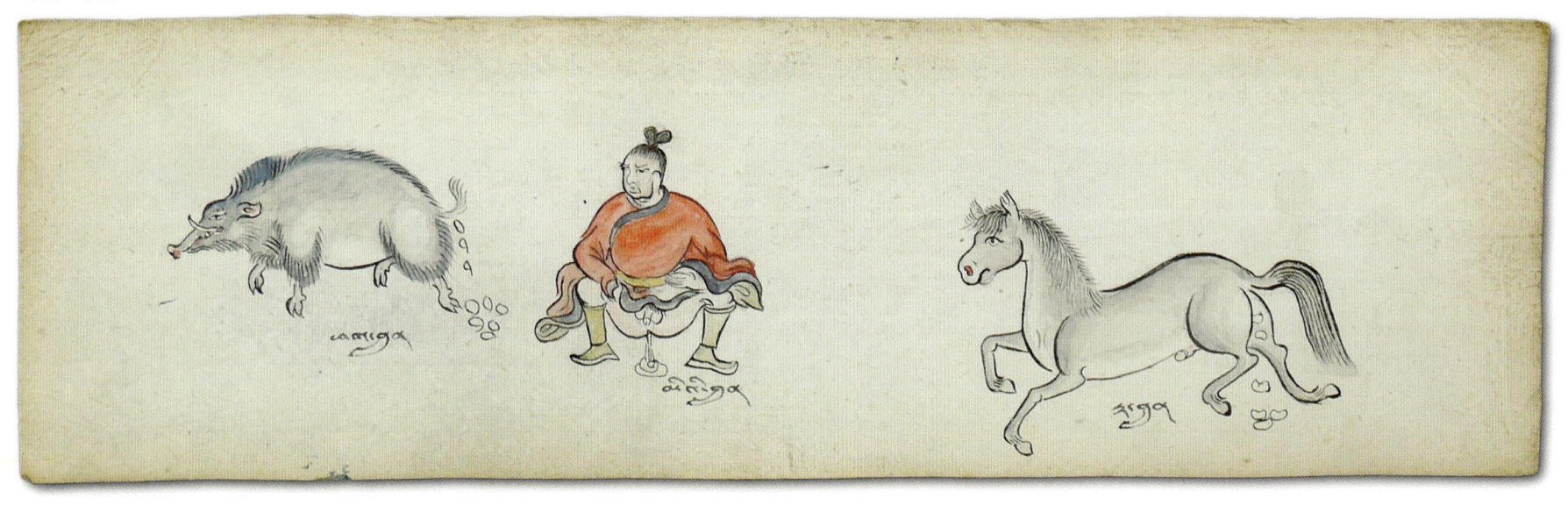

83-2a

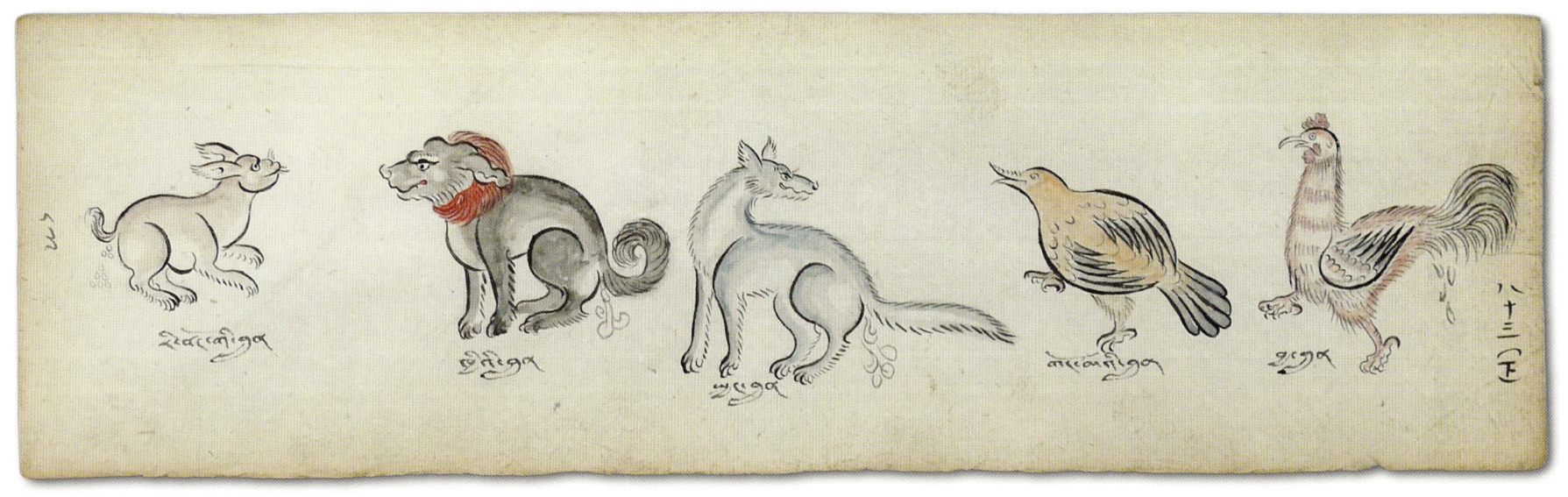

83-2b

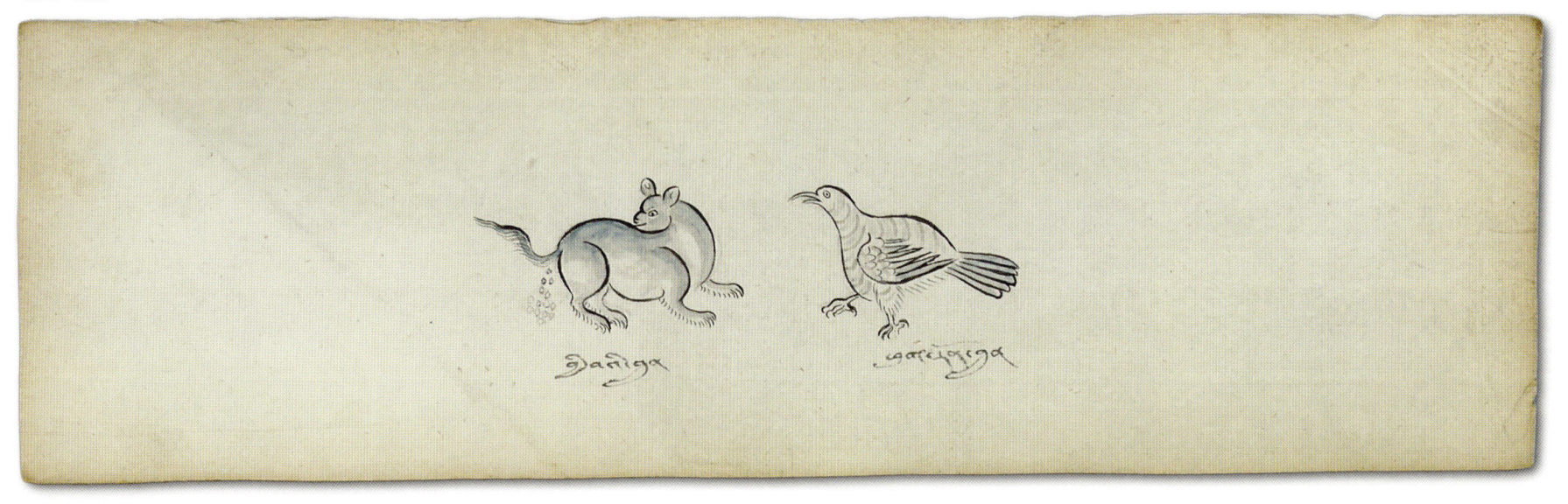

84a

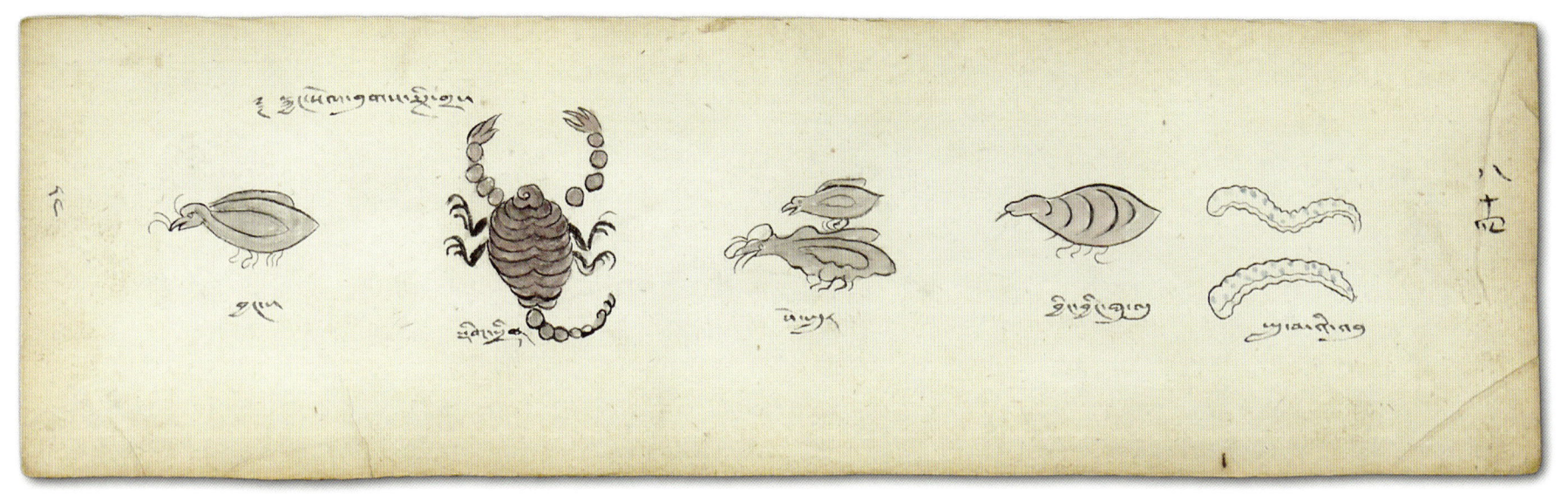

84b

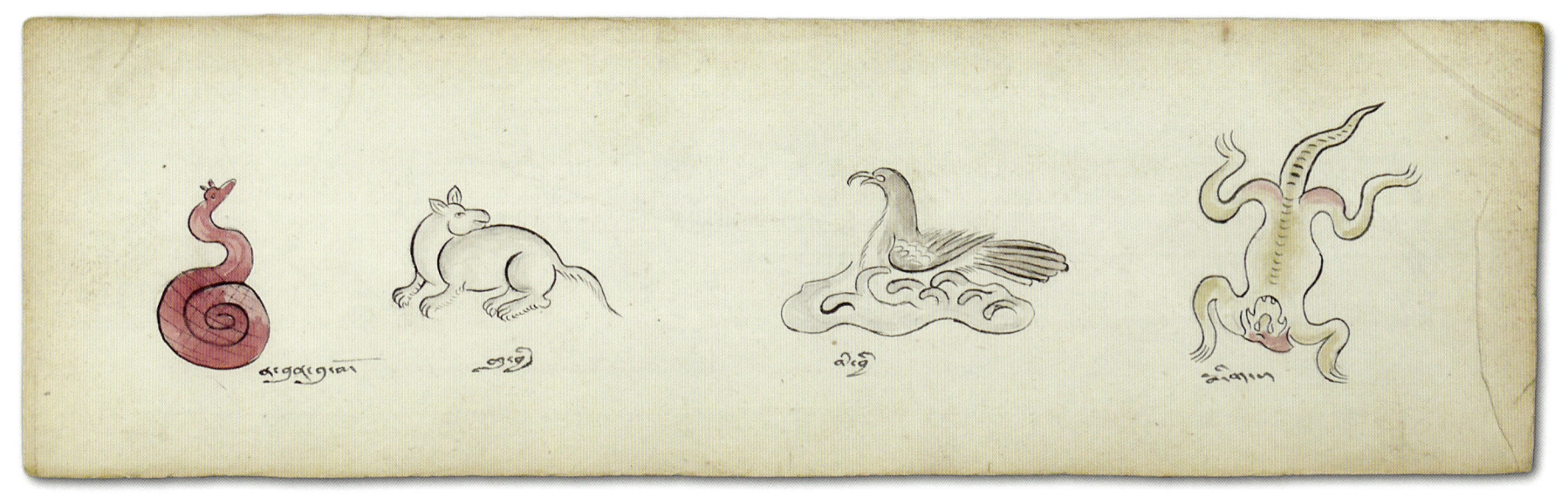

85a

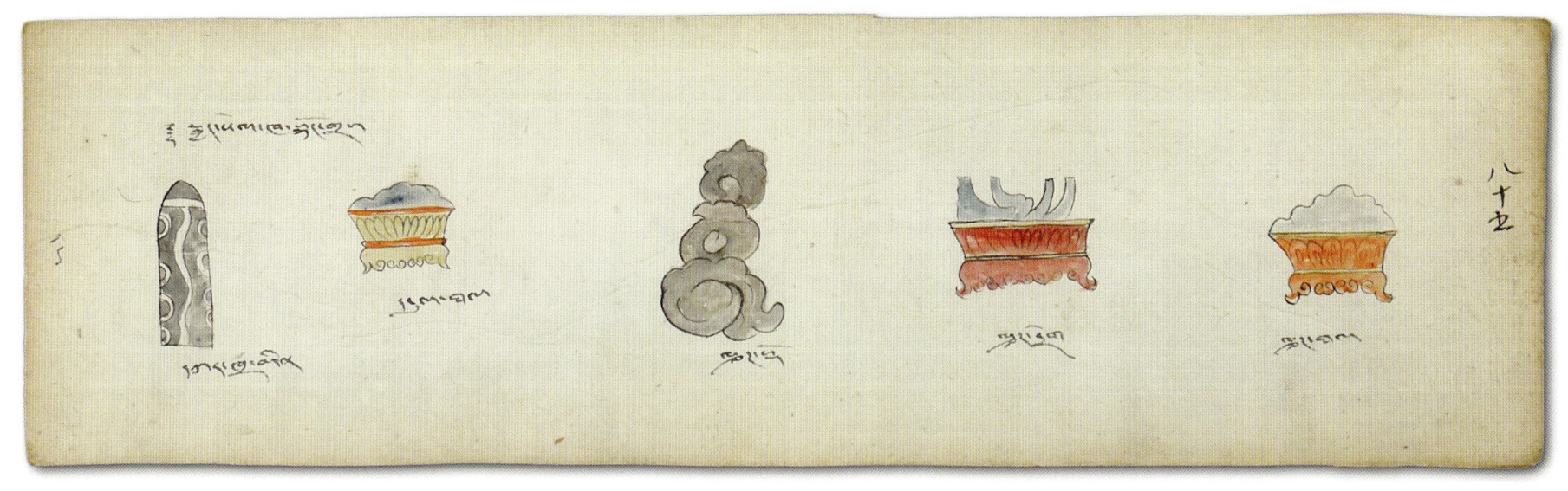

85b

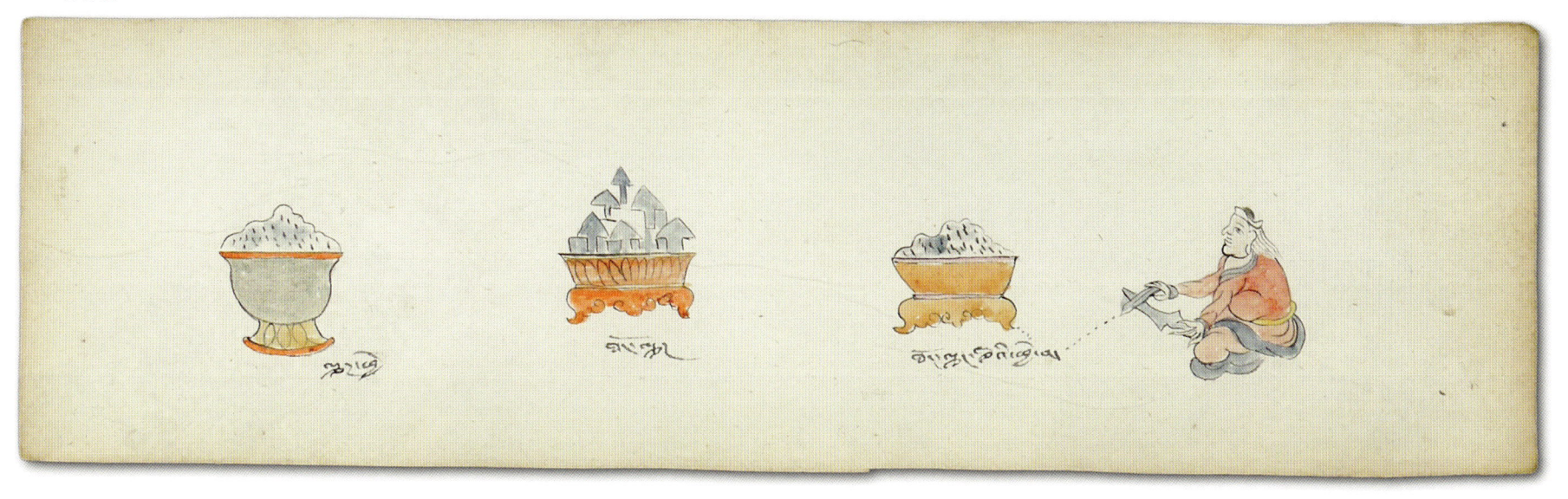

86a

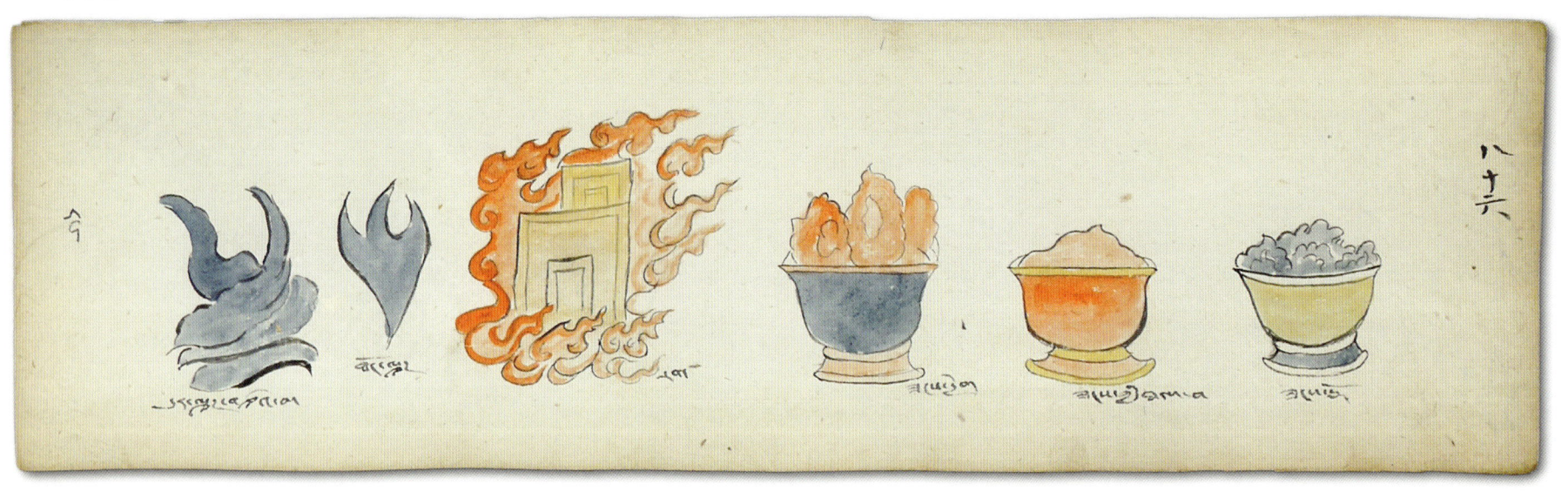

86b

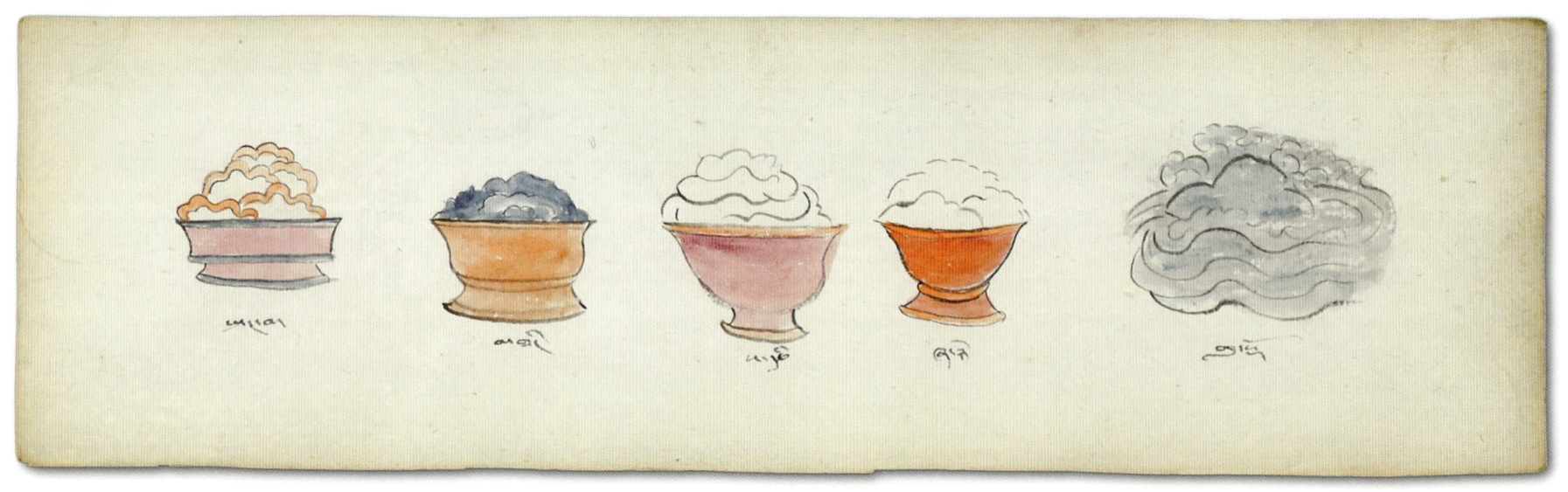

87a

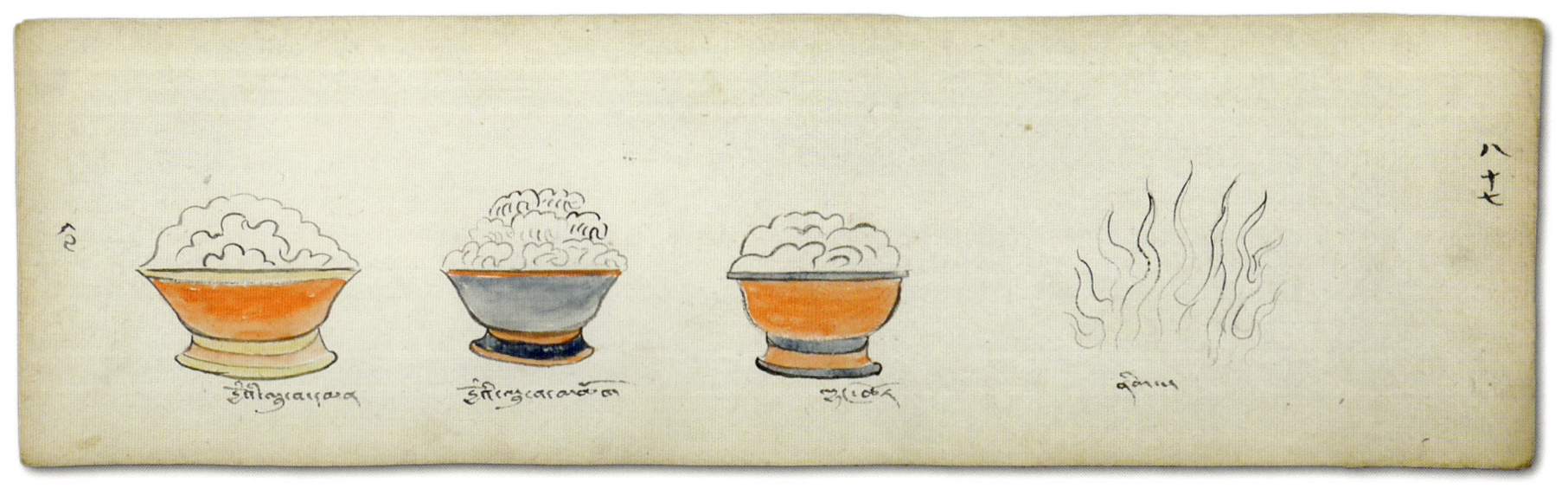

87b

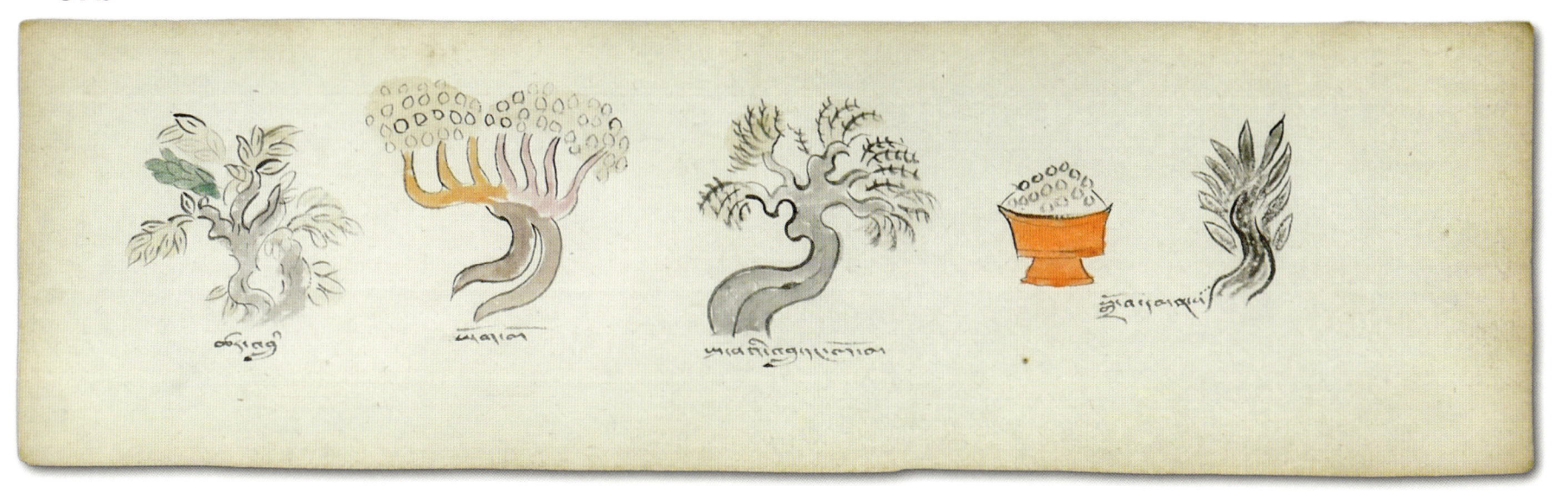

88a

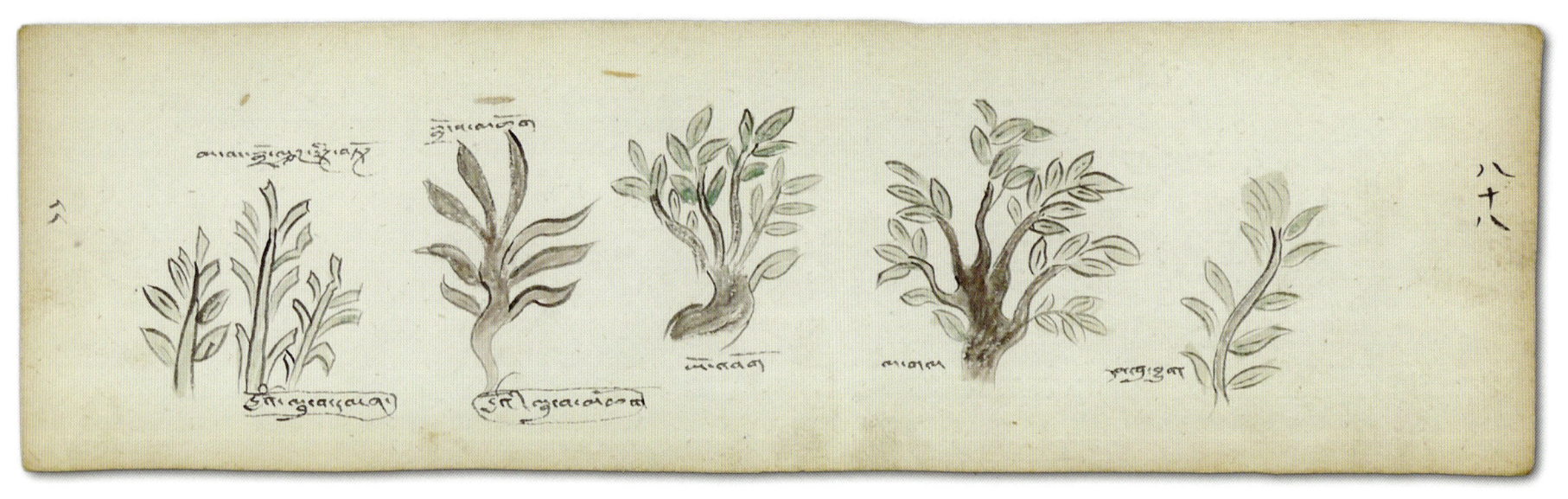

88b

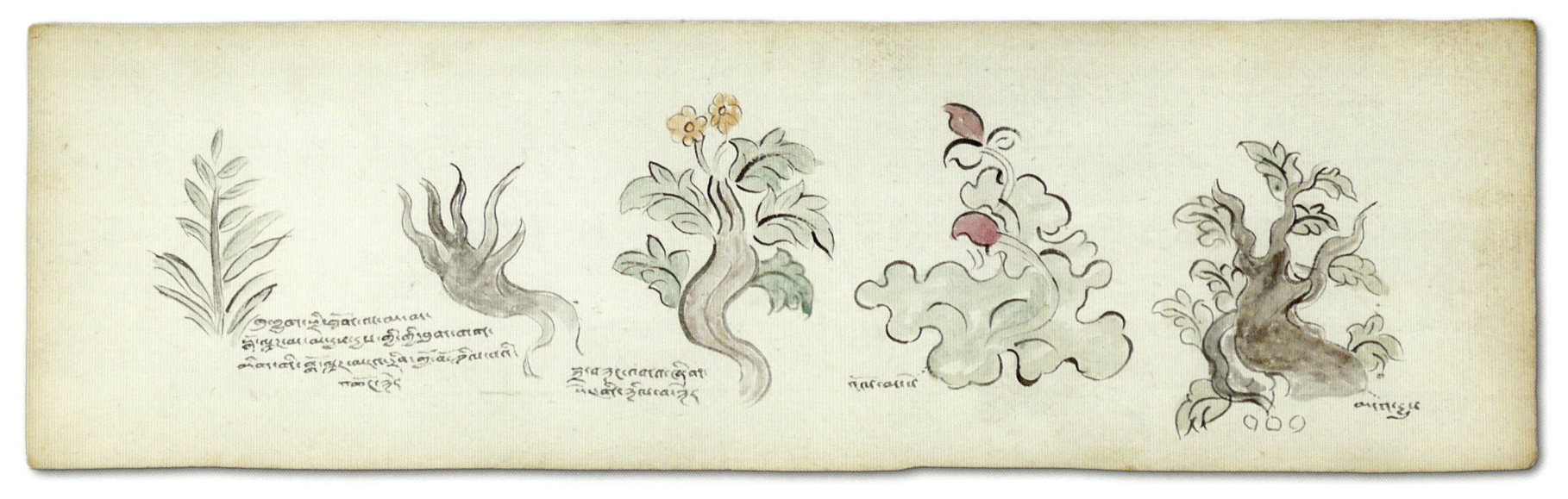

89a

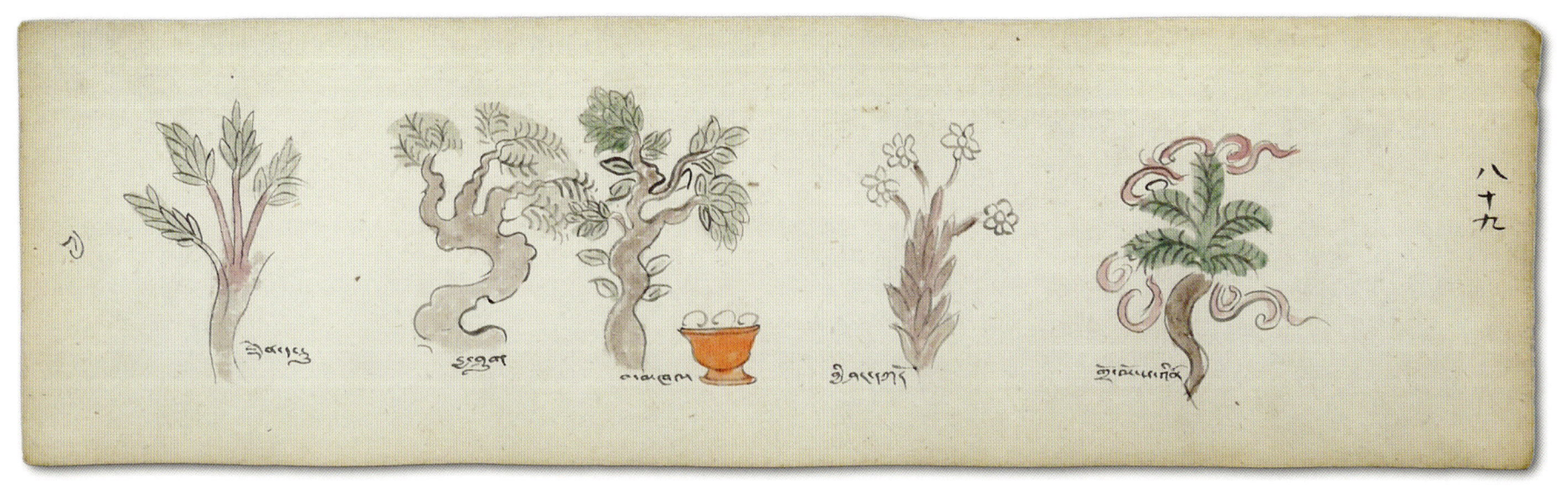

89b

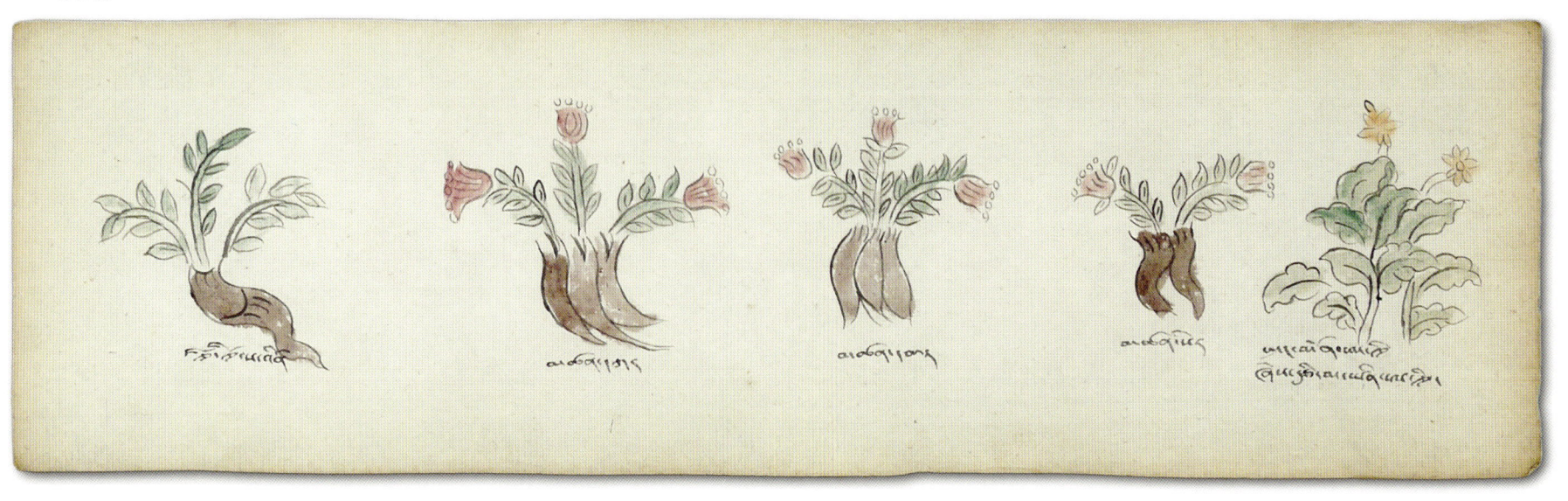

90a

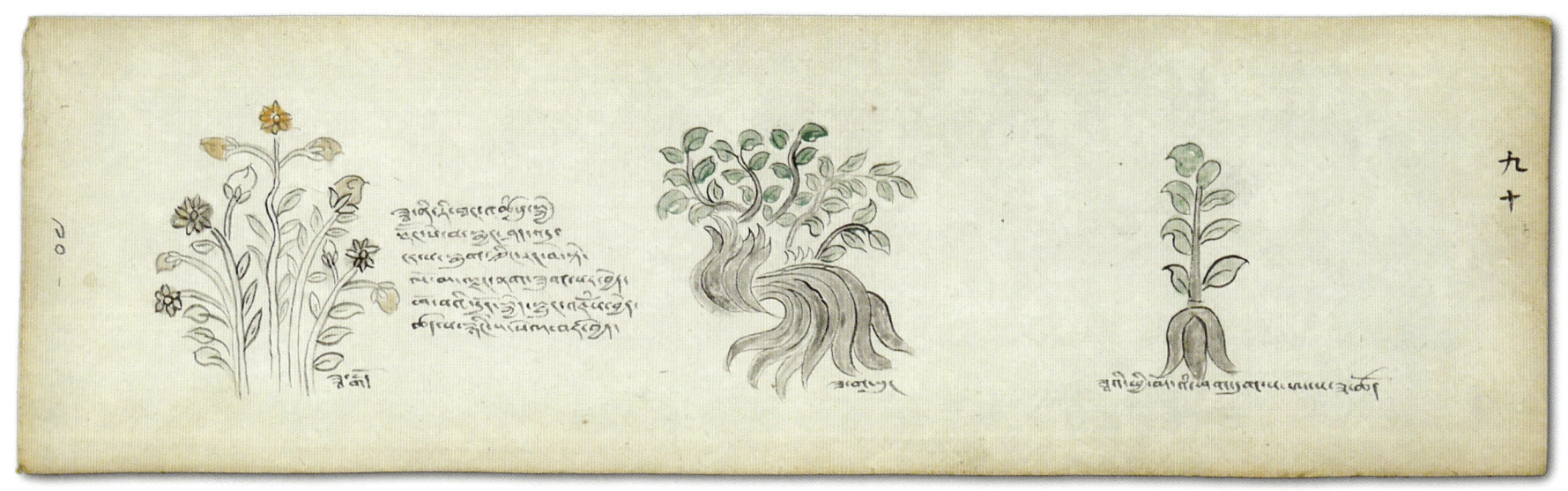

90b

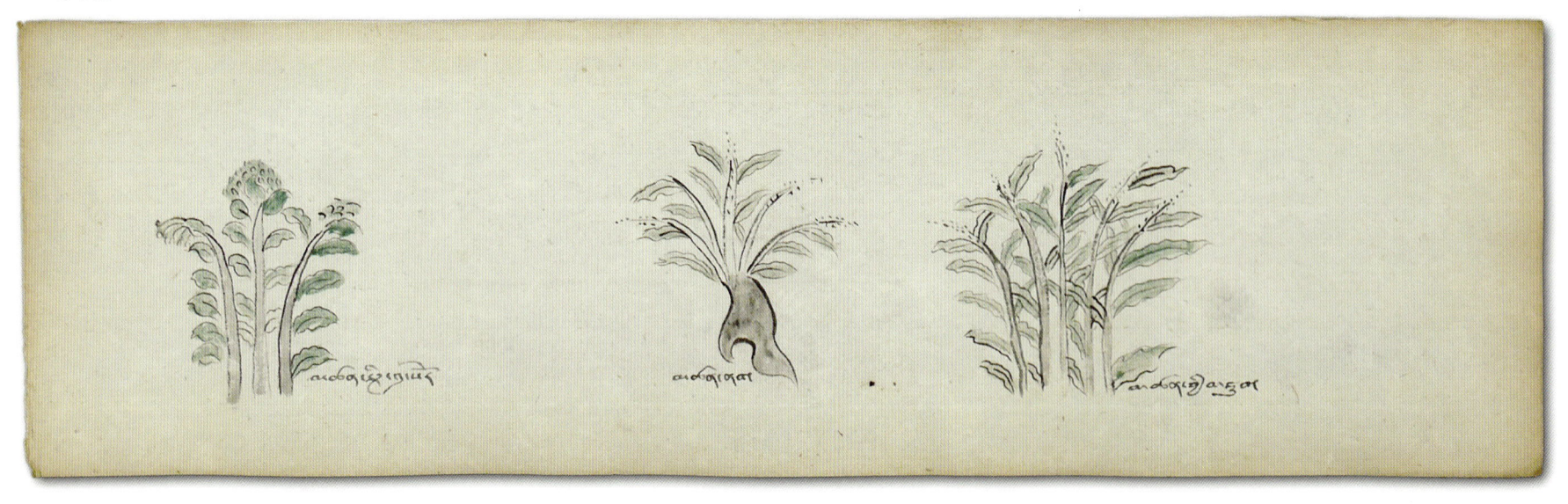

91a

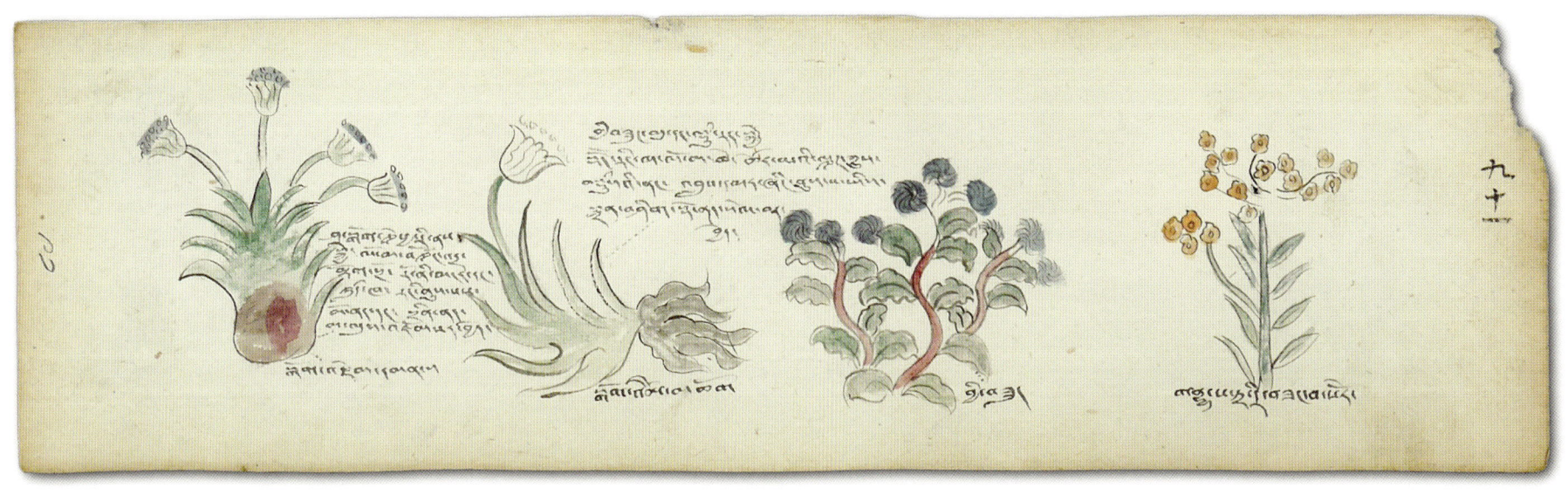

91b

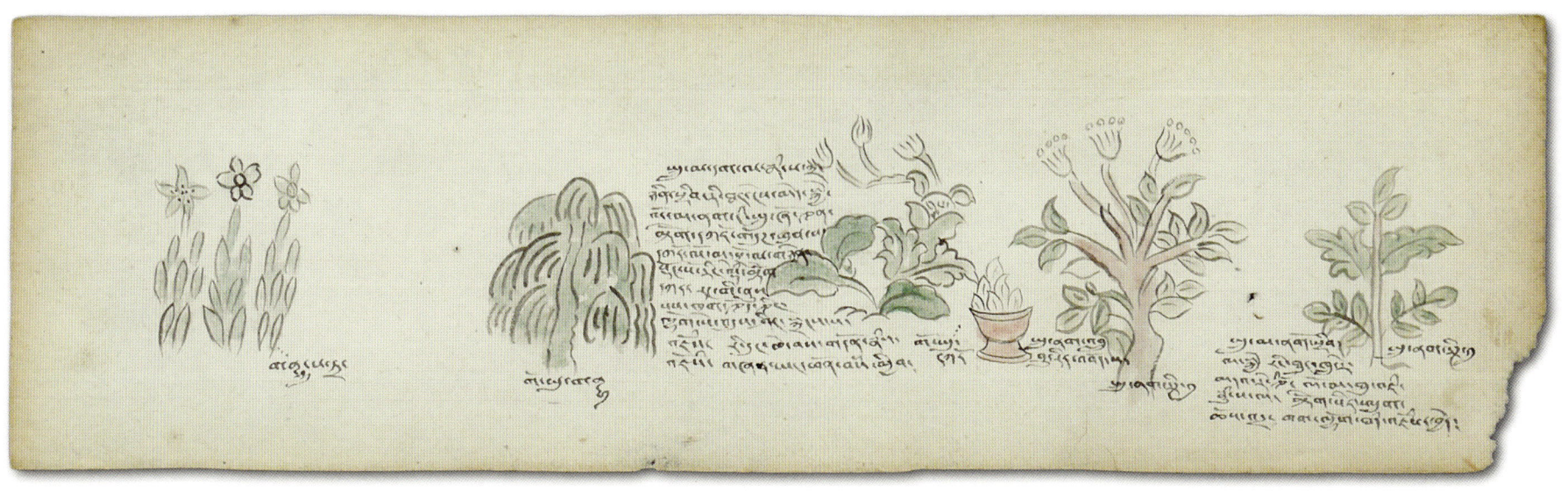

92a

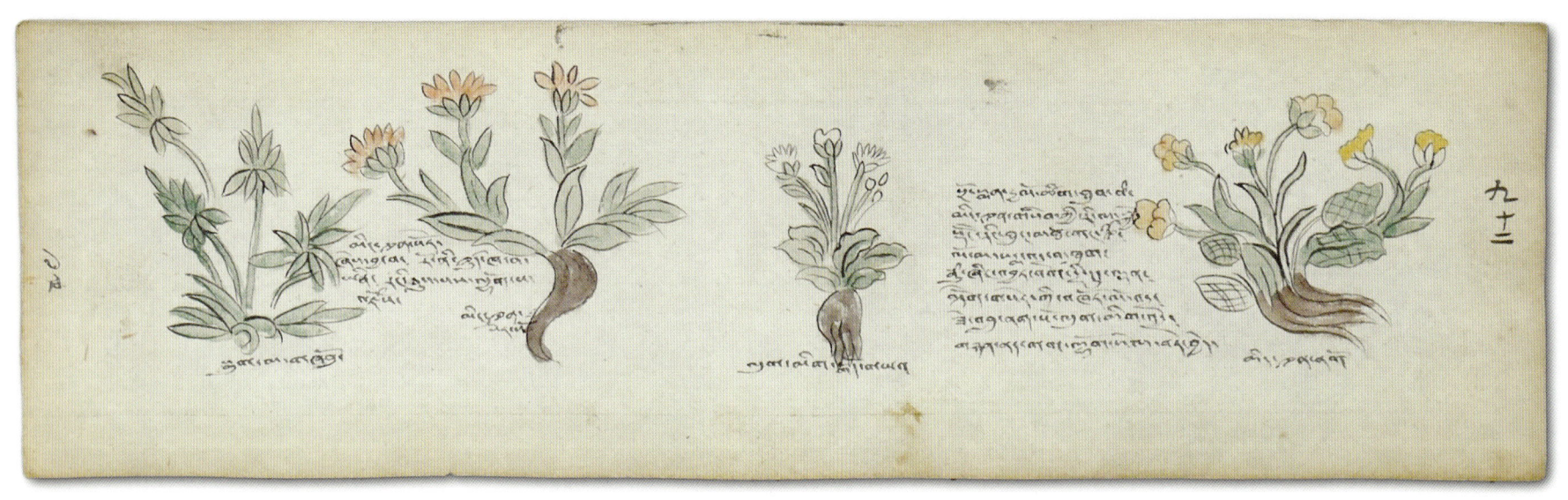

92b

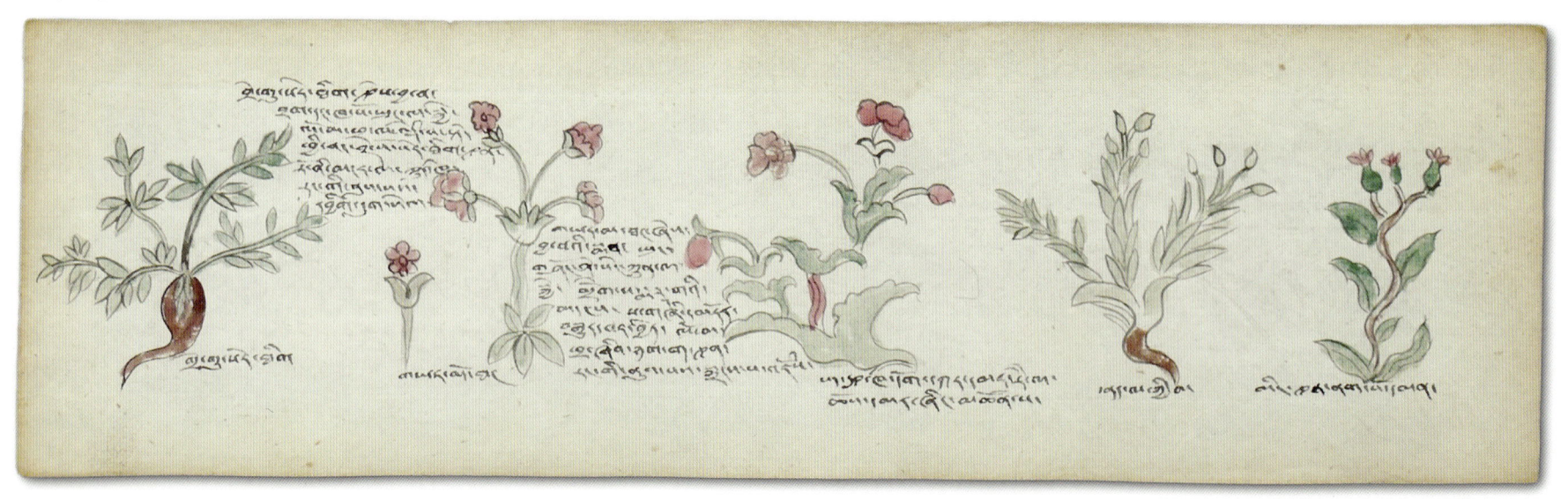

93a

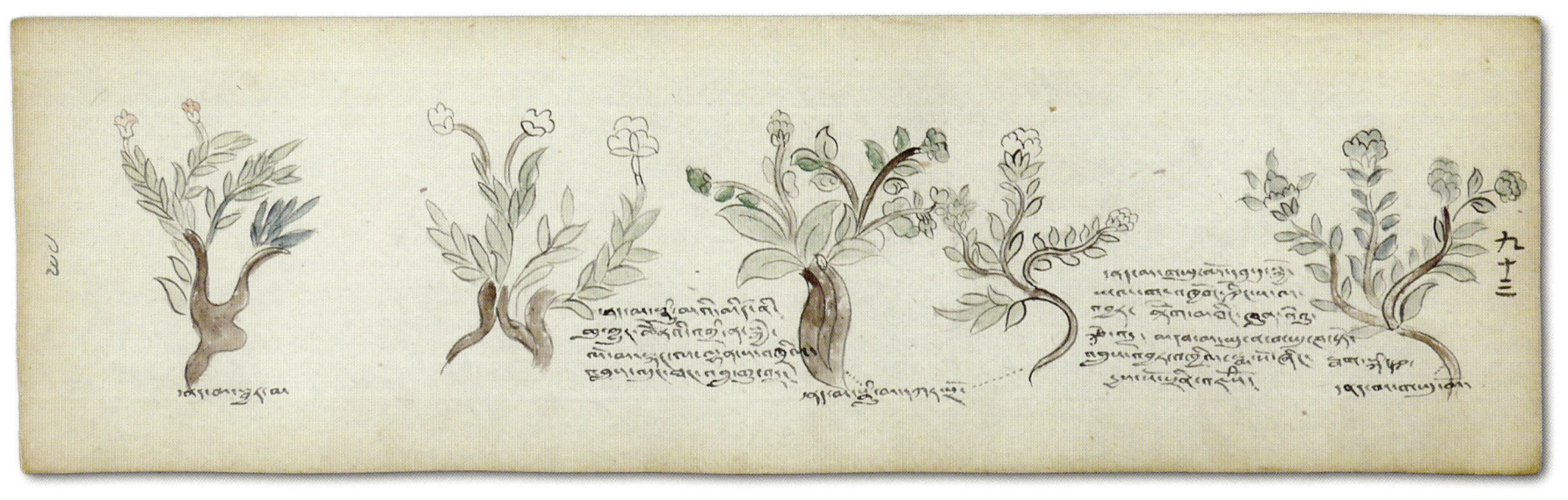

93b

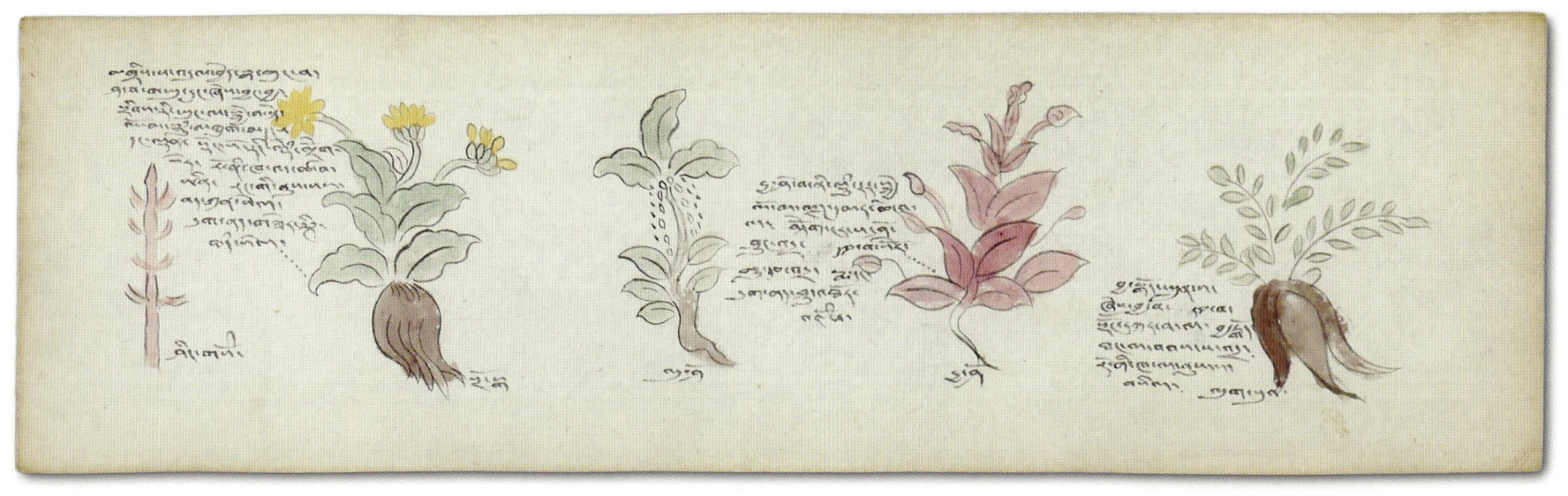

94a

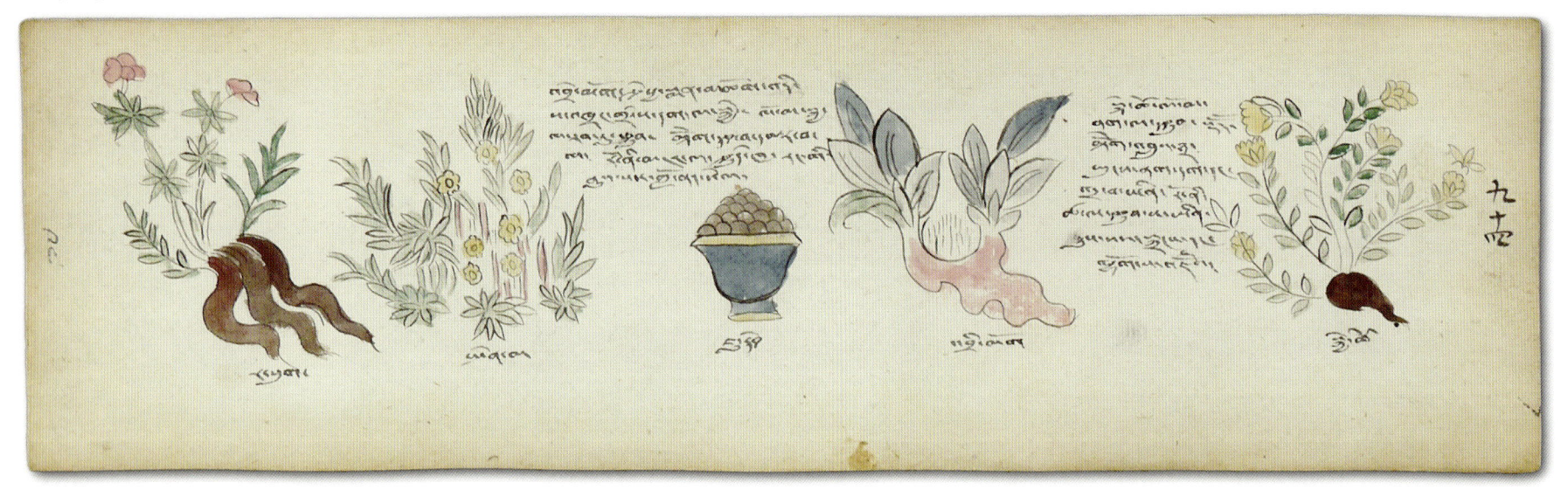

94b

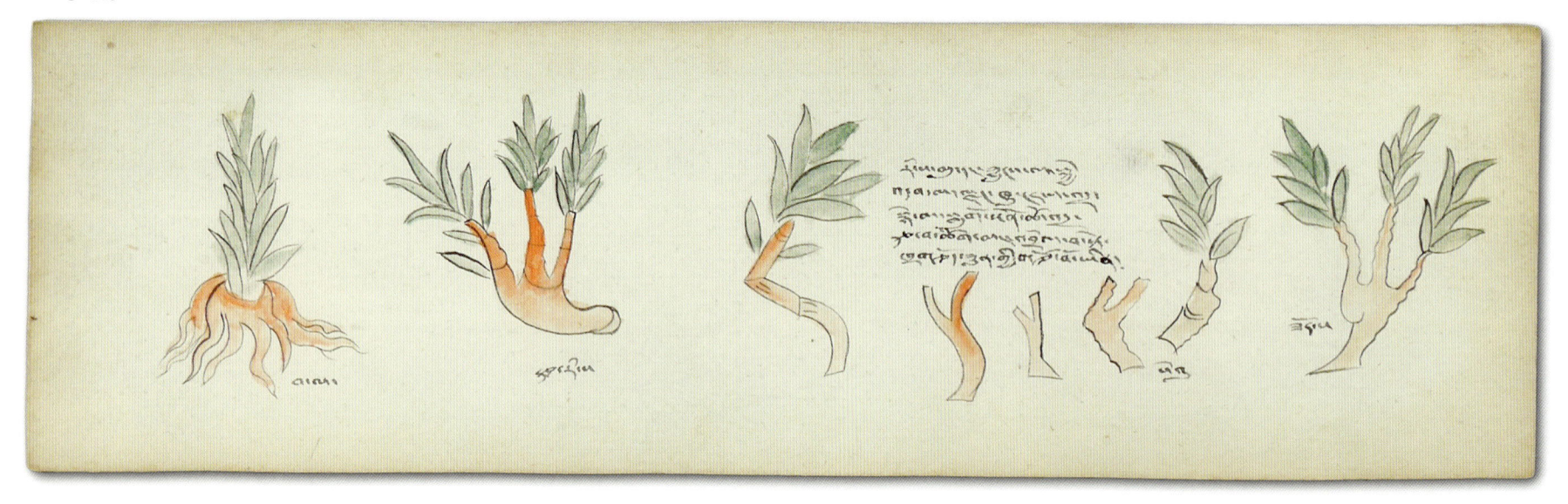

95a

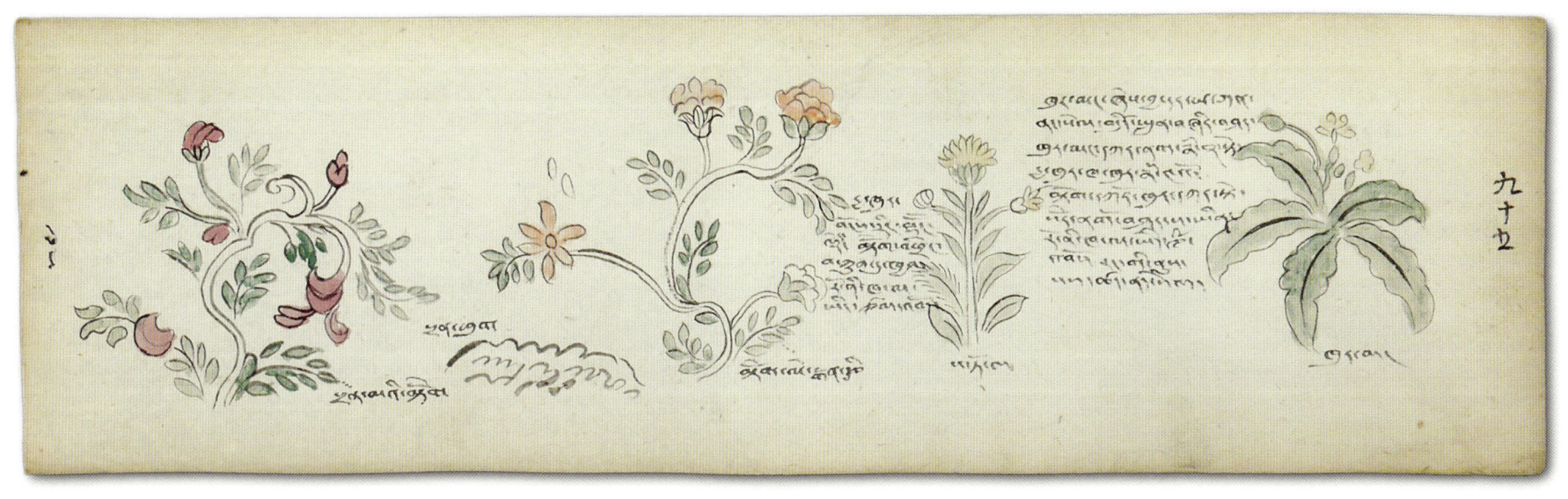

95b

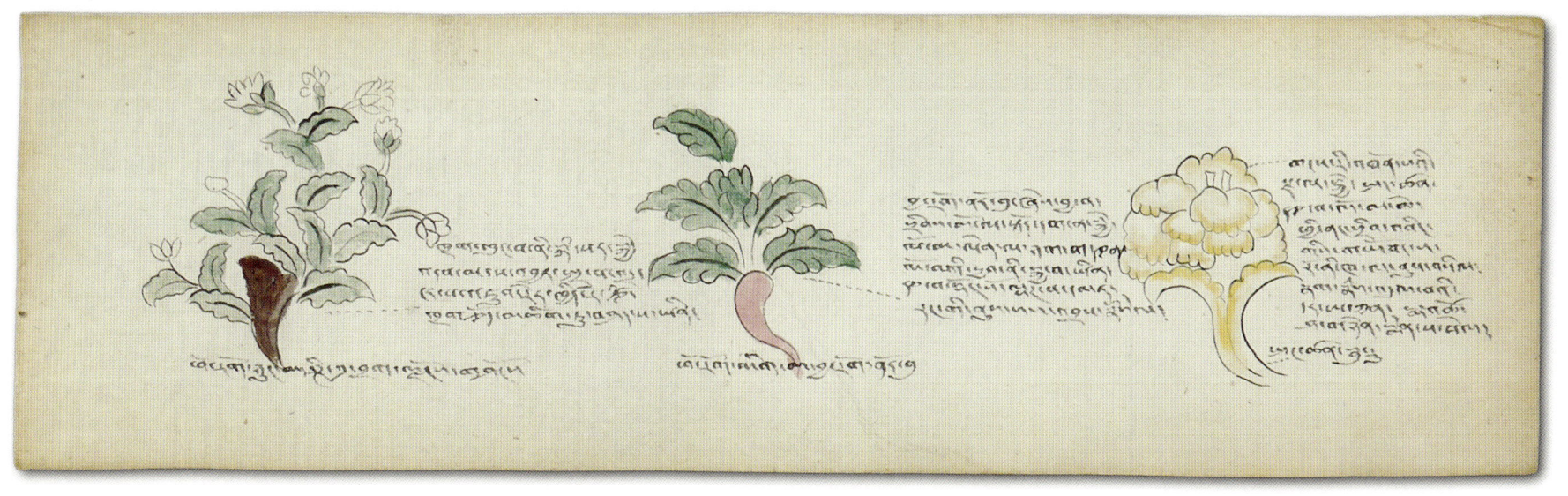

143

96a

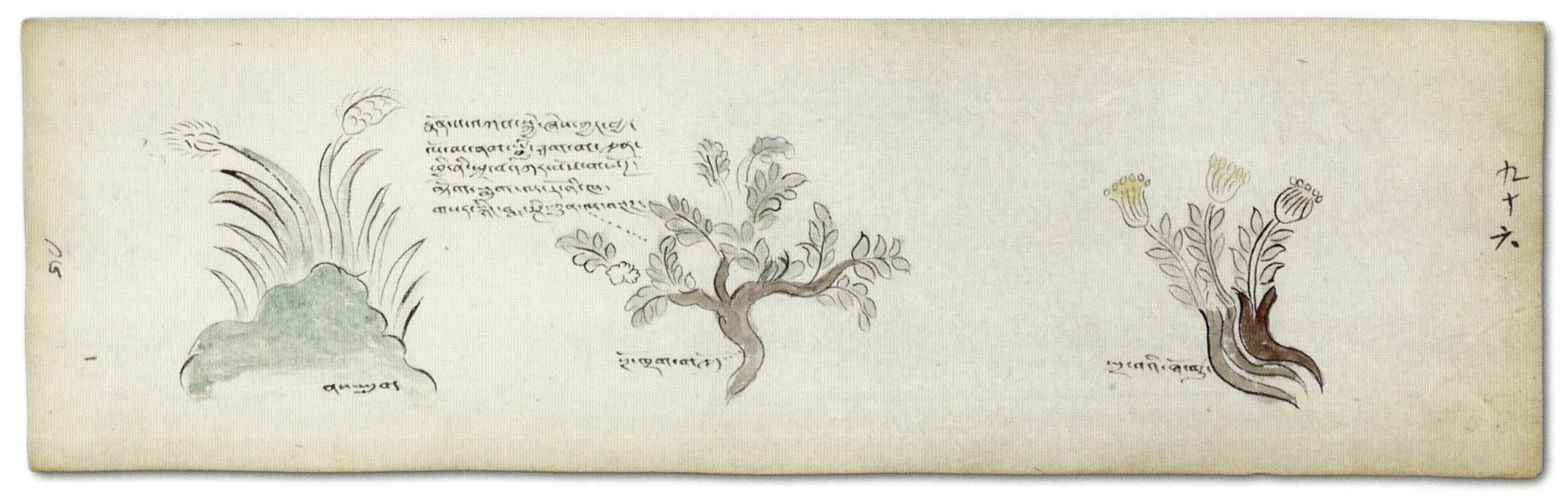

96b

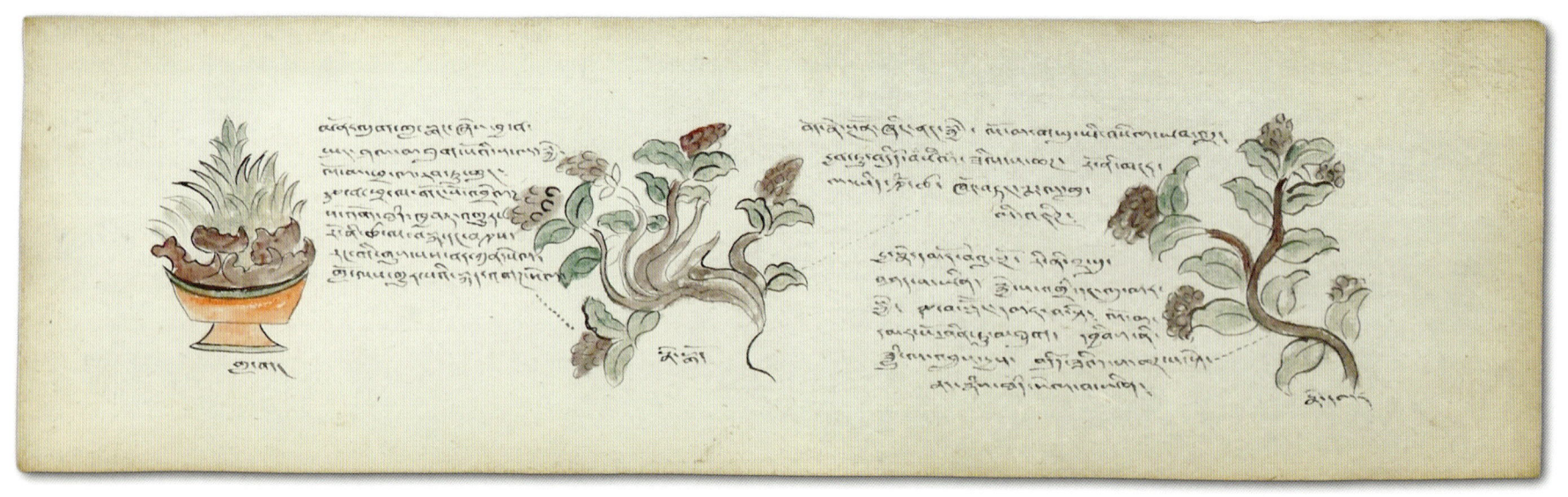

97a

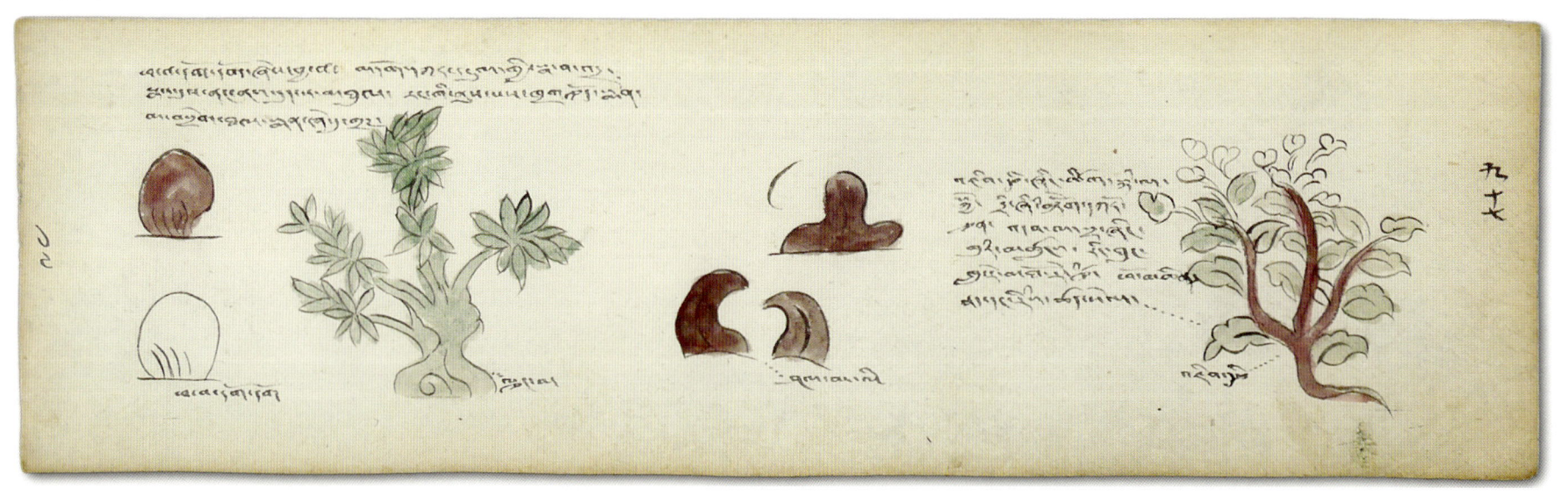

97b

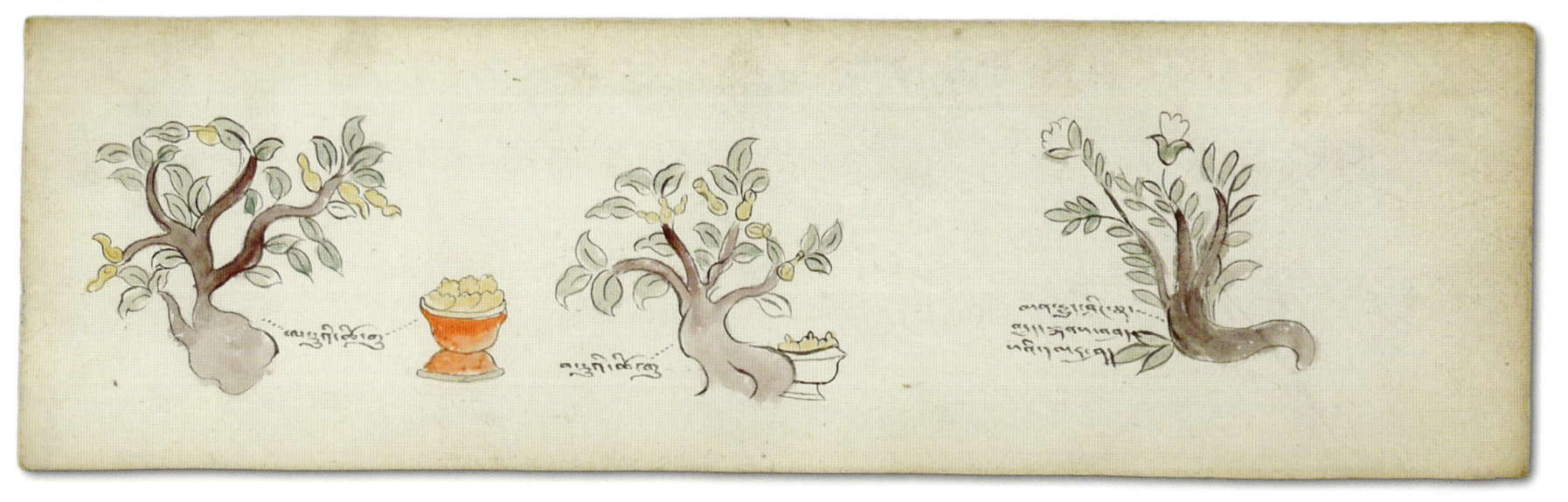

98a

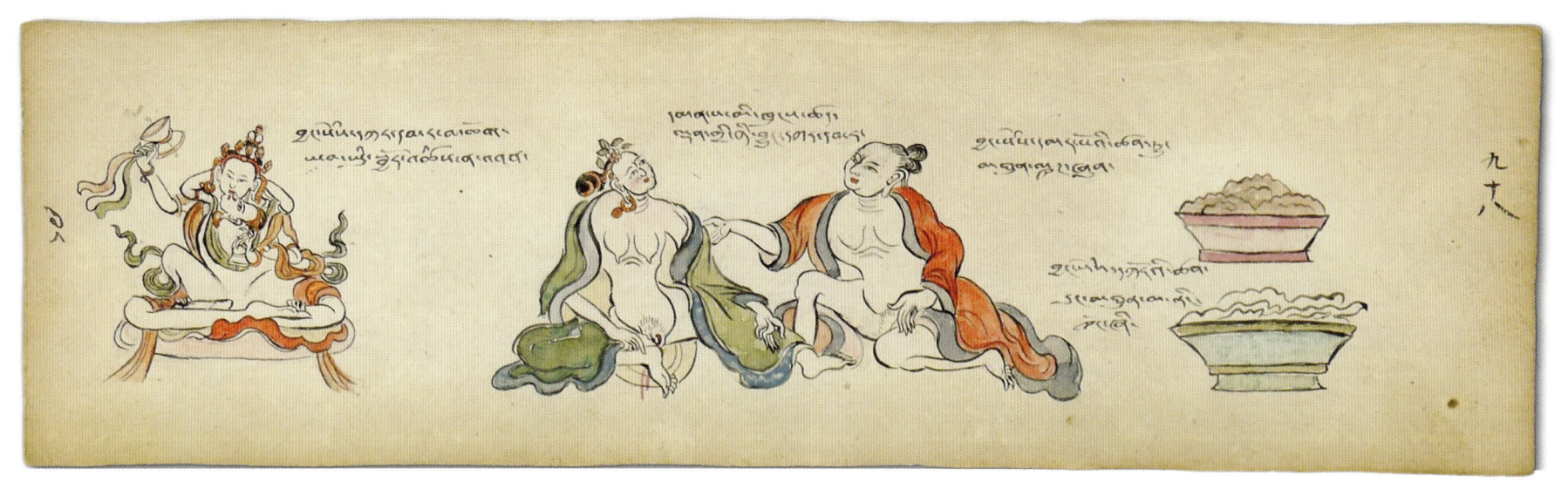

98b

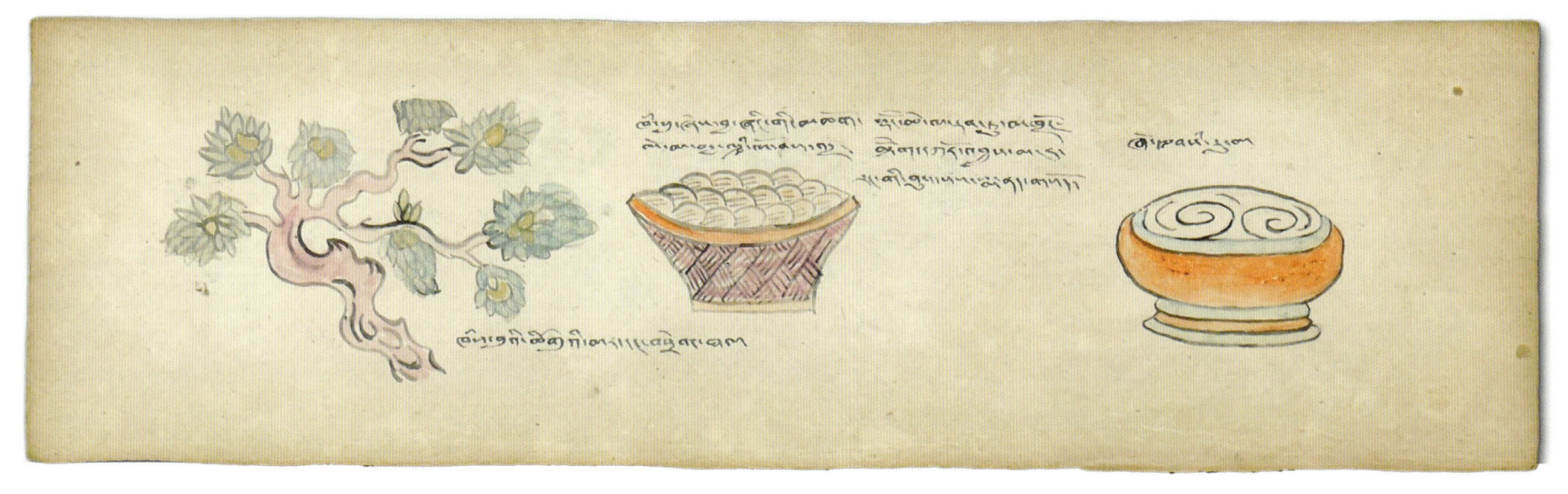

99a

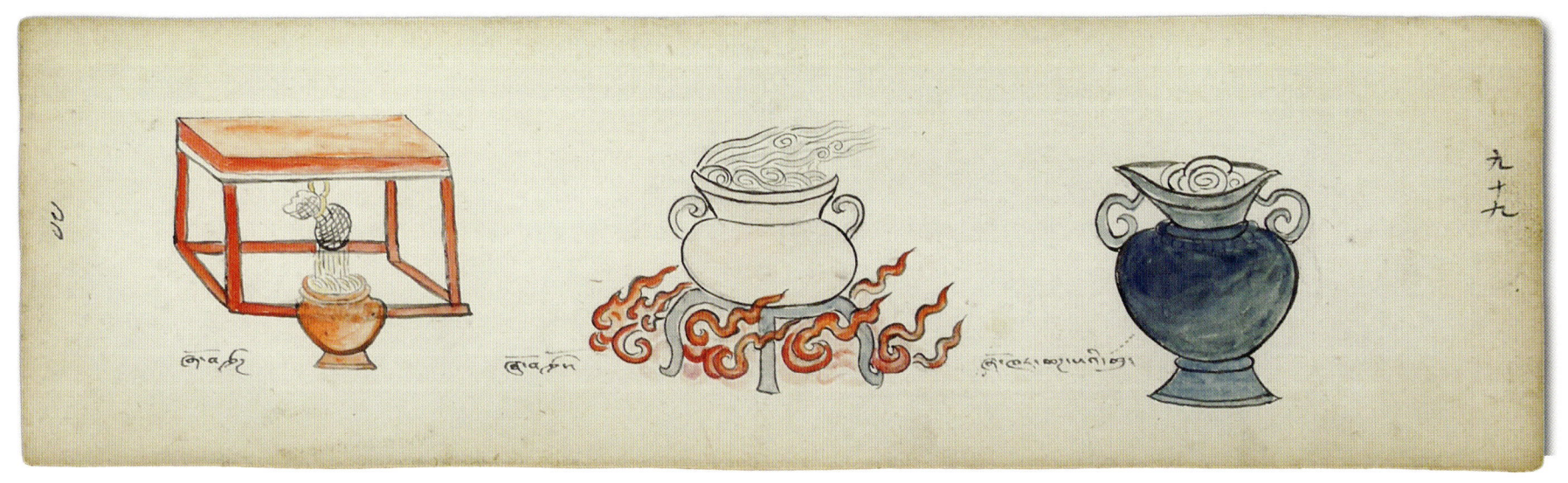

ཆ་ནཆ།   ཆ་ནཆ།   ཤ་འཁར་ལྱ་པ་ལིཾག

九十九

99b

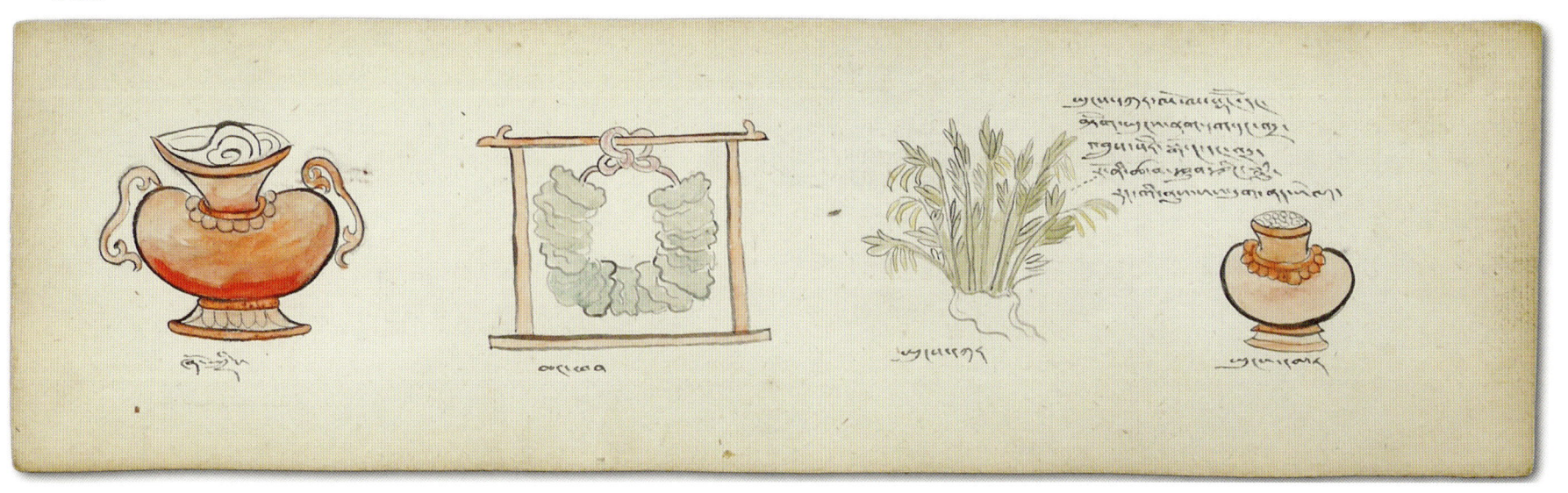

ཆ་ངུཾ།   གཱ་ལཾཔ།   གུལ་པའི་ནུ   གུལ་པའི་ནུ

147

101a

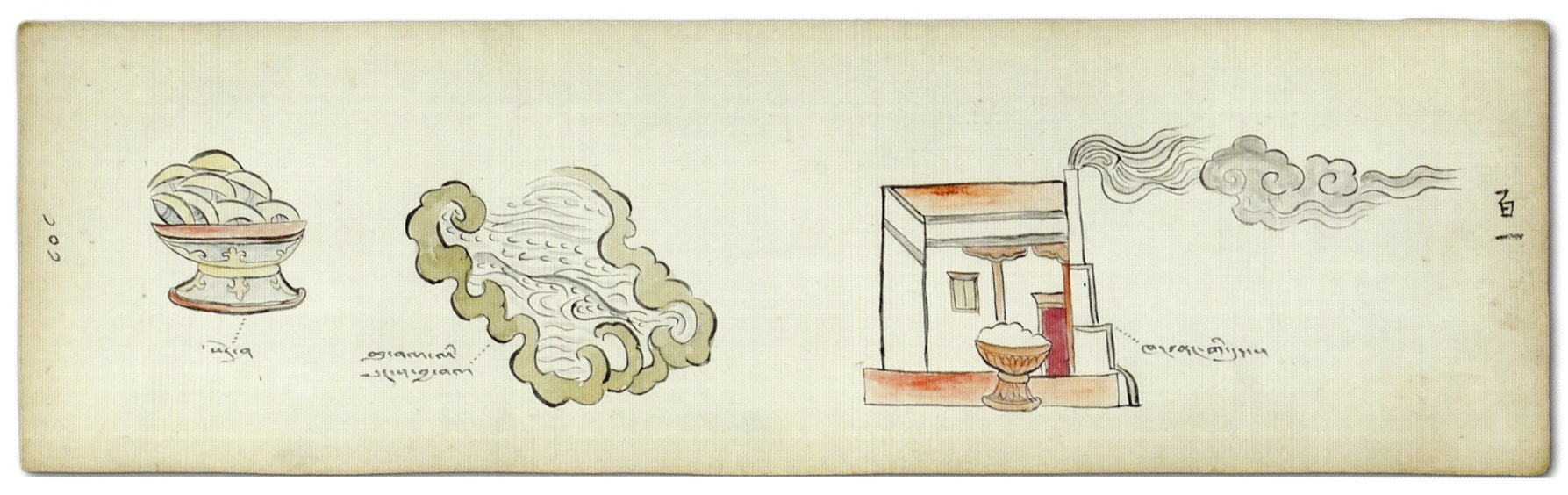

101b

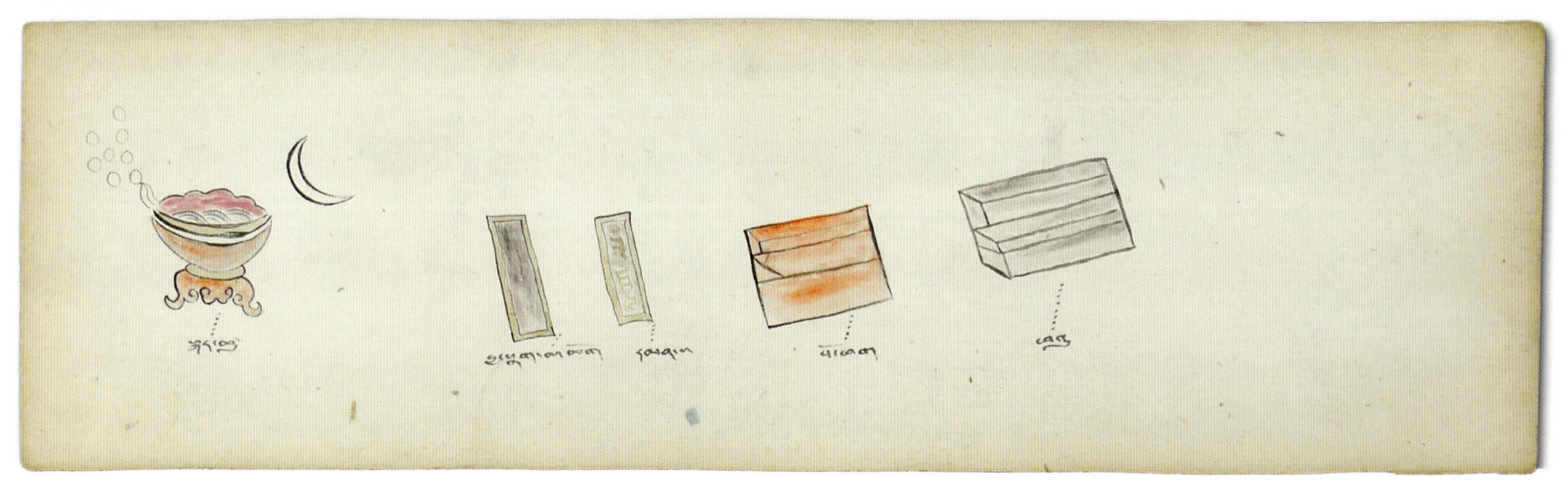

102a

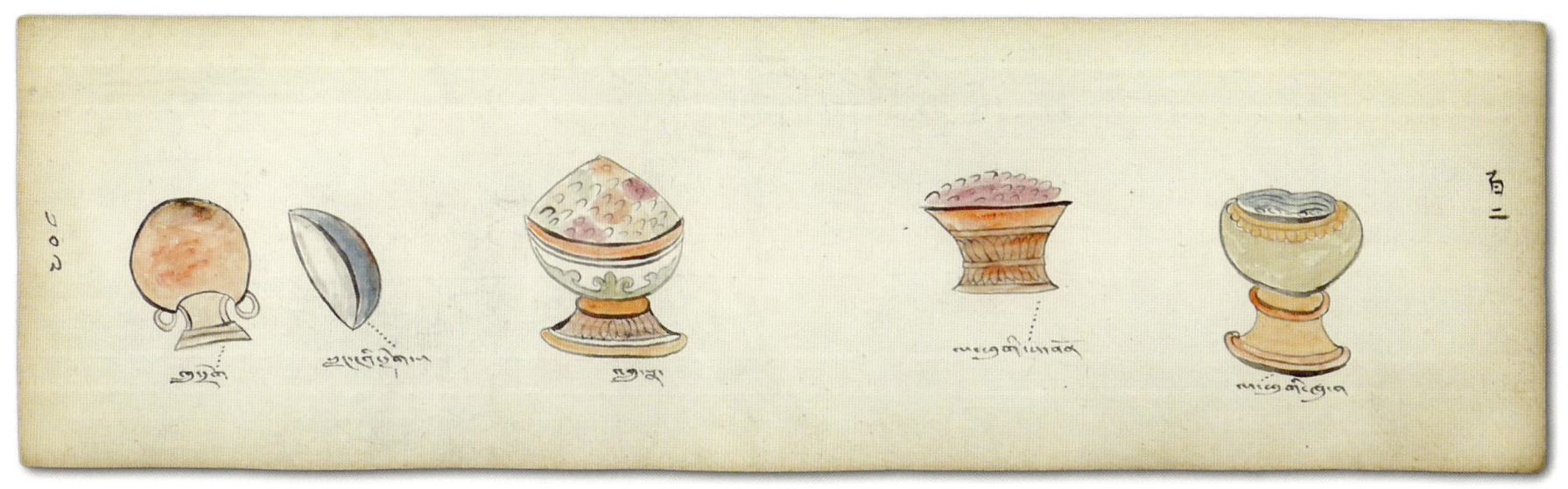

102b

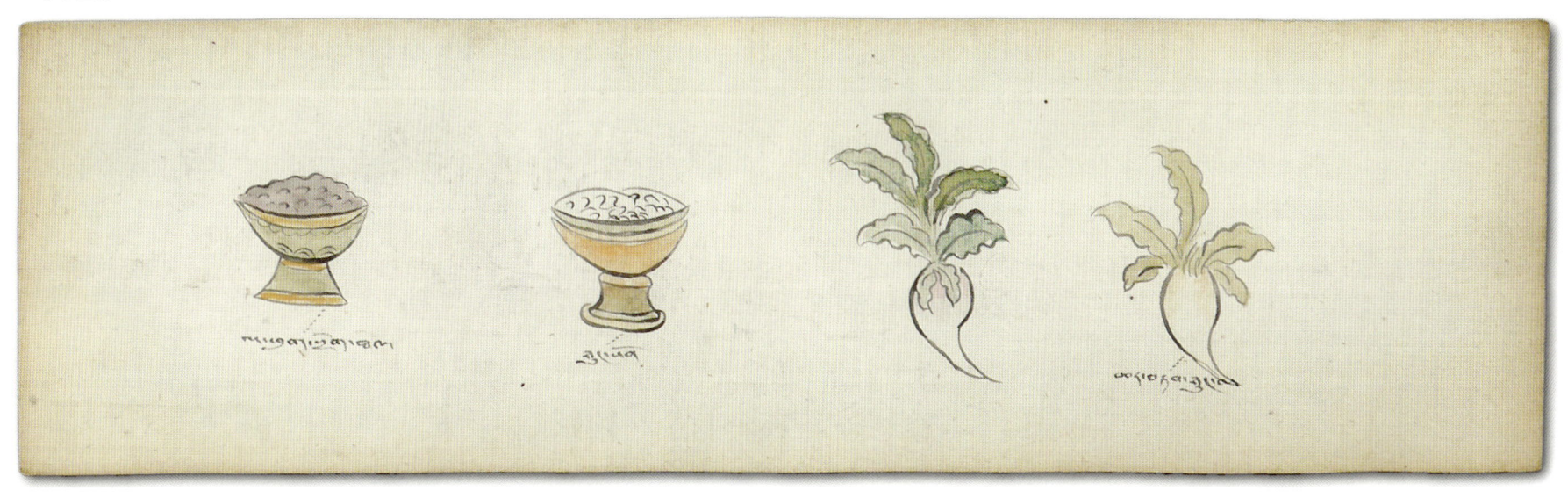

103a

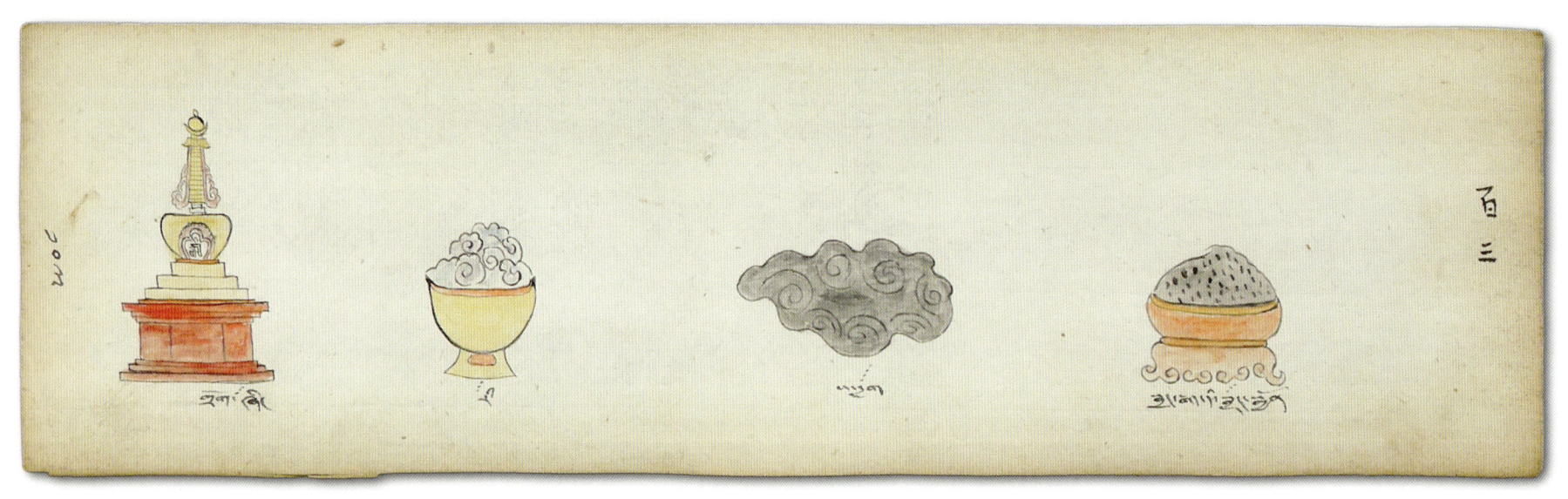

103b

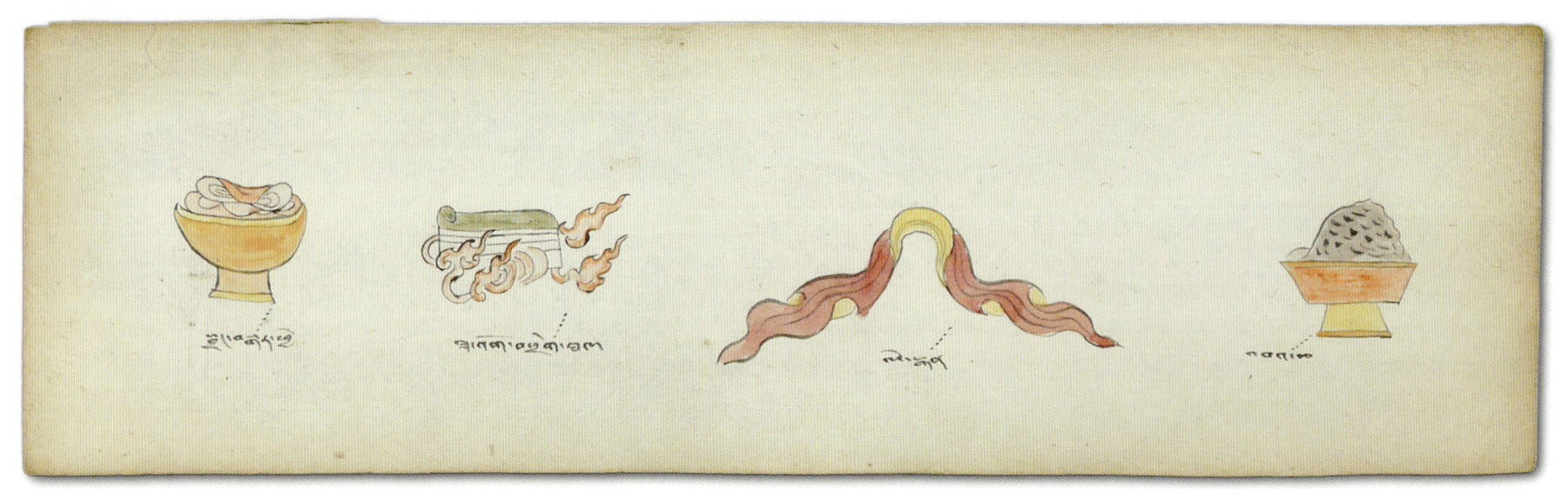

104a

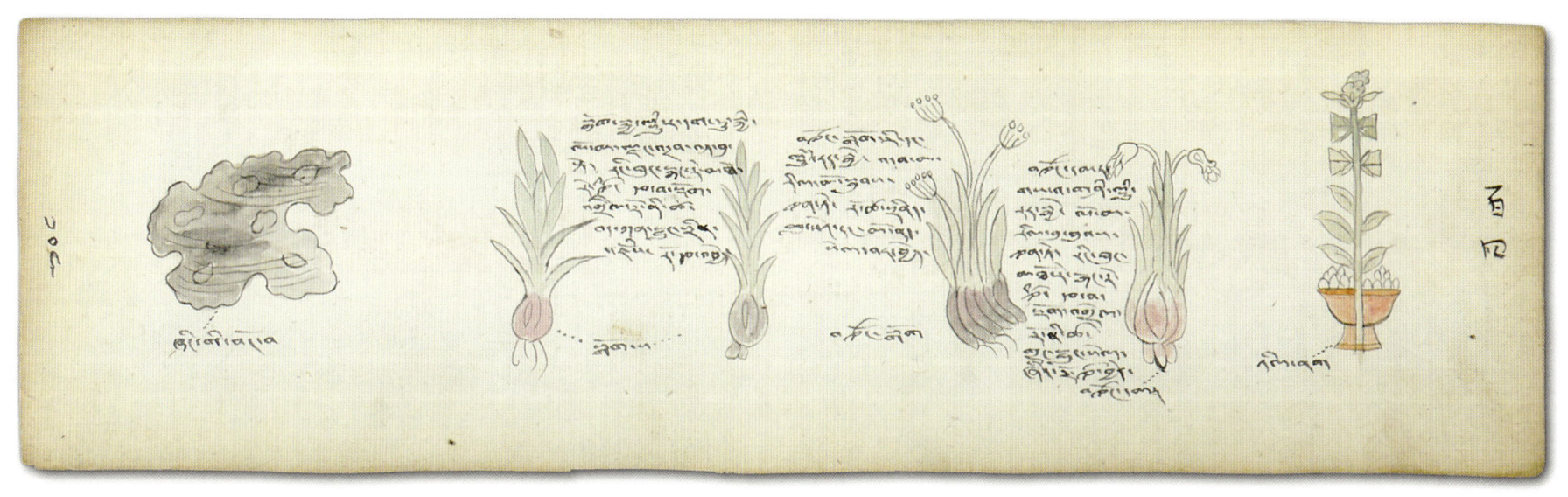

104b

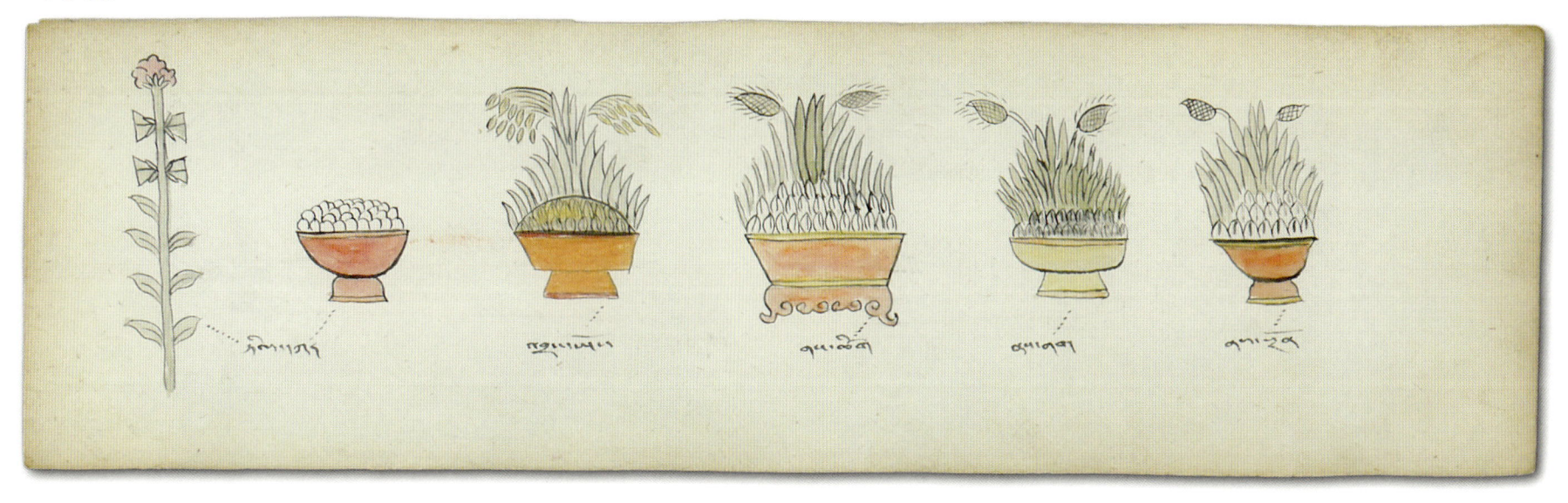

105a

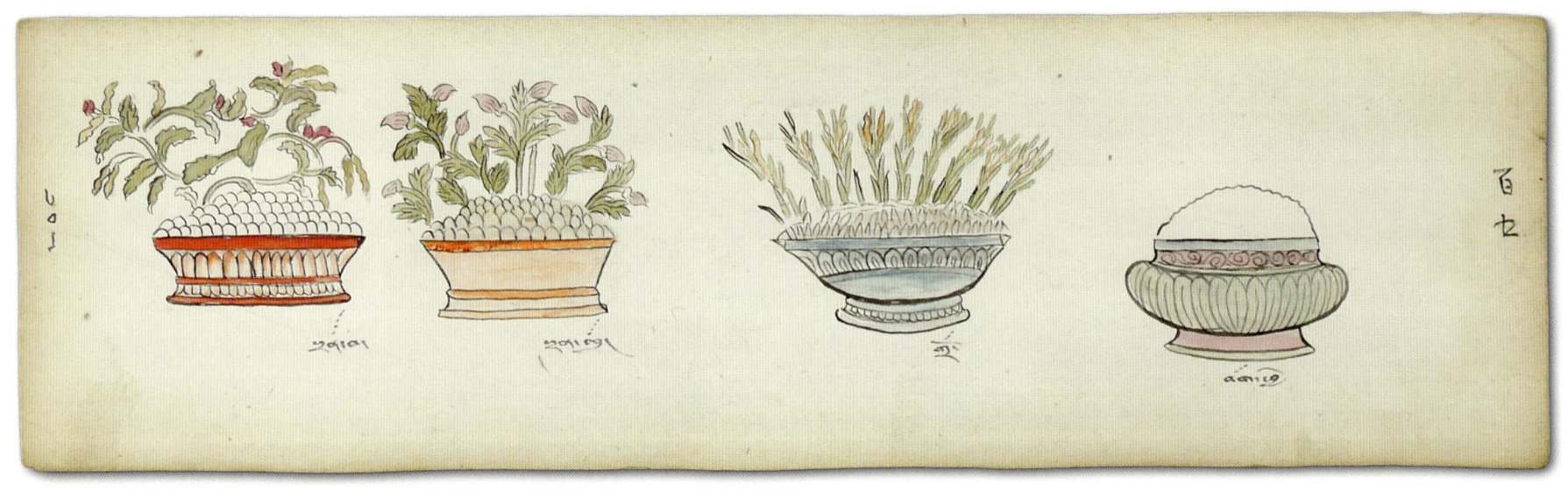

105b

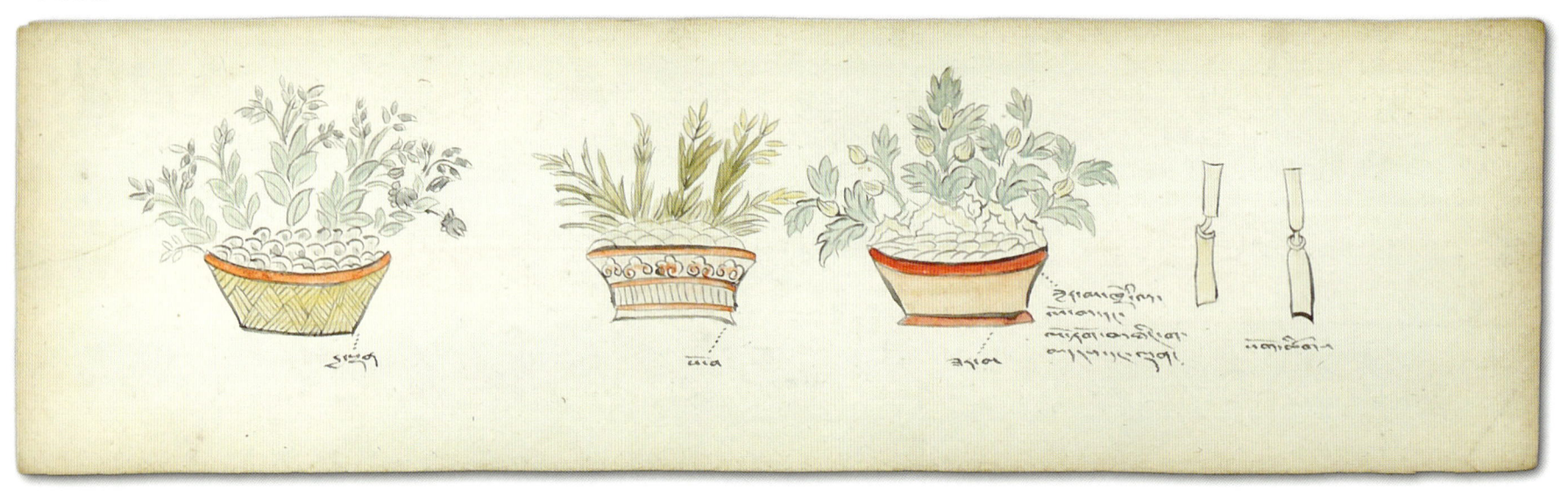

106a

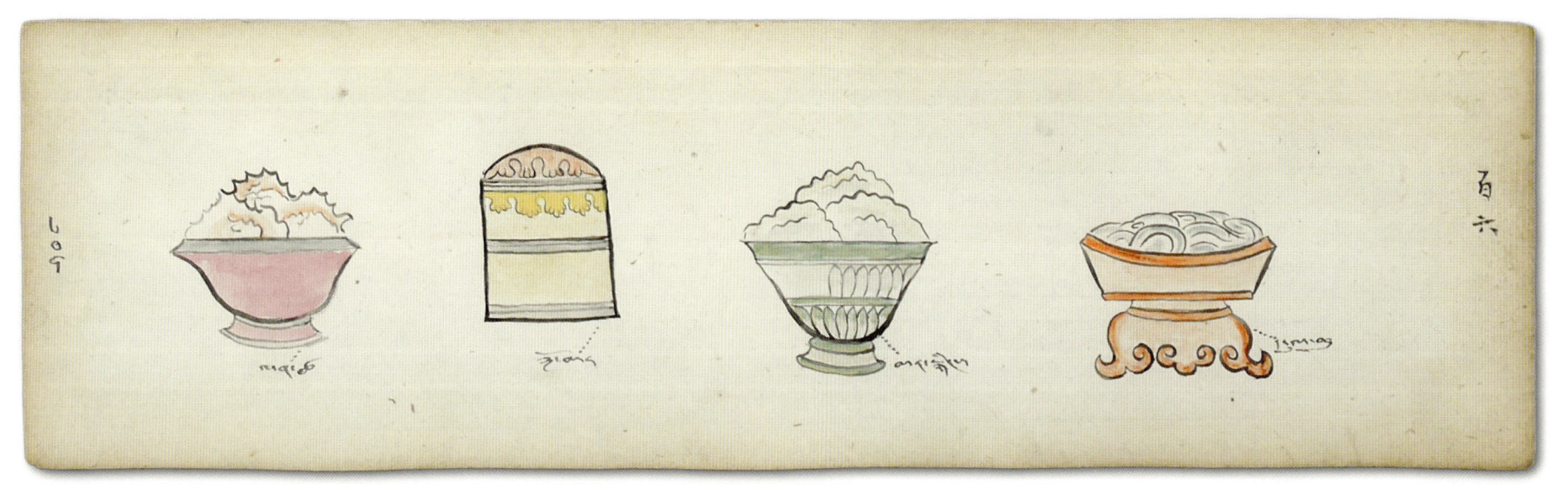

106b

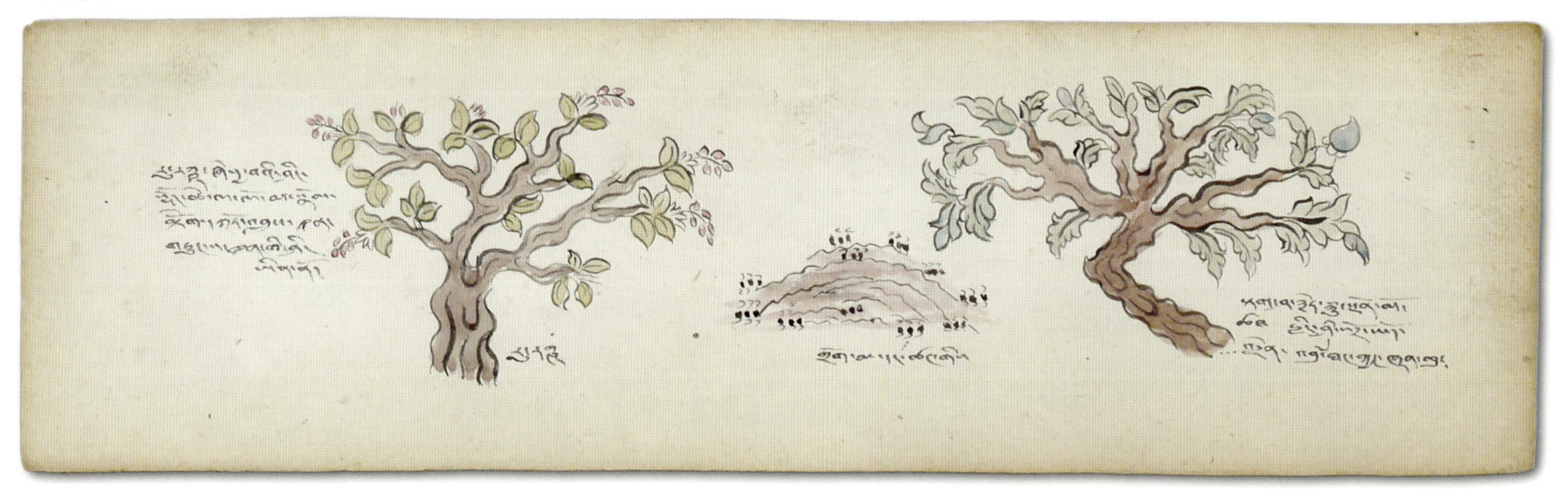

108a

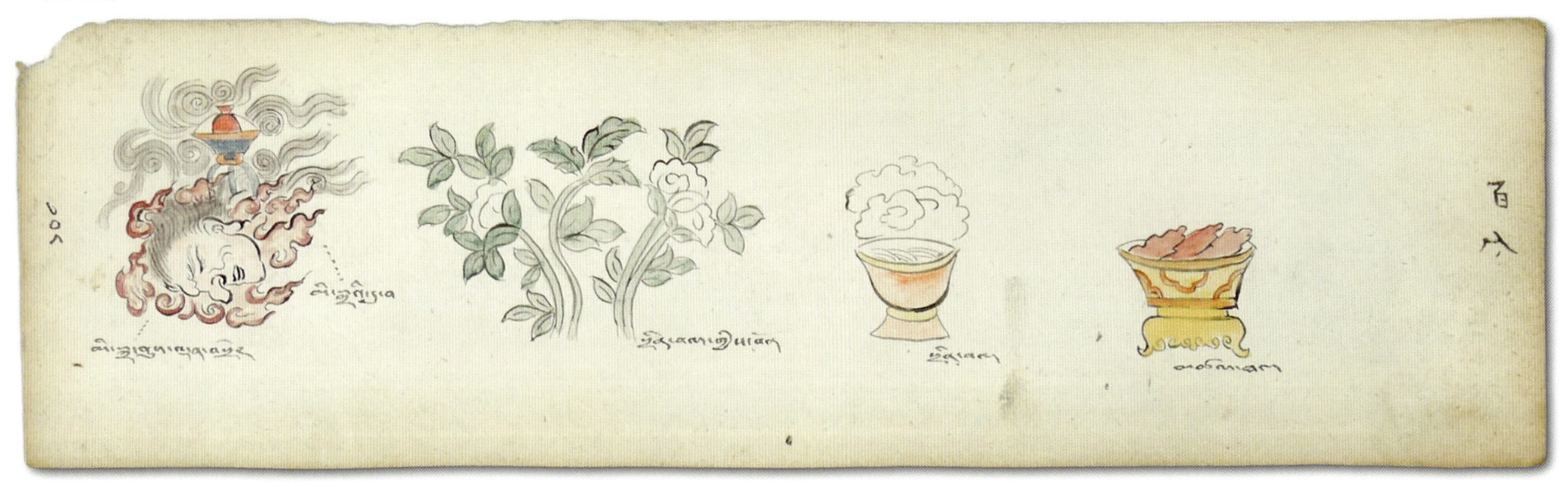

108b

109a

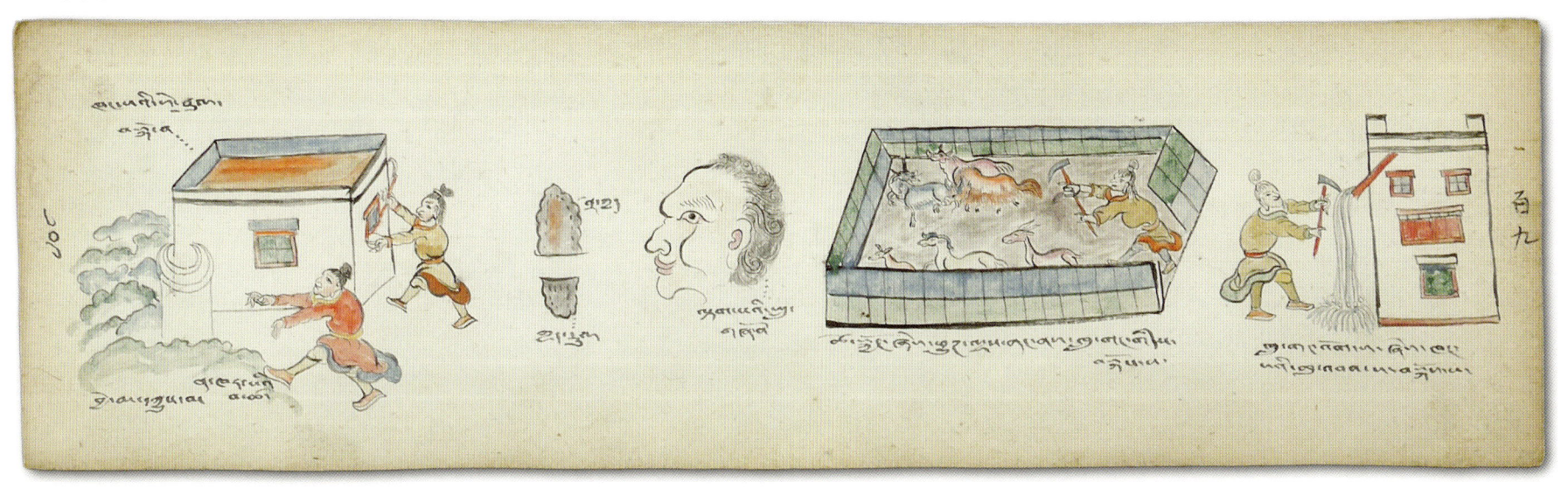

109b

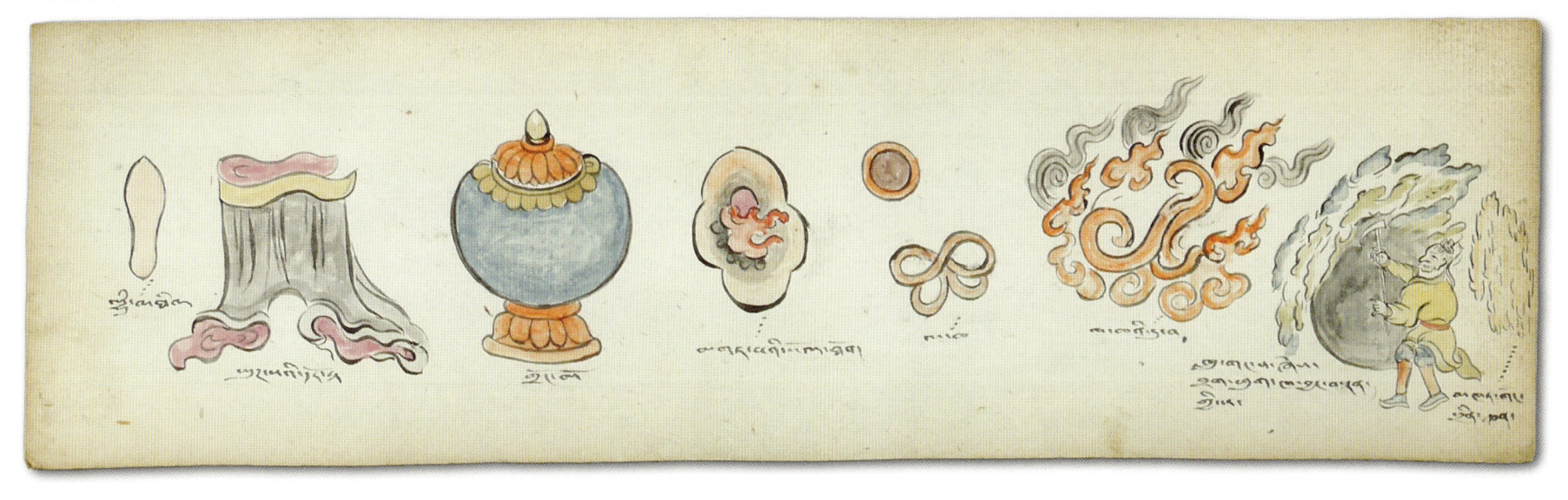

110a

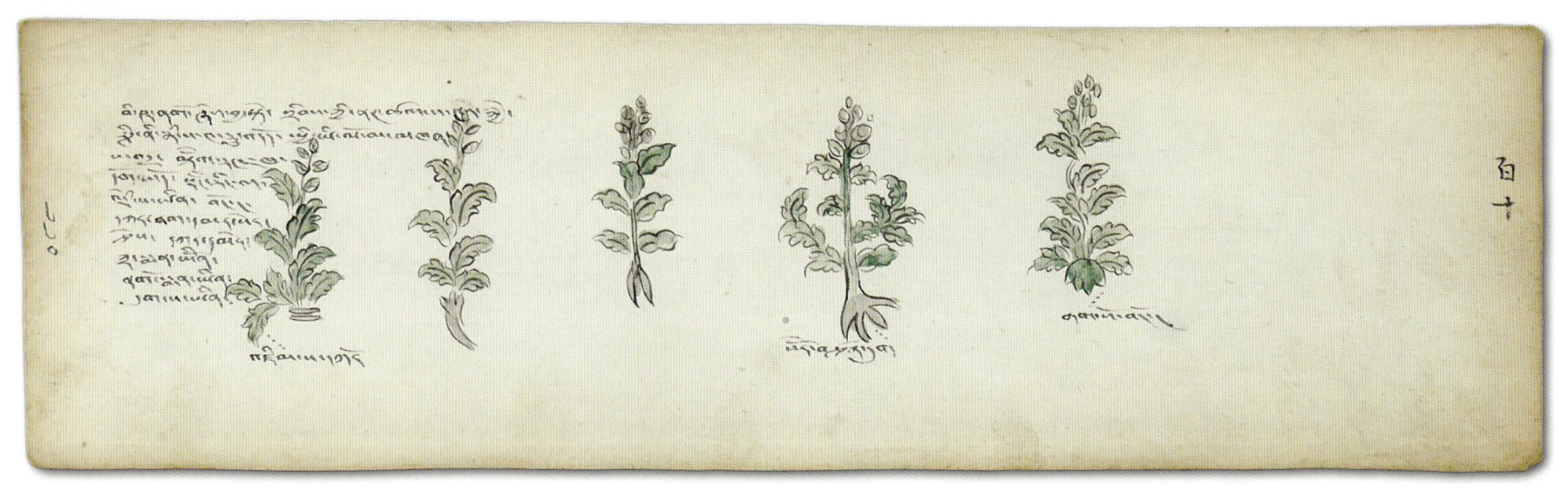

110b

111a

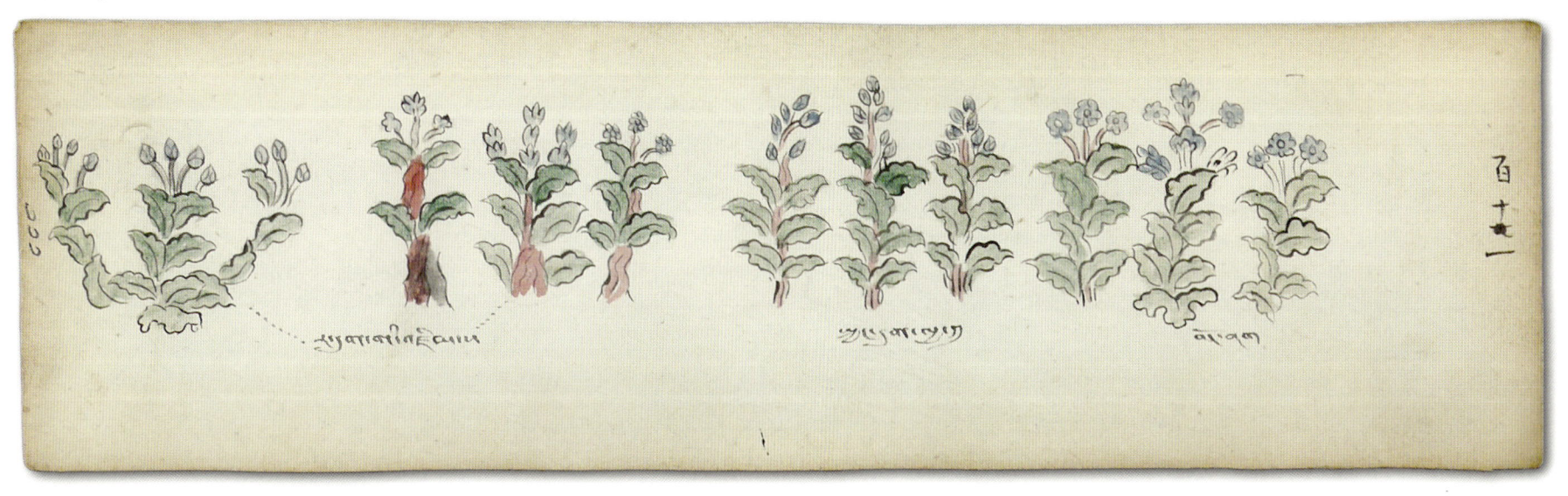

111b

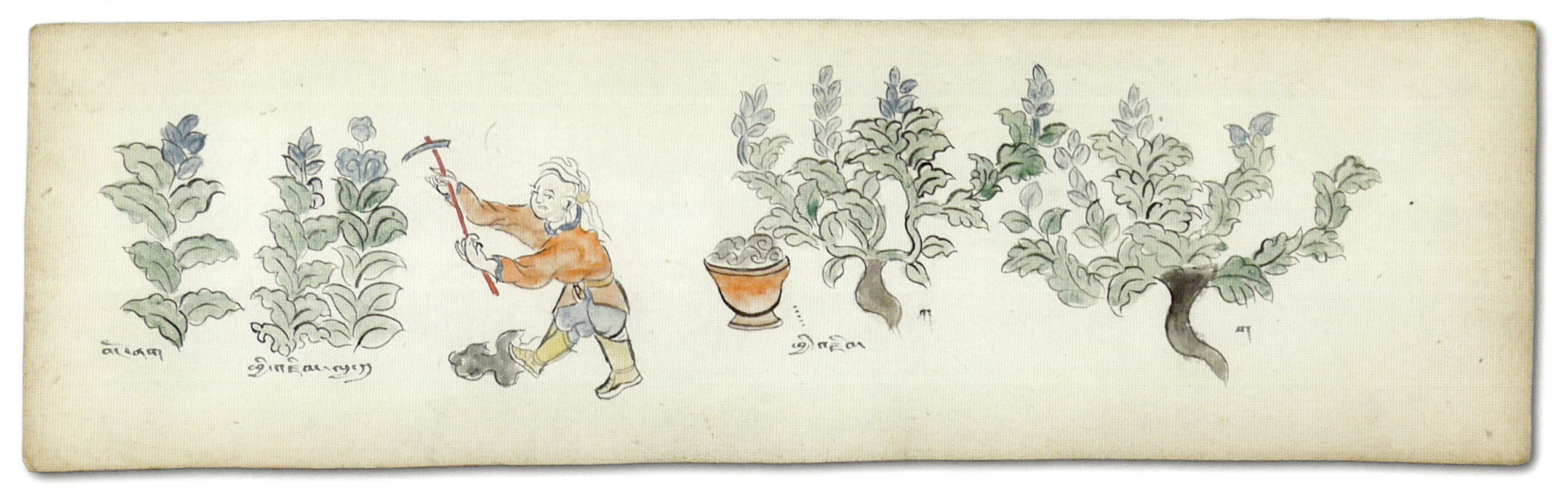

112a

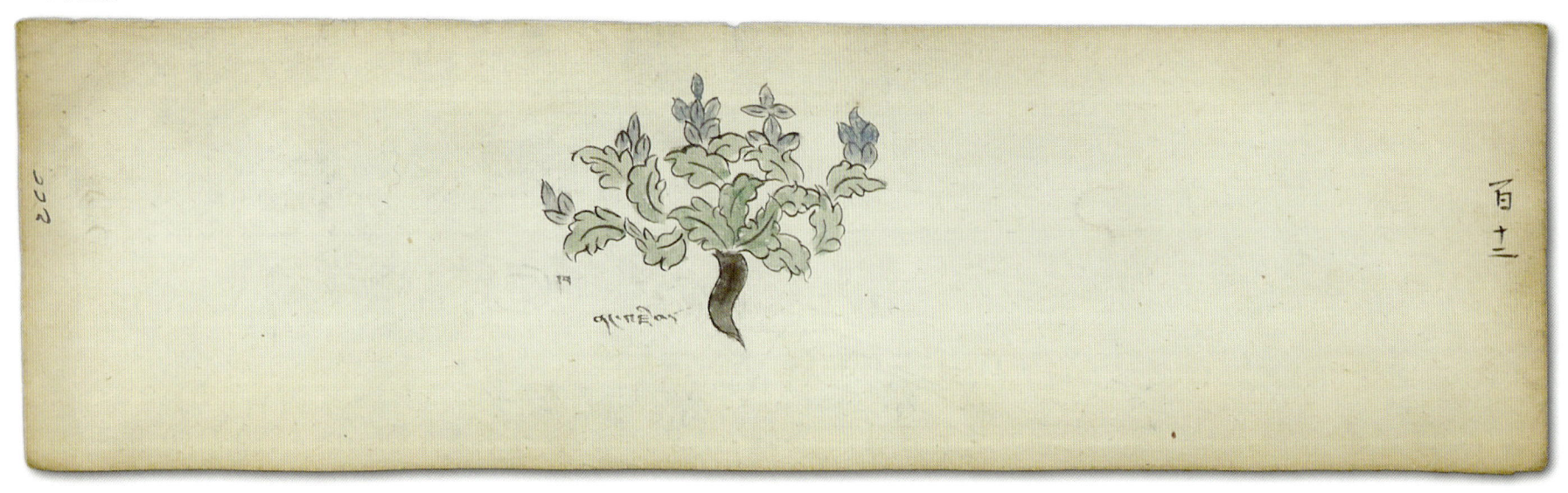

112b

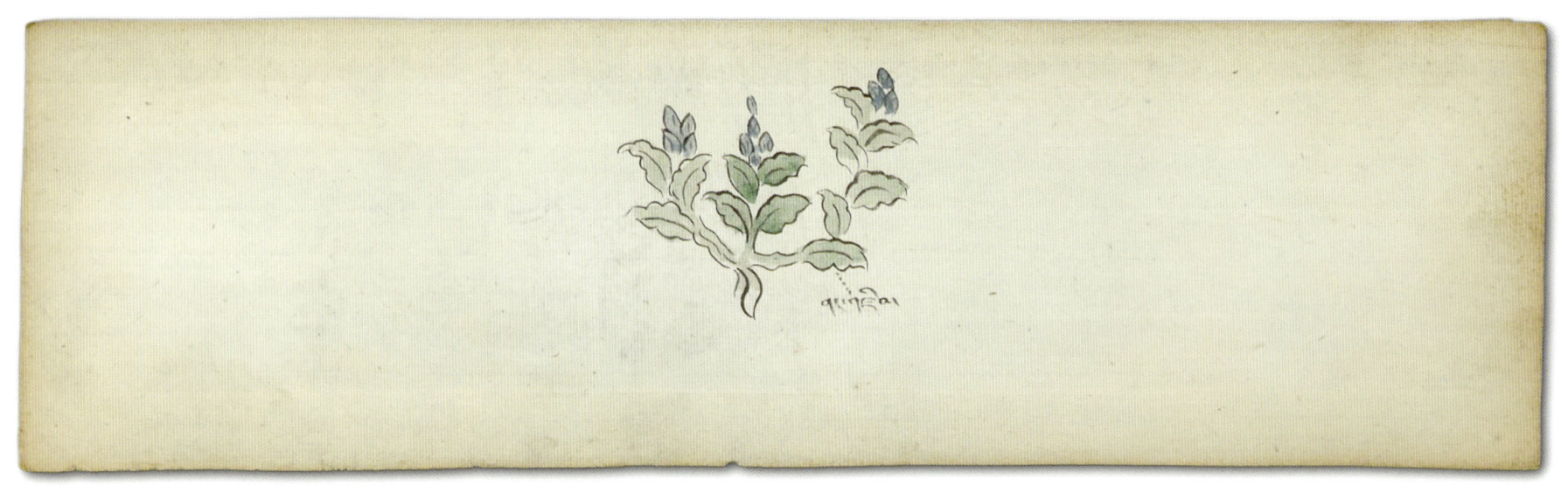

113a

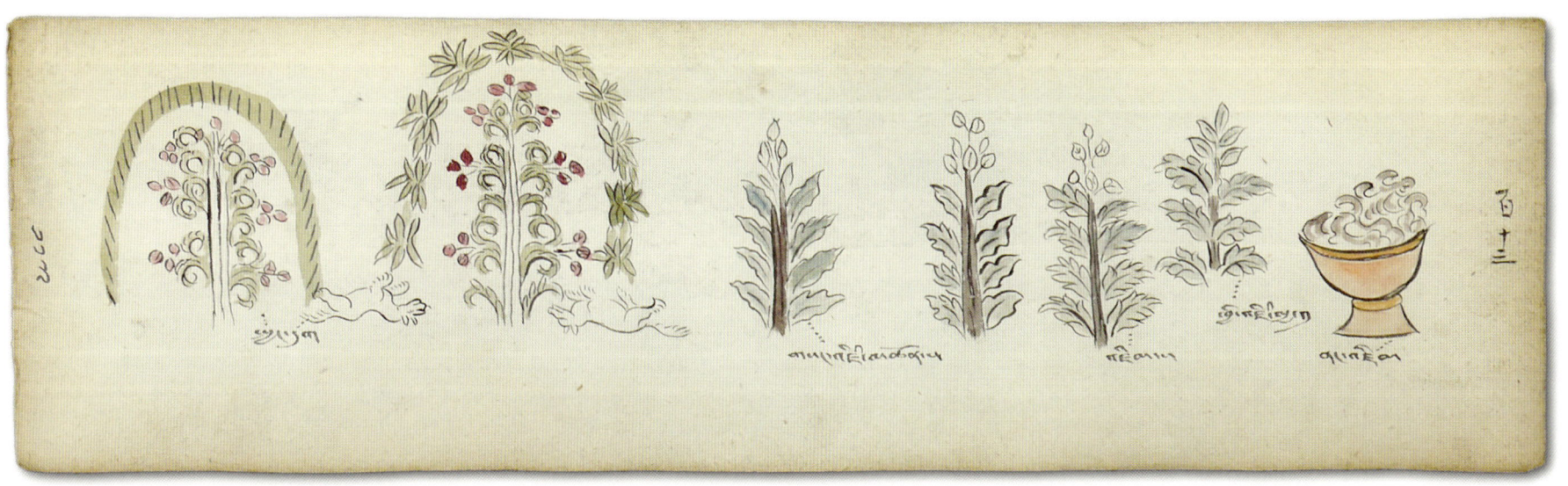

113b

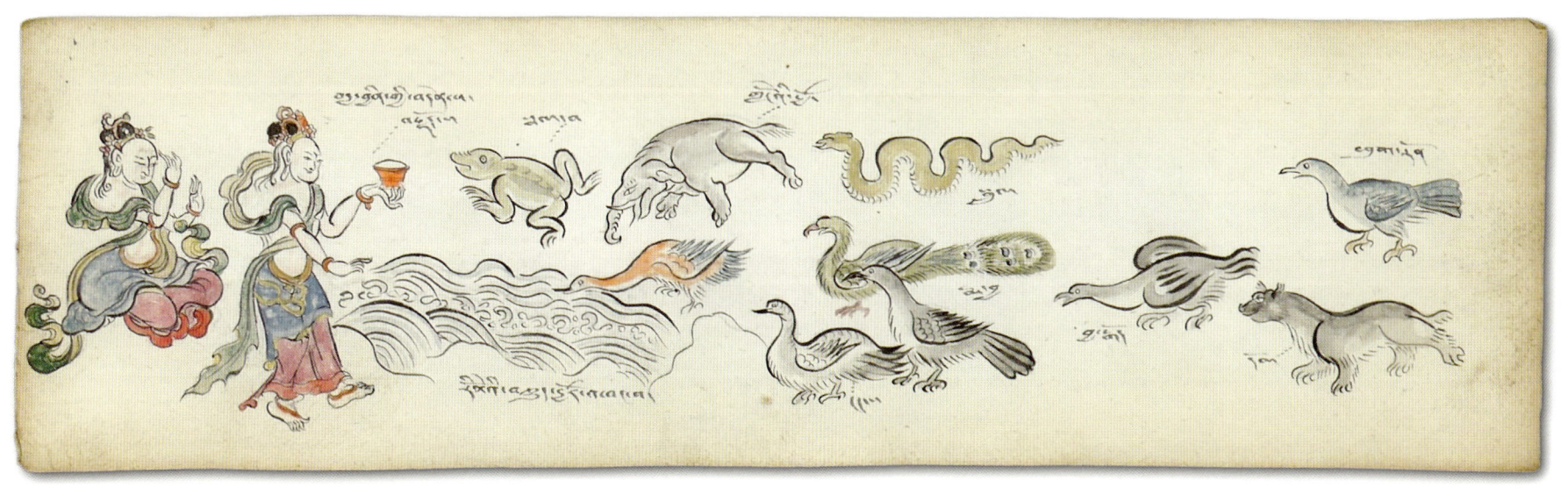

114a

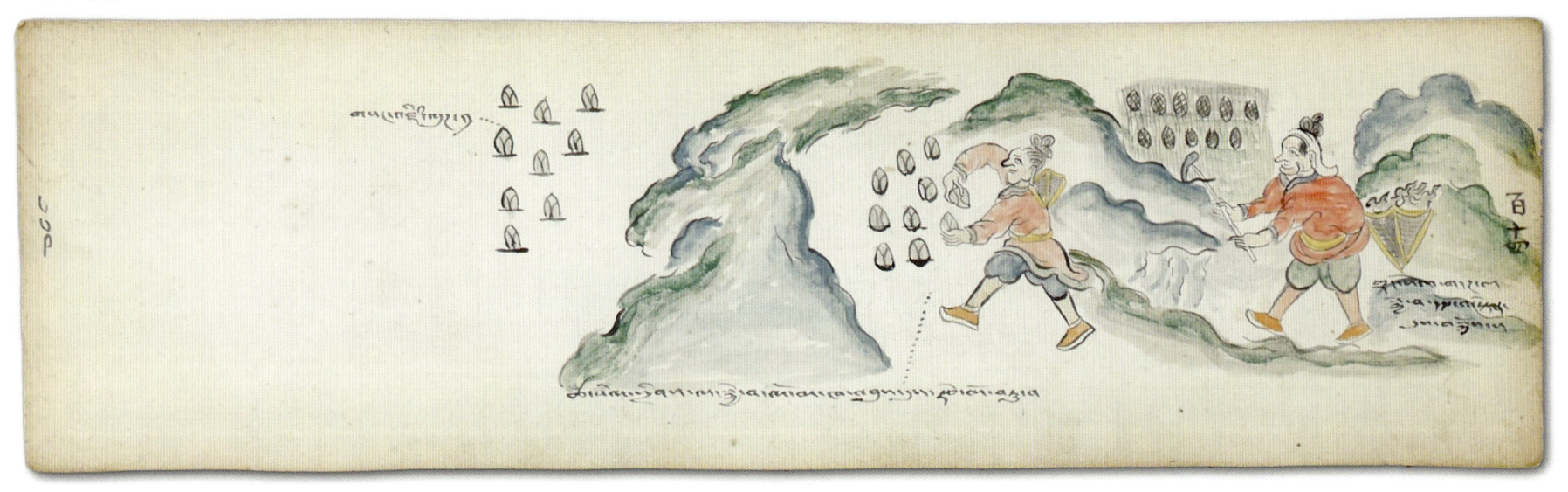

114b

115a

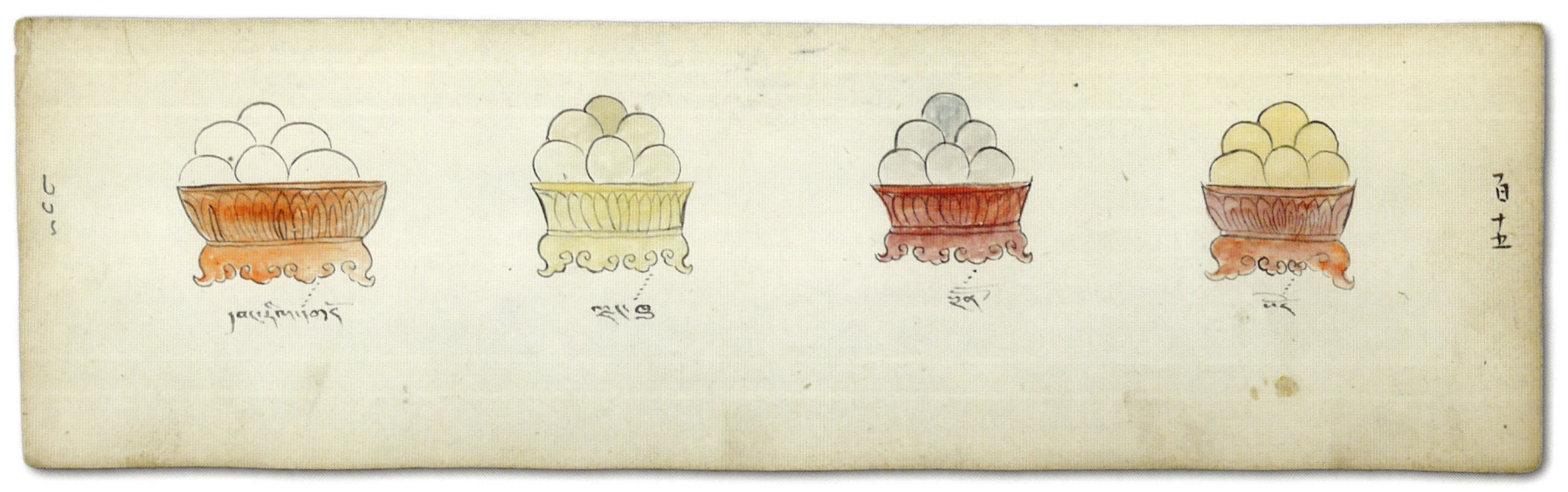

115b

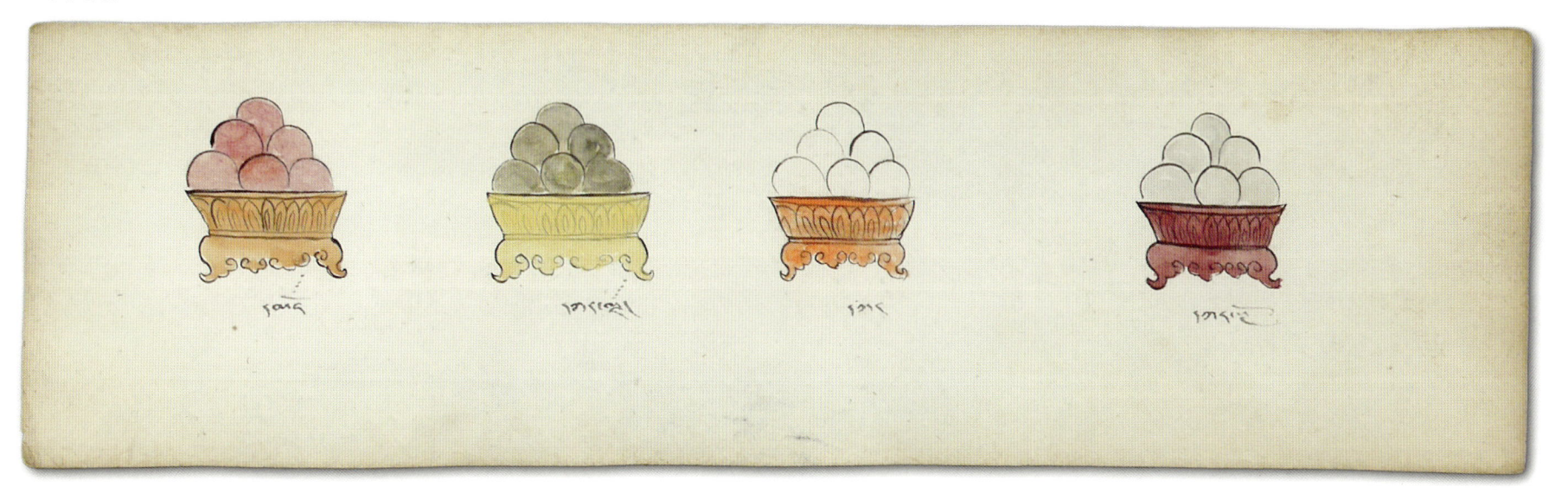

116a

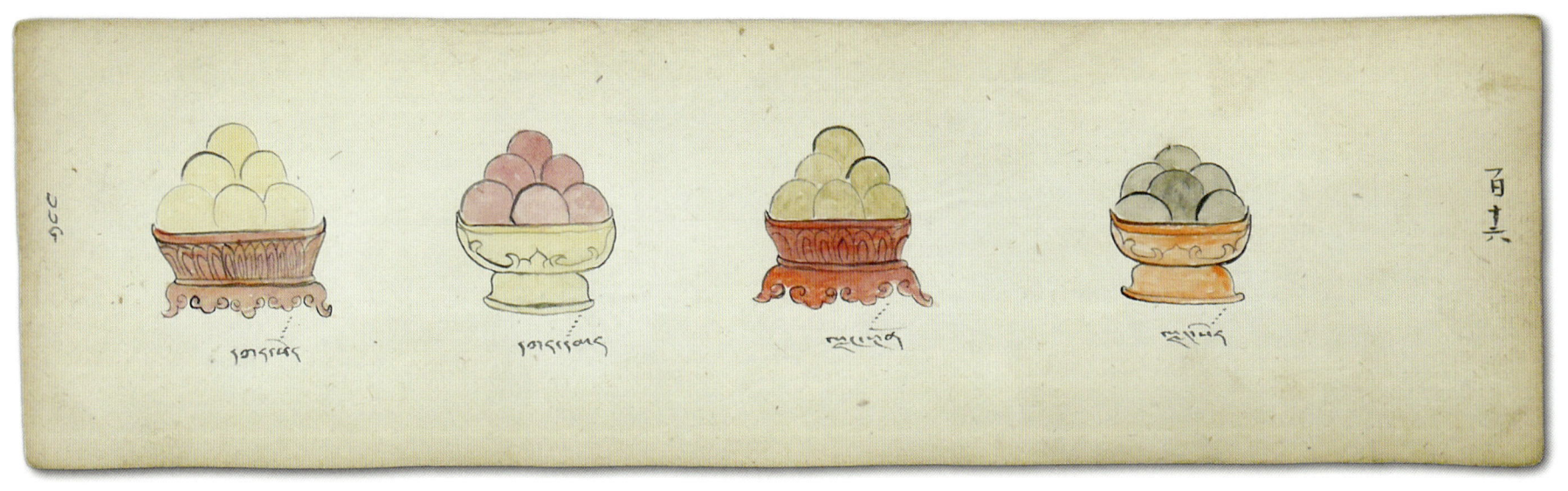

116b

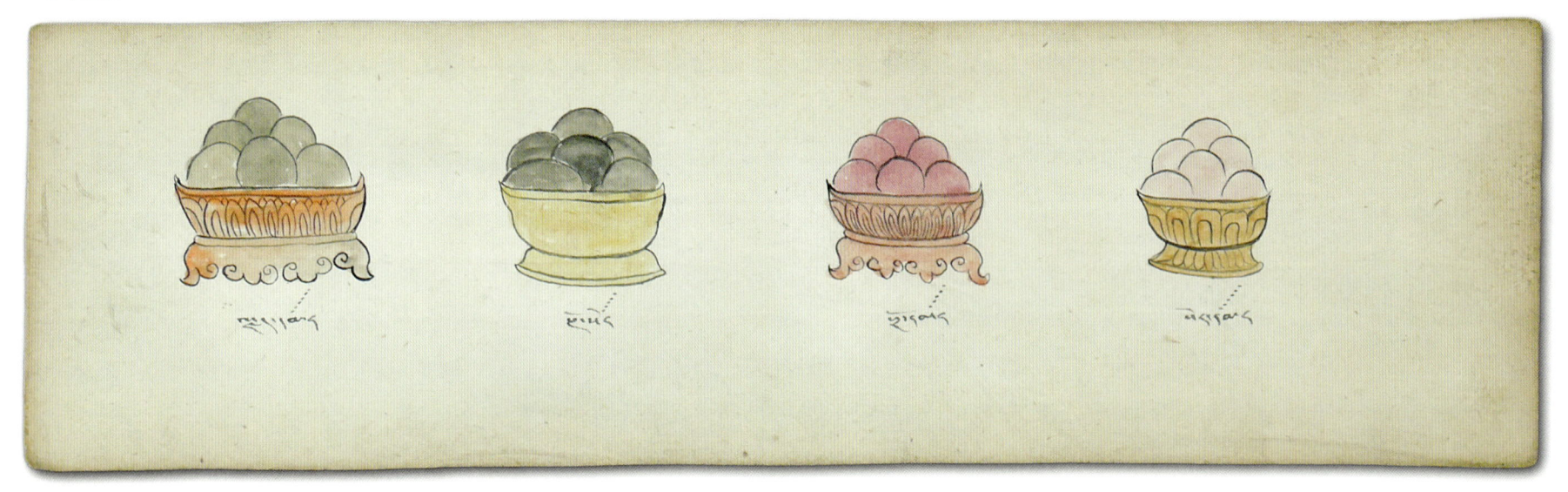

117a

117b

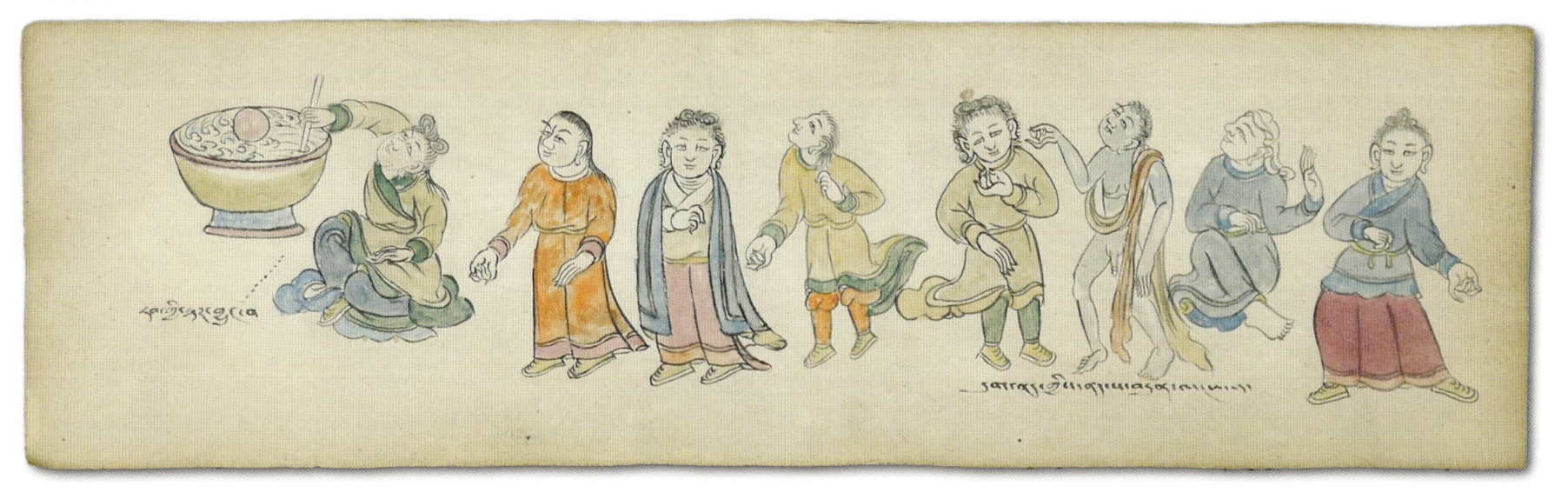

118a

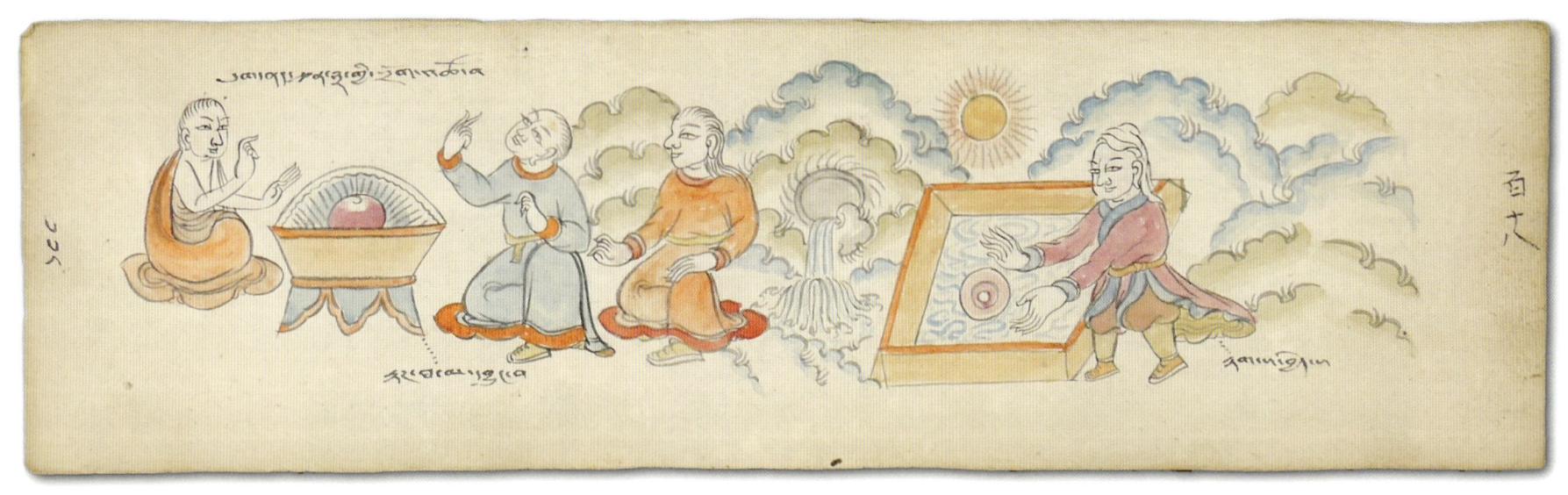

118b

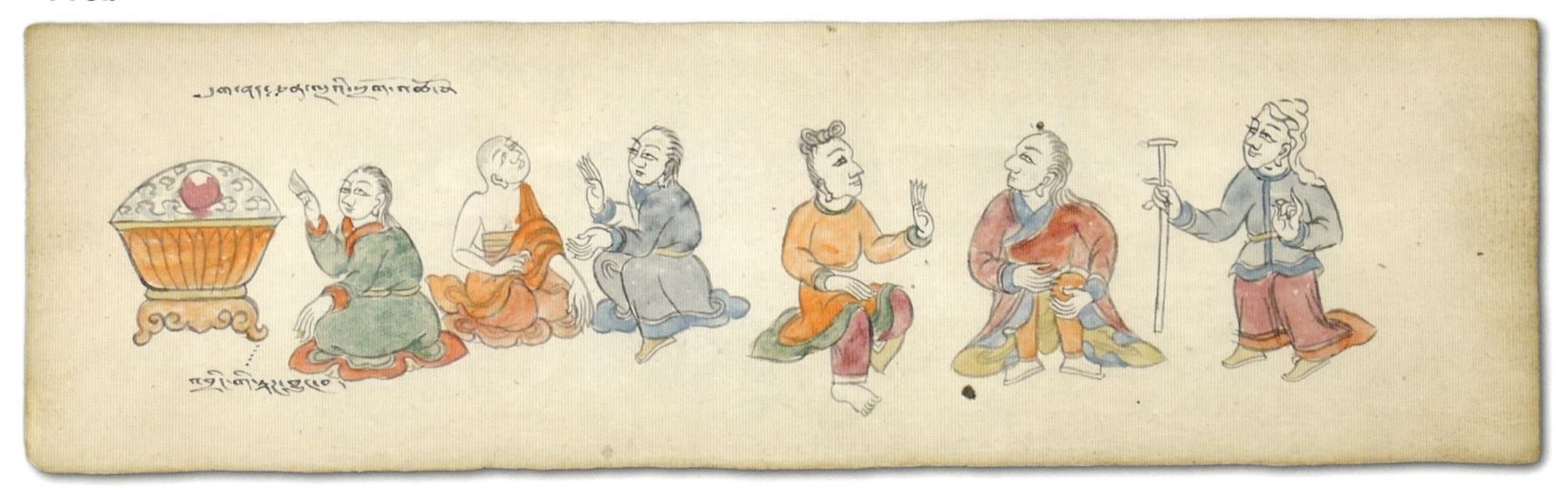

119a

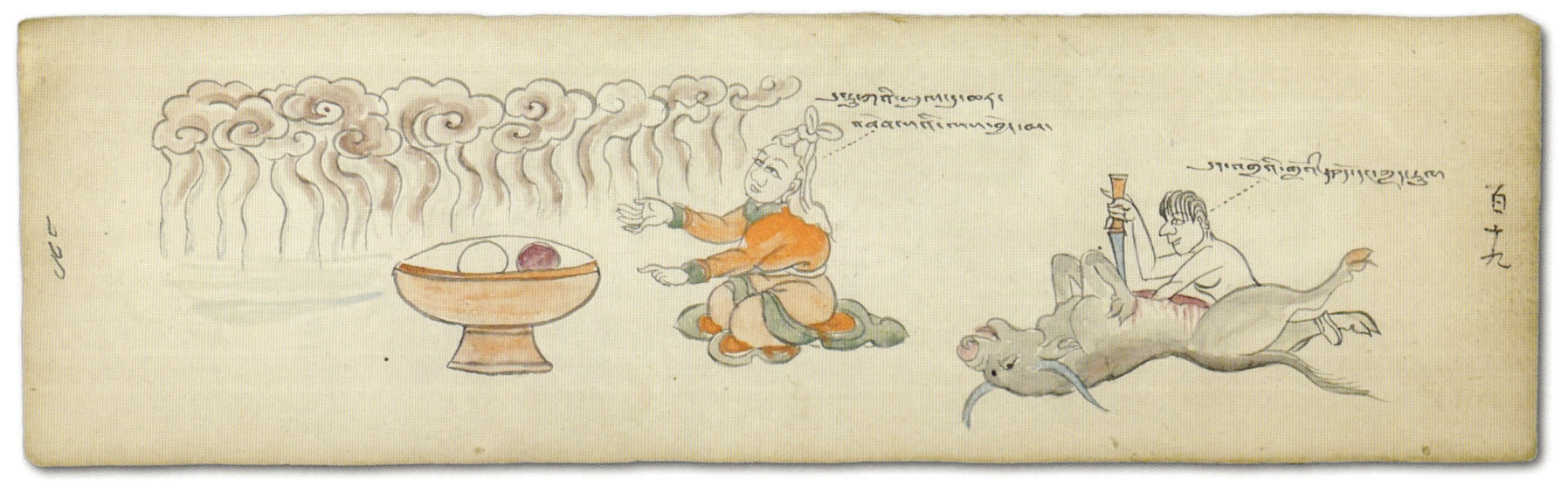

119b

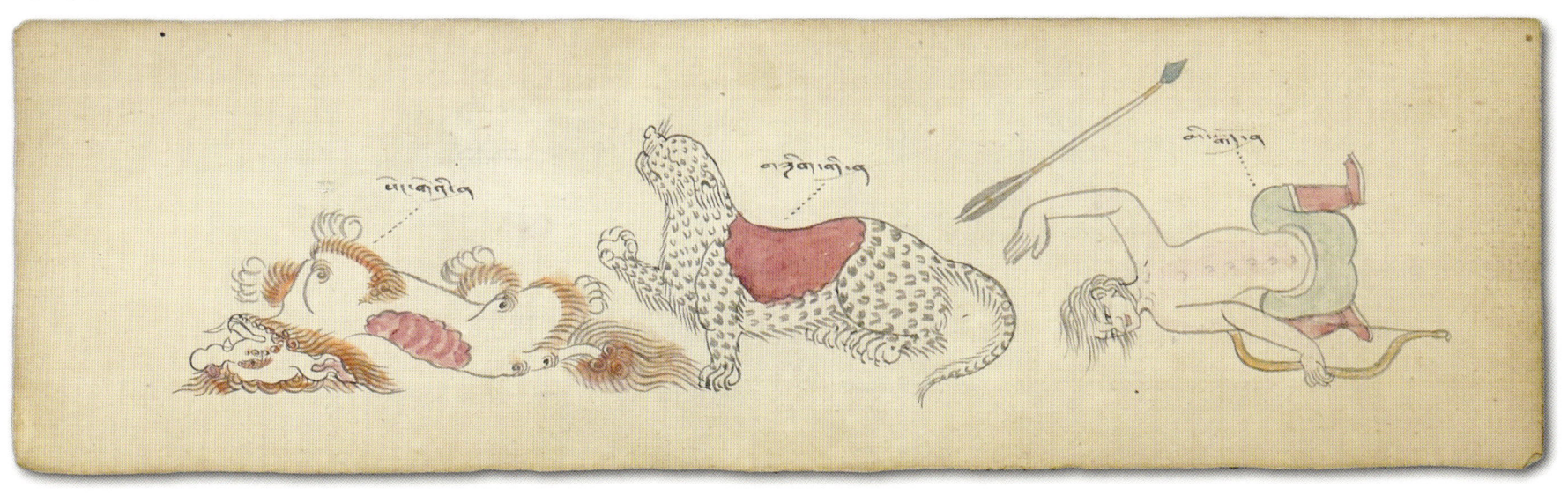

120a

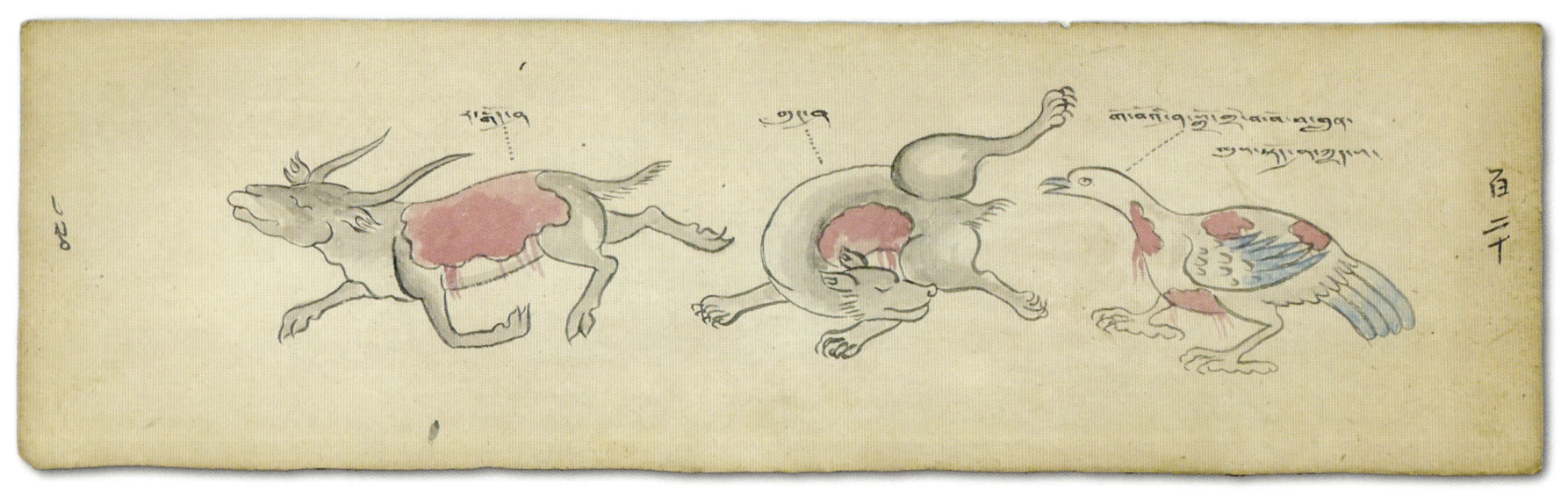

120b

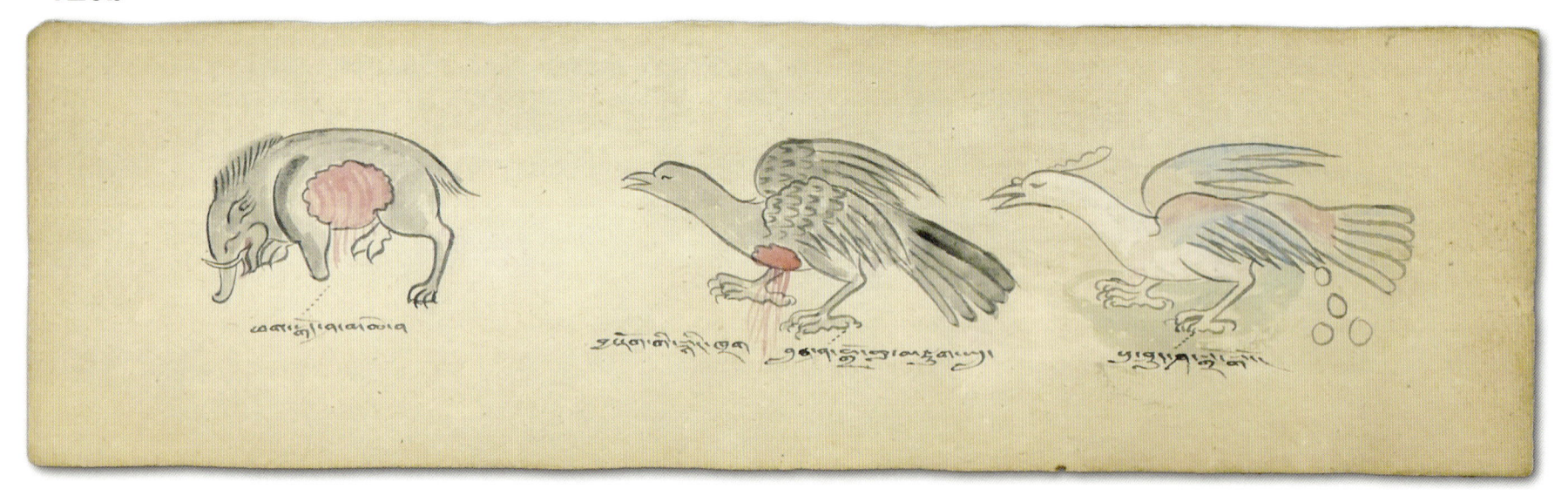

121a

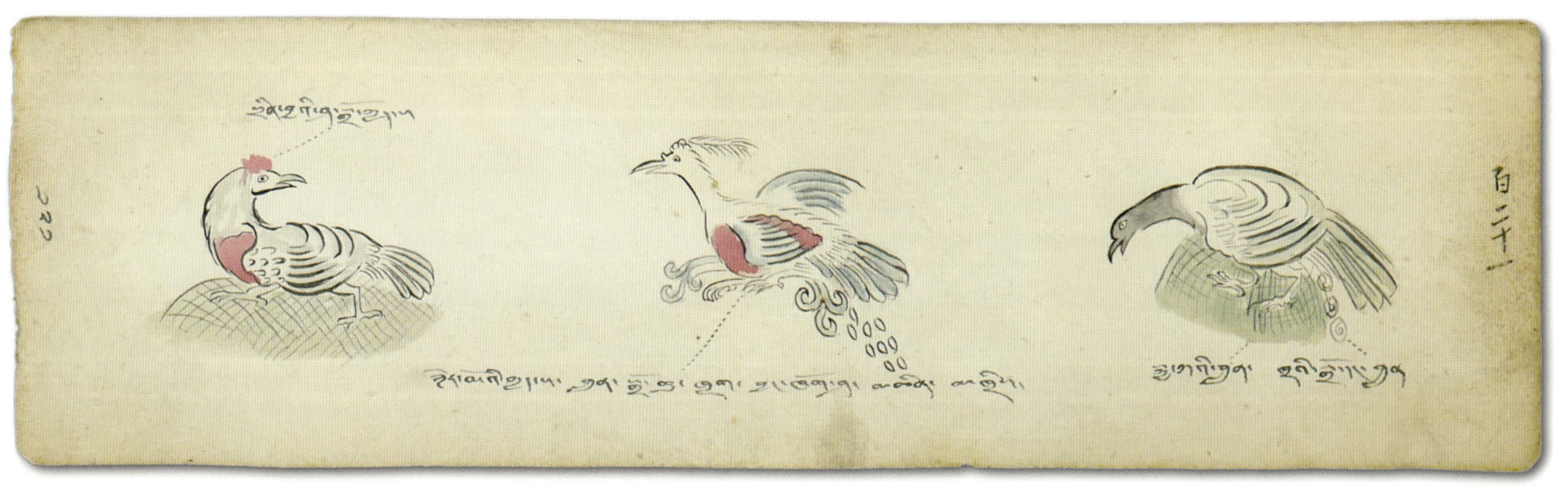

121b

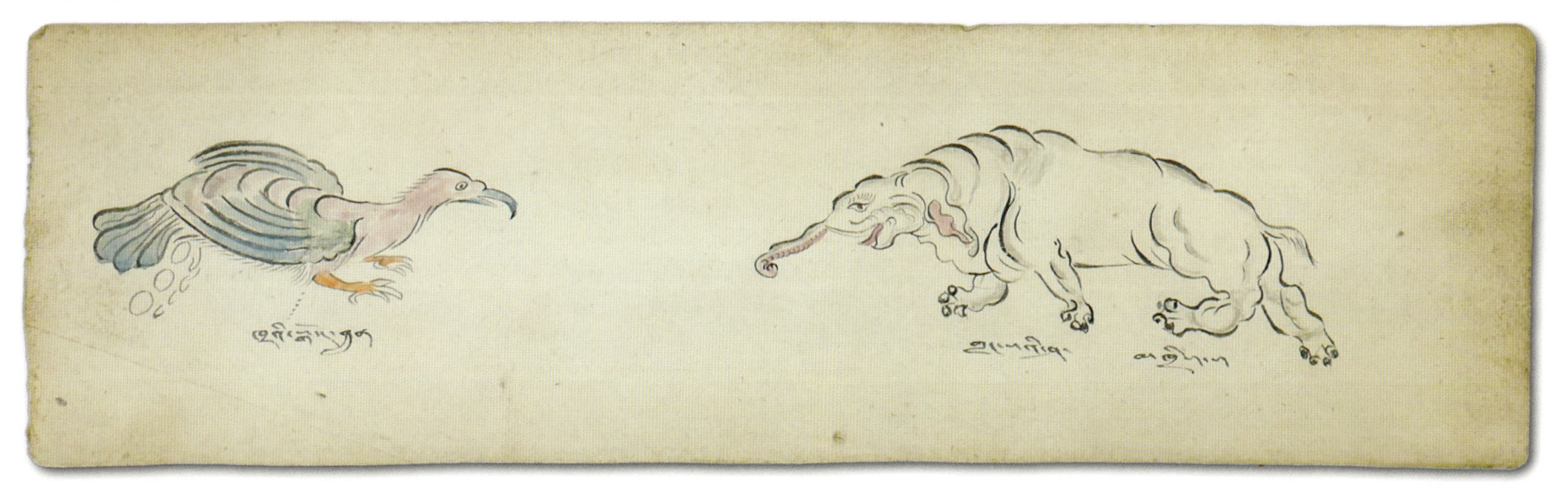

122a

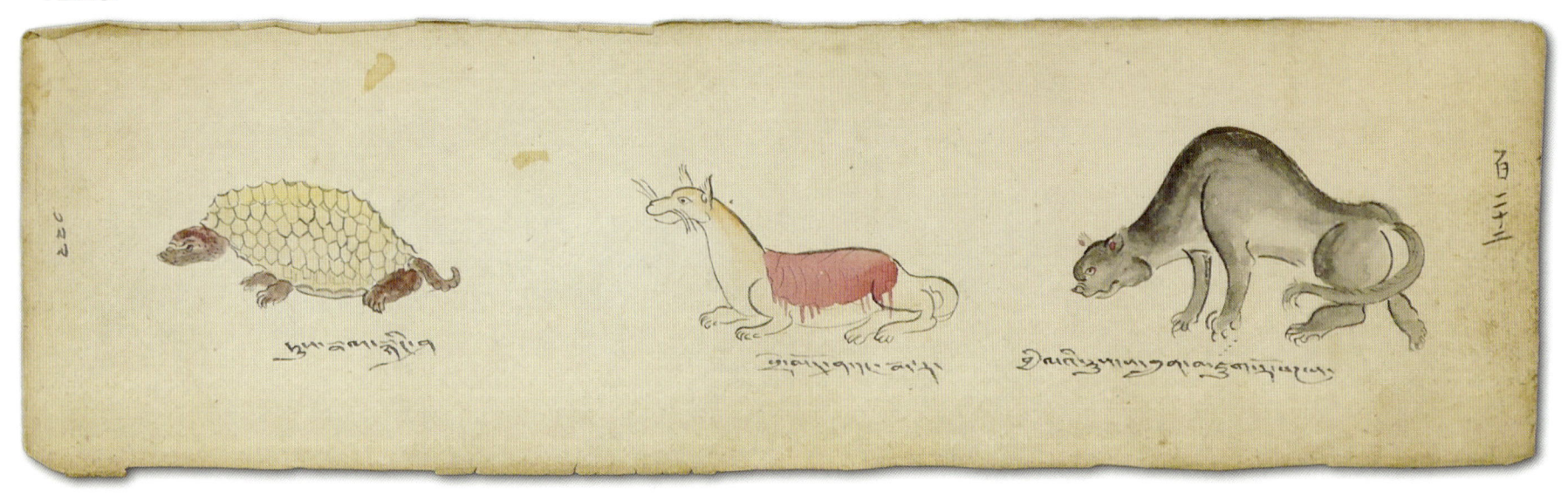

122b

123a

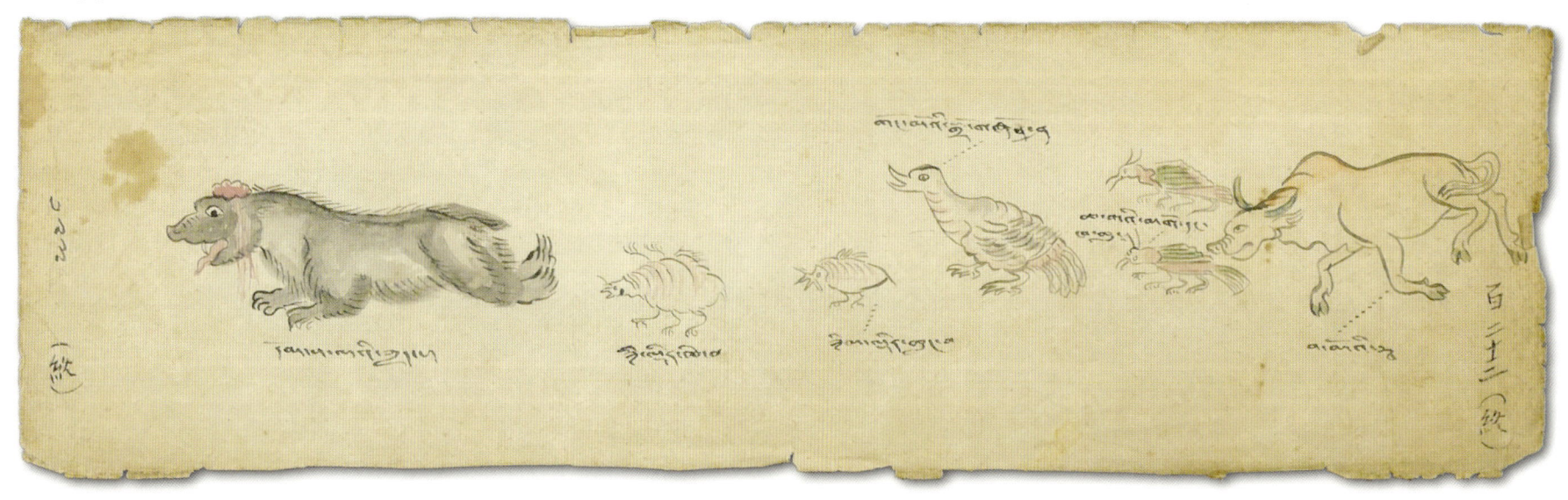

123b

第4章
チベットの薬材の学名比定

第1節　学名比定を行った文献群

　1959年、ダライラマ十四世がインドに亡命しチベット全土が中国に支配された後、チャクポリ医学堂は破壊され、ダライラマの侍医たちは投獄されチベット医学の伝統は存亡の危機に立たされた。このため、1961年、ダライラマ十四世はチベット暦の発行並びにチベット医学の伝統の継承を行わせるべく、亡命政府の所在地ダラムサラに医学・暦学センター（sman rtsis khang）を設立した。一方、中国政府は衛生局や研究所、あるいは蔵医院などの様々な機関を通じて、チベット高原の薬材を採取し研究・分析を行った。これらの研究機関の関係者たちにより、90年前後より現在に至るまで『四部医典』所出の薬材を学名比定する多数の研究書が出版されてきた。その際、編者たちは、他の伝統医学の研究とも共通する問題にいきあたる。すなわち、一つの伝統的な薬材の名の下に、臨床においては様々な種類の薬材が用いられており、一つに絞りきれないという事実である。たとえば、『四部医典』中に「黄水と腎臓の後辺りの冷えを取り除く」と記されているチャワ（lca ba）という植物を例にとり既出の学名を整理してみると、13の異なる属名が並ぶことになる。科が同じであればある程度の目安にもなるが、科までセリ科、キジカクシ科、ラン科と異なる。

　このような現象が起こった理由は、いくつか考えられる。たとえば、師から弟子への口伝に複数の系統があった、薬効が同じものが同じ名前で呼ばれた、植生が異なる地域ごとに薬材の名称と現物との対応に異なる解釈が生まれた、などである。

　このような多様なチベット医学の臨床の全体像を解明するためには多様な実例をできる限り多く収集し網羅的に把握する作業が必要となる。従って、本章ではチベット薬材の学名比定を行った先行研究をリストアップし、その情報をデータベース化し、チベットの伝統的な薬材名の下にどのような現実の解釈が生まれたのかを一覧できるようにした。

　以下が学名比定を伴う既存の文献のリストである（出版年順）。解説を付すに際しては、何語で記されているのか、編集者や監修者にチベット医の名が見えるか否か、薬材の配列が近代的な動植物学の分類法に則っているか、チベットの代表的な本草書『水晶の球・水晶の数珠』[1]の13分類などに則っているか、また、学名比定の際に編著者が基づいた標本・資料などに注目した。

（A）*A Glossary of Tibetan Medicinal Plants, Tibetan Medicine (gSo-rig) Series 11*, ed. Mia Molvray, Dharamsala: Library of Tibetan Works & Archives, 1988, 85 p.

　見出し語となる植物楽は625種ある（うち編者の調査になるものは91種）。

　チベット医学で用いられる薬用植物について、先行する辞書、研究書類による同定を文献を明記して集め、現代のチベット人医師の意見、編者自身による調査も加え語彙集としてまとめたものである。ラテン語学名からチベット名を引く第1部（pp.9-45）と、チベット名からラテン語学名を引く第2部（pp.46-83）からなる。編者にチベット名はなく、チベット医学書からの引用もない。調査はダラムサラのチベット医学センター（Tibetan Medical Centre）のサンプルを用いて行っている。

（B）『蔵薬志』中国科学院西北高原生物研究所・楊永晶主編, 青海人民出版社, 1991, 692 p.

　漢語。図版394点。植物薬287種、動物薬91種、鉱物薬53種を採録し、それらの基になる原植物957種、原動物130種、原鉱物65種に言及する。

　1970-74年、中国科学院西北高原生物研究所の研究チームが数回にわたり青海、甘粛、西蔵、四川などで収集した約1万点の標本と民間のチベット医の聞き取り調査に基づく。初稿はカルマ・チュンペー（karma chos 'phel）他

三人のチベット医が校訂し、漢訳の『水晶の球・水晶の数珠』を参照する。薬材は植物・動物・鉱物の大枠の下、チベット語順に並ぶ。薬材名の見出しはチベット文字で、漢名は表音である。化学成分、加工法、味・効能などの項目がたち、正品と代替品を弁別することを特徴とする。漢名、学名からの索引がある。

（C）*Tibetan Medical Paintings*, ed. Yuri Parfionovitch, Gyurme Dorje and Fernand Meyer, London: Serindia Publications, 1992, 2 vols., 77 plates.（TMP）

本書第3章で詳説した『青瑠璃』医学タンカの英訳本である。この内Plate Nos.23〜31が薬材の解説図である。学名同定作業に際してはDonatus Butkusの著作を参考にしたというものの書誌情報が挙げられていないため詳細は不明である。序文には「薬材が、歴史の時間の流れの中で、また空間的に普及していくうち、すなわち、インドや中国からチベットに移入した際、あるいはチベットの中でも地域に普及していく中で、複数の鉱物や植物が同じ名前の下に記されたため、同定作業は困難を極めた。本書で行った薬材の学名の比定作業は試験的なものである」と学名比定の難しさを吐露している。学名、チベット名からの索引がある。

（D）*bdud rtsi sman gyi 'khrungs dpe legs bshad nor bu'i phreng mdzes*（漢名『甘露本草明鏡』）, ed. karma chos 'phel, bod ljongs mi dmangs dpe skrun khang, 1993, 770 p.

チベット語。図版56点。 見出し語は植物薬 494種、鉱物薬 99種、動物薬 96種である。

チャクポリの名医ケンラブノルブ（mkhyen rab nor bu,1883-1962）に師事したカルマ・チュンペーが編纂。植物・鉱物・動物の大枠の下、動物以外は『水晶の球・水晶の数珠』の分類法により配列される。異名、漢名、学名、形状、産地、味、消化後の味、効能などが述べられている。チベット名、学名からの索引がある。

（E）Vaidya Bhagwan Dash, *Encyclopaedia of Tibetan Medicine : being the Tibetan Text of rGyud bźi and Sanskrit Restoration of Amṛta Hṛdaya Aṣṭāṅga Guhyopadeśa Tantra and Expository Translation in English*, vol.3, Delhi: Sri Satguru Publications, 1995, pp.95-200.（BhD, 1995）

アーユルヴェーダ学者Vaidya Bhagwan Dashによる7巻に及ぶ『四部医典』のサンスクリット語への復元・英訳である。このうち、この第3巻には「解釈タントラ」第19章から第21章の訳が含まれ、第20章の植物の薬材名にはほぼ全てラテン語の学名が付記されている。著名なチベット学者ジーン・スミス（Gene Smith, 1936-2010）は本書の序文において「本書によって初めてチベットの薬材について、信頼できるサンスクリット語の同義語とリンネ分類を得た」と賛辞を記している。

（F）*'khrungs dpe dri med shel gyi me long*（漢名『蔵薬晶鏡本草』）, ed. dga' ba'i rdo rje (chab mdo sa khul sman rtsis khang), mi rigs dpe skrun khan, 1995, 457 p.

チベット語。図版861点。 鉱物薬233種、植物薬614種、動物薬505種[2]を採録する。

チャムド（chab mdo）地域のチベット医学・暦学センター編纂。「従来のチベット薬材の研究は、薬材収集が特定の地域に偏り、また安易に漢名に比定しているため、チベットの伝統的な薬材の同定作業に混乱が生じている」との認識のもと、1986年より東チベットのチャムド地区で行なわれた薬物調査、1991年以後の東部・中央チベット、四川省、青海省各地の調査、並びにチベット医学文献に基づき、蔵医院のメンバーが編纂した。薬材の配列は植物・鉱物・動物の大枠の下、多少変則的ながら『水晶の球・水晶の数珠』の13分類に従う。チベット名を見出しとし、漢名、学名、産地・形状、異名、味、消化後の味、効能などの項目が立つ。チベット名の異名、漢語名、学名からの索引がある。豊富なカラー写真を特徴とする。

（G）*The Quintessence Tantras of Tibetan Medicine*, tr. Barry Clark, Ithaca: Snow Lion Publications, 1995, 260 p.（Clark, 1995）

ダライラマ十四世の侍医イェシェー・ドゥンデンの下でチベット医学を学んだバリー・クラークによる『四部医典』「根本タントラ」「解釈タントラ」の英訳である。訳文は現代のチベット医の口伝に基づき、『青瑠璃』による補訳を［ ］で挿入する。「解釈タントラ」第20章の訳注においては（Clark 1995, pp.129-183）、薬材ごとに太字によって同定意見を示し、英名か学名を掲げる。

（H）『中国蔵薬』青海省薬品検験所・青海省蔵医薬研究所主編, 上海科学技術出版社, 1996, 3 vols.

漢語。3巻で総ページ数1386ページの大著。図版964点。植物薬373種、動物薬98種、鉱物薬55種を採録する。

1980-1984年にかけて青海省衛生庁のチベット薬研究チームが、青海、西蔵自治区、甘粛南部、四川西部で収集した約2万点の標本に基づく。『水晶の球・水晶の数珠』を始め多くのチベット医学書を参照文献として挙げ、チベット医7名は、歴史、基源、性味功効、主治、配方の項目を担当している。薬材名はチベット名を主とし漢名を併記する。漢名、学名からの索引がある。

（I）『中華蔵本草』羅達尚編, 民族出版社, 1997. 389 p.

漢語。図版72点。植物薬1441種、92変種、動物薬266種、鉱物薬60種を採録する。

編集長の羅達尚（1934-）を始め編集委員12人にチベット名は含まれない。主編の羅達尚が青海、西蔵、四川西部、甘粛南部を周り収集した2万点の標本に基づく。見出しは漢名でチベット名を併記する。薬材の配列は近代的な動植物学の分類に従い、チベット文献の引用もわずかである。動植物の場合は学名、鉱物の場合は組成式を同定し、さらにその性状、使用部位、薬理作用などを解説している。漢名、学名からの索引がある。

（J） *Dictionary of Tibetan Materia Medica*, ed. Dr. Pasang Yonten Arya, tr. Dr. Yonten Gyatso, Delhi: Motilal Banarsidass Publishers, 1998, 310 p.

医学生の教育を目的に編纂されたチベット薬材の辞書である。1978年にダラムサラの医学・暦学センターで編纂が始まり、1988年にラダックのCentral Institute of Buddhist Studiesで完成した。本辞書は1998年にDr. Yonten Gyatsoによって英訳され学名も付された。英訳者は薬材の翻訳に際しては、主に上記の文献Fを参照したという。チベット語のアルファベット順に並ぶ。

（K）『中華本草・蔵薬巻』国家中医薬管理局《中華本草》編委会編, 上海科学技術出版社, 2002, 478 p.

漢語。図版393点。植物薬309種、動物薬48種、鉱物薬39種を採録する。

国家中医薬管理局《中華本草》編委会が編集した《中華本草》全書の一巻であり、西蔵自治区蔵医院薬物研究所がチベット語で記した原著の漢語訳である。主任委員は西蔵自治区蔵医院のチャンパ・ティンレー院長、主編は同

院のカルマ・チュンペー教授であり、多くのチベット医学の古典を参照文献に挙げる[3]。薬材の配列は鉱物、植物、動物の大枠の下、漢字の筆画順に並ぶ。異名、産地、化学成分、薬理などの項目の後に、味、消化後の味、効能などのチベット医学由来の概念が付される。漢名、学名、チベット名からの索引がある。

（L）『新修晶珠本草』（チベット名: shel gong shel phreng gsar bsgrigs）, 羅達尚編, 四川出版集団・四川科技出版社, 2004, 1022 p.

漢語。図版288点。鉱物薬148種、植物薬713種、動物薬137種を採録する。

題名が示すように『水晶の球・水晶の数珠』を校訂・増補することを目的とする。主編の羅達尚、三人の副主編、李春華、劉涵芳、石長栓もすべて漢人である。薬材の配列は大枠では『水晶の球・水晶の数珠』の分類に則る。効能、化学成分、薬理作用などの項目においては、中医学、現代医学の用語が目立つ。漢名にチベット名を併記する。漢名、学名からの索引がある。

（M）『青藏高原甘南藏药植物志』杜品編, 甘粛科学技術出版社, 2006, 355 p.

漢語。図版621点。植物薬594種を採録する。主編の杜品は1985年以来甘南蔵族自治州において植物資源の採取・研究を行い、1996年に蘭州大学の張国梁教授らの指導の下に、チベット医学の知識を用いて薬用植物の研究を始めた。参考文献にチベット医学に関連する著作はない。配列は漢語の画数順。漢名、異名、来源、特性、分布、チベット医学に基づく味、消化後の味、効能、用法などの項目が立つ。チベット名、学名からの索引がある。

（N） *The Basic Tantra and The Explanatory Tantra from the Secret Quintessential Instructions on the Eight Branches of the Ambrosia Essence Tantra*, ed. Men-Tsee-Khang, Dharamsala: Men-Tsee-Khang Publications, 2008, 375 p. （Men-Tsee-Khang, 2008）

ダラムサラの医学・暦学センターが出版した『四部医典』の「根本タントラ」と「解釈タントラ」の英訳である。本書の末尾（Men-Tsee-Khang 2008, pp.320-367）に、植物薬230種、動物薬112種について、チベット名、通名、学名のそれぞれから他の二項目が引ける索引がある。

以上から明らかなように、学名比定を行う文献は、現代科学からのアプローチを重視したもの、『水晶の球・水晶の数珠』などのチベットの伝統的な本

草書や注釈書からの引用を行うなどチベット医学の文脈の中で解説することに重きを置いたもの、アーユルヴェーダ・中国医学などの影響の強いものなど様々である。

第2節　チベットの薬材名と属名の対応表

　第1節にあげた様々な背景をもつ文献群において、『四部医典』「解釈タントラ」の第19章から第21章までに名前のあがる薬材名と学名がどのように関係づけられているかを一覧するデータベースを作成した（「『四部医典』によるチベット薬材データベース」http://tibetan-studies.net/tibmed/）。

　データベースには、薬材のチベット語綴り、カタカナ書き、『番漢藥名』の漢名、『四部医典』内でのフォリオ数に加えて、既存の研究書に記された学名の情報が入力されている。

　このデータベースを基に一つの薬材名の下にどの文献がどの学名（属名）を関係づけているかを整理したものが以下の薬名・属名対照リストである。一見して一つの薬材の名の下に臨床では様々な異なる動植鉱物が用いられていることが分かる[4]。

　チベットの動植鉱物は、インド医学、中国医学の双方にとっても薬材の宝庫であった。本データベースがチベット医学はむろんのこと、インド医学、中国医学の理解の深化の一助にもなることを願ってやまない。

「解釈タントラ」所出の薬材名と属名の対応表

凡 例

(1) 学名は属名のみを挙げた（語頭を大文字表記）。ただし、鉱物類や他に学名がない場合は英語名を採録した（語頭を小文字表記）。

(2) 文献を示すアルファベット記号は、第4章第1節にあげた文献リストの記号に対応する。

(3) 植物の分泌物、動物の体の一部、化石などが薬材として用いられること

により、基原生物の名称とその分泌物や一部分の名前が併存する場合もある。

(4) 代替品の存在などにより、一つの薬材名の下に有機物と無機物が混在している場合もある。

(5) ある薬材名称に、花の色、産出地域名称などの修飾語が付された下位名称が存在する場合、下位名称に対応する属名も採択した。ただし、ティクタなど数多くの下位名称をもつ薬材の場合、網羅的な属名の採択は行なっていない。

(6) 和訳名は、本書第二章で用いた訳語であり、その日本語の五十音順に配列してあるので、薬材名の索引の意味も兼ねる。

和訳名	チベット語	ロケーション	番 漢	属 名
青いウトパラ	utpala sngon po	30a5	——	Meconopsis [C,D,H,I,J,K,L,N], Nelumbo [A]
赤いボンガ	bong nga dmar [po]	27b1 / 30a6	川烏	Aconitum [B,D,E,G,I,J,K,L,M,N], Delphinium [C,I], Geranium [I], Pedicularis [F]
赤鹿（角・血・脂肪）	sha ba	29a2 / 29b1 / 29b3	——	Cervus [B,C,D,F,G,H,I,K,L,N]
赤紫のキュンデル	khyung sder smug [po]	27b1 / 30a6	鈎藤 (khyung sder)	Gambier [J], Nauclea [G], Saussurea [F], Uncaria [C,D,E,F,G,I]
赤紫のルクル	lug ru smug po	28a1	山躑躅	Pedicularis [A,B,C,D,E,F,G,H,I,J,K,L,M,N], Phlomis [A]
赤紫チクトゥプ	smug po chig thub	26a1	——	brown pyrolusite [C,G], goethite [K], goethitum [F,J]
赤紫ベルギャプ	smug po sbal rgyab	25b6	無名異	cataclastic hematite [B], goethite [B], halloysite [I], hematite [G,K], hematitum [D,F,J,H], iron hydroxide [C,E], oolitic hematite [B]
アガル	a ga ru	26b2 / 30b2	沈香 (a gar nag po) / 速香 (a gar 'ba' zhig) / 紫丁香 (a ka ru)	Aquilaria [A,B,C,D,E,F,G,I,J,K,L,N], Cinnamomum [B,D,F,J,K], Cupressus [A], Daphne [B,D,F,I,L], Syringa [B,K], Wikstroemia [F]
アショガンダ	a sho gandha	28b6	百部 / 天冬 / 栝楼天花粉 (a shwo gandha)	Asparagus [A,G], Mirabilis [B,C,D,F,J,K], Physalis [G], Withania [C,E,G,N]
アチャク	a byag	28a1	旋覆花 (a byag gzer 'joms)	Aster [J], Bidens [A], Chrysanthemum [C,E,F,G,J,N], Inula [A,G,L], Lancea [J], Meconopsis [D,J,K,M], Pyrethrum [B,D,G,I,K,L], Senecio [B,C,F,L], Tanacetum [A,G]
アデー	a 'bras	27a5	榧實	Mangifera [B,C,D,E,F,G,H,I,J,K,L,N], Millettia [B,D,K,H], Torreya [G]
アトン	a krong	28a2 / 30b1	茵陳	Ajania [F,J], Androsace [F,J], Arenaria [B,C,D,E,F,G,H,I,K,L,M], Artemisia [A,D,G,N], Buddleja [F,J], Gypsophila [G], Saxifraga [B,M], Stellaria [G], Thalictrum [F,I,L]
アビシャ	a bi SHa	27b6	山丹花根 / 百合	Fritillaria [B,C,D,F,G,H,I,J,K,L,M,N], Lilium [A,B,G], Uraria [G], Urginea [C,E]
アルラ	a ru (ra)	24b1 / 25a3 / 27a3 / 30b6	柯子	Terminalia [A,B,C,D,E,F,G,H,I,J,K,L,N]
アワ	a wa	28a4	——	Carex [C,E.G,J], Equisetum [B,M], Hippochaete [B], Lloydia [B,D,G,I,K,L,N]
アンテロープ（角・血）	gtsod	29a2 / 29b2 / 30b5	灵羊血 (gtsod khrag)	Pantholops [B,C,D,F,G,H,I,K,L,N], Saiga [I,L]
イェルシンパ	g-yer shing pa	28a5	——	Scoparia [B], Scrofella [M], Scrophularia [A,B,C,D,E,F,G,I,J,K,L,N], Tournefortia [A,G]

和訳名	チベット語	ロケーション	番 漢	属 名
イェルマ	g-yer ma	30b4	花椒 (g-yer ma)	Xanthoxylum [C], Zanthoxylum [A,B,C,D,F,G,H,I,J,K,L,M,N]
硫黄	mu zi ser po	26a5	硫黄	pyrite [B], quartz [B], sulfur [H,I], sulphur [B,D,E,F,G,J,K], yellow sulphur [C]
犬（舌・陰嚢・糞）	khyi	29a6 / 29b1 / 30a1	──	Canis [B,C,D,F,H,I,L,N]
イモン	dbyi mong	28b4 / 30b3	透骨艸	Clematis [A,B,C,D,F,G,H,I,J,K,M,N]
岩のチャムパ	brag lcam	28b2	──	Bergenia [C,E,G], Cortusa [N], Malva [A], Primula [B,D,H,K,L], Pyrola [A,G], Sedum [F,J]
ウクチョ	ug cho	28b4		Gossypium [A,G], Incarvillea [B,C,D,E,F,G,H,I,J,K,L,M], Paeonia [G]
兎（脳・糞）	ri bong	29b4 / 30a1	望月沙 (ri bong brun)	Lepus [B,C,D,F,H,I,K,L,N]
牛（皮）	glang	29b4	象皮 (glang go)	Bos [C,F,K,L,N]
ウス	'u su	26b5 / 30b2	香菜子	Coriandrum [A,B,C,D,E,F,G,H,I,J,K,L,N]
ウトパラ	utpala	24b1 / 26b3 / 30b2	蜀葵子	Abutilon [A], Althaea [A], Aquilegia [A], Meconopsis [A,B,C,F,G,H,J,K,M,N], Nelumbo [G], Nymphaea [E]
馬（蹄・附蝉・糞）	rta	29b5 / 29b6	──	Equus [B,C,D,F,H,I,L,N]
狼（胃・舌・糞）	spyang ki	29a6 / 30a1		Canis [B,C,D,F,H,I,K,L,N], Cuon [B]
オンブ	'om bu	24b1 / 28b1 / 30b1	三川柳	Myricaria [A,B,C,D,E, F,G,H,I,J,K,M,N]
各種の骨	rus sna	30b4	──	──
カコーラ	ka ko la	26b3 / 30b3	艸菓	Alpinia [A,B], Amomum [B,C,D,E,F,G,I,J,K,L,N], Piper [E], Zingiberaceae(科名)[A]
カタツムリ	na bun bu mo	30a2		Cipangopaludina [H], Eulota [D,F,J,N], Planorbidae(科名)[C]
蟹	sdig srin	30a1 / 30b5	螃蟹	Buthus [F], Charybdis [N], Decapoda(目名)[C], Eriocheir [B,H,K,L], Potamiscus [B,L], Potamon [D,F,I,K,L]
カペー	ka bad/ped/bed	27b3 / 30b4	葫蘆	Adenocaulon [M], Aegle [A,B,G], Citrullus [A,G], Cucurbita [C,G,J], Lagenaria [A,B,C,D,F,G,H,I,J,K,L,N]
カランジャ	ka ranydza	25a2 / 26b6	建蓮子 / 薤頭子	Caesalpinia [C,G,J,N], Pongamia [E,G,J]
カルツァ	kha ru tsha	24a5 / 27a2 / 30b2	紅塩 (kha ru tshwa)	black salt [E], black sanchal salt [G], halite [I], halite violaceous [K], halitum violaceum [D,F,J,L], halite [C], purpurea halite [H], red halite [B], sanchal [G]
川獺（肝臓）	sram	29a5	──	Lutra [B,C,D,F,G,H,I,K,L,N]
乾燥アルラ	a ru ra skem po	27a5	──	Terminalia [C]
乾燥地の肉	skam sa'i sha	25a1		──
カンダカリ	kaNDA ka ri	27b1 / 30b2	真朱干 / 藤梨干	Rubus [A,B,C,D,F,G,H,I,J,K,L,M,N], Sambucus [A], Solanum [A,G]
甘露アルラ	a ru ra bdud rtsi	27a4	──	Terminalia [C]
ガキャ	sga skya	26b6 / 30b2	山奈	Alpinia [D,F], Hedychium [B,F,N], Kaempferia [C,F,H,J], Zingiber [B,D,F,I,K,L]
ガゼル（角）	dgo ba	29a2	──	Procapra [B,C,D,F,G,I,N], Prodorcas [G]
ガタ	ga bra	27b2	肉桂	Debregeasia [A,G], Rubus [A,B,F,D,G,H,J,K,M,N], Salsola [B,C,E], Solanum [G]
鷲鳥（羽毛）	so bya	29b5	青□羽 (gso bya'i sgro)	Anser [C], Larus [G], Phalacrocorax [B,C,D,F,H,I,N]
ガドゥル	ga dur	24b1 / 27b2 / 30a6 / 30b1	□休 / 金□ / □	Akebia [A], Berenia [C,L], Bergeria [B,C,D,F,G,I,K,L], Coleus [C], Erodium [G], Geranium [D,G,I,K,L,N], Rhodiola [B,C,F,G,I,L,M]
ガブル	ga bur	24b1 / 26b1 / 30a4	氷片 (shel ga bur) / 朝脳 (mang ga bur)	Aconitum [L], Blumea [B,C,D,F,L], borneo camphor [F], camphor [F,G], nagi camphor [C,F], Cinnamomum [C,D,E,I,J,L,N], Delphinium [D,F,J,L,M], Dryobalanops [B,C,E,F,H,K,L]

和訳名	チベット語	ロケーション	番 漢	属 名
ガンガチュン	gang ga chung	27b5 / 30b1	冬花	Gentiana [A,B,C,D,E,F,G,H,I,J,K,L,N], Leonurus [A,G]
ガンティク	gangs thig	26a1	理石 / 爐甘石 (gangs thigs)	calamine [C,D,E,G,J,K], sinter [H], smithsonite [G,I]
黄色いティツァ	ti tsha ser po	26a3	花蘂石 / 窩鉛	galenite [G], native zinc [B], ophicalcite [I], smithsonitum [F], sphaleritum [D,F,J], zinc [C,E,H,I], zincitum [D,F]
黄色いパーオ	dpa' bo ser [po]	27b1 / 30a6	白附子 (dpa' bo ser po)	Phytolacca [C,D,G,N], Scutellaria [G], Tulipa [A], Veratrilla [B,I,L]
黄色いボンガ	bong nga ser [po]	27b1 / 30a6	——	Aconitum [A,C,E,G,J,L], Curcuma [A], Trollius [F,I,L]
黄色のルクル	lug ru ser po	28a2	——	Orobanche [A], Pedicularis [A,B,C,D,F,G,H,I,J,K,L,M,N]
キチェ	kyi lce	24a6 / 27b4 / 30a5	葵花子	Campanula [A], Gentiana [A,B,C,D,E,F,G,H,I,J,K,L,M,N], Megacodon [I], Swertia [C,G]
狐（肺）	wa	29b1	——	Vulpes [B,C,D,F,H,I,L,N]
黄ツル	ser mtshur	26a5	黄礬	copiapite [B], fibroferrite [G], fibroferritum [D,F], halotrichite [B], pylite [B], quartz [B], yellow vitriol [C,E]
キュルラ	skyu/kyu ru ra	24a5 / 25a2 / 27a5 / 30a6 / 30b2	山査	Crataegus [A,B,F,I,L], Emblica [E,G,J,N], Eriobtrya [A], Mespilus [A], Phyllanthus [A,B,C,D,F,H,I,K,L]
去勢していない羊（角）	lug thug	29a2	——	Ovis [C]
去勢していない山羊（陰毛）	ra thug	29b5	——	Capra [C]
キワの果実	skyi ba'i 'bras bu / skyi 'bru	28b4 / 30b5	——	Sophora [B,D,E,F,G,I,J,K,L,M,N]
金	gser	25b5	金	aurum [D,F,H], gold [C,E,G,I,J], native gold [B,K]
ギャケクシン	rgya skyegs shing	30b5	——	Albizzia [B], Cajanus [B], Dalbergia [B,F], Eriolaena [F], Ficus [C], Laccifer [B,D,F,H,I,K]
ギャシュク	rgya shug	24a5	棗	Elettaria [D,I,K], Juniperus [C,F], Platycladus [K], Sabina [D,F,J,K,M], Thysanolaena [N], Zyzyphus [A]
ギャツァ	rgya tsha	24a5 / 27a2 / 30b3 / 30b5	硇沙 (rgya tshwa)	lake salt [G], sal ammoniac [C,I,J,K], sal ammoniacum [D,F,H], sea salt [E]
ギャプー	rgya spos	28a6	苜蓿	Cheiranthus [B,I,L], Medicago [A], Melilotus [A,B,C,D,F,G,I,J,K,L,M,N], Origanum [I,L], Thymus [A], Valeriana [A,B,E,F,H,I,J,L,M]
ギャムツァ	rgyam tsha	24a5 / 25a2 / 27a2 / 30b3 / 30b5	光明塩 (rgyam tshwa)	halite [B,K], light halite [H], rock salt [E,G,J], sal lucidum [D,F]
ギワン	gi waM	26b2 / 30a5 / 30a6	牛黄	bezoar [C,J], Bos [D,H,K], Bubalus [H] cattle bile [E], Elephas [D]
銀	dngul	25b5	銀	argentum [D,F,H], native silver [B,K], silver [C,E,G,I,J]
クックタ（肺）	khug rta	29b1	——	Cuculus [G], Delichon [I], Hirundo [C,F,G,I,N], Riparia [B,D,G,H,I,L]
孔雀（肉・飾り羽）	rma bya	29a5 / 29b5	孔雀肉 (rma bya'i sha)	Pavo [B,C,D,F,H,I,K,L,N]
薬のガ	sman sga	26b6 / 30b2 / 30b3	姜	Alpinia [F], Hedychium [N], Kaempferia [B,K], Melia [A], Zingiber [A,C,E,G,H,J]

和訳名	チベット語	ロケーション	番 漢	属 名
熊の胆	dom mkhris	26b3	熊胆	Selenarctos [B,D,F,H,I,K,L], Ursus [B,L,N], bear bile [E,J]
黒いシラ	zi ra nag po	26b4 / 30b3	云南巨勝子	Aconitum [D,M], Carum [G], Lactuca [A], Nigella [B,C,D,F,H,I,J,K,L,N], Thalictrum [B,I,L]
黒ツル	nag mtshur	26a5	黒礬 (nag tshur)	black alunite [G], black vitriol [C,E], copiapite [B], fibroferritum [D,F], halotrichite [B], jarosite [H], melanterite [K], vitriol [G]
ググル	gu gul	27a1 / 30b2	安息香 / □巴香	Ailanthus [I,L], Balsamodendron [C], Commiphora [B,E,F,G,J,N], Vatica [A], Styrax [A,D,F,H,I,K,L]
グトゥプ	rgu thub	28a1 / 30b1	——	Peucedanum [C], Scutellaria [G]
グドゥー	rgu drus	28a6	——	Corydalis [B,C,F,I,J,L,M], Galium [A,G], Senecio [B,C,E,G,L,N], Swertia [B,D,F,I,J,K,L], Veratrilla [D,K]
グルクム	gur kum	24a4 / 26b2 / 30a5	紅花	Calendula [C], Carthamus [A,B,C,D,F,G,I,K,M,L,N], Crocus [A,B,C,D,E,F,G,I,J,K,L,N]
グルシル	dngul zil	26a2	玄精石	actinolitum [D,F,J], carbonate of lime [G], mineral sulphate of calcium [G], quartz [C,E], tremolite [I]
グルド	dngul rdo	26a2	銀星石	argentitum [F], argentum nativum [F], hematite [C,E,J], proustitum [F], pyrargyritum [D,F], silver ore [C,G]
ケルパ	skyer pa	24a6 / 27b3 / 30a5 / 30b4	黄栢	Berberis [A,D,F,G,I,J,K,N], Lycim [A], Mahonia [F], Rosa [A], Thuja [A]
ケルパの樹皮	skyer pa'i bar shun	30b1	——	Berberis [A,C,H,L]
ケルパの花	skyer pa'i me tog	28a3	——	Berberis [E,H,J]
ケルパの実	skyer pa'i 'bras bu	28a3	狗起子 (skyer 'bras)	Berberis [A,J], Sophora [H]
ケルマショシャ	mkhal ma zho sha	27a5	荳鬼見愁 / 黒大豆	Canavalia [A,B,C,D,F,G,H,I,J,L,K], Fabeae [A], Lablab [L], Mucuna [C,G], Phaseolus [F,N]
ケンパ	mkhan pa	28a6	日蒿	Ajania [F], Artemisia [A,B,C,D,E,F,G,I,J,K,L,M,N], Skimmia [L], Symplocos [L], Tanacetum [C]
蝙蝠（肉）	bya wang	29b1	——	Crossoptilon [B,D,F,I,N], Myotis [B,L], Perdix [C]
子安貝	'gron bu	29a3	海巴児 (mgron bu)	Cypraea [C,F,I,L], Erosaria [I,L], Erronea [B,K], Monetaria [B,D,F,I,K,L]
ゴク〔キャ〕	sgog [skya]	24b1 / 25a2 / 30b2 / 30b4	獨頭蒜	Allium [A,B,C,D,F,I,J,K,L]
ゴチェ	go byed	27a1	番木賊 (go bye la)	Momordica [G], Semecarpus [B,C,D,E,F,G,H,J,L,N]
ゴニョ	go snyod	28b5 / 30b2	小回香	Anisum [A], Carum [A,B,C,D,E,F,G,H,I,J,K,L,N], Cinnamomum [L], Cnidium [A], Cumimum [A], Foeniculum [A,G]
ゴントクパ	sgong thog pa	28a2	——	Erysimum [A,B,C,E,G,I,K,L,N], Sisymbrium [B,F]
ゴンブ	sngon bu	28b6 / 30b6	——	Cyananthus [B,D,F,H,J,K], Gentiana [B,L,N], Ipomoea [A], Lactuca [C,E,G], Rorippa [L]
犀（角・皮）	bse ru	29a2 / 29b4	犀角 (bse ru) / 犀皮 (bse go)	Rhinoceros [B,C,D,E,F,I,J,L,N]
サイガ（角）	rgya	29a2	——	Capricornis [B,D,F,I,K,L], Naemorhedus [G,N], Saiga [C,G]
魚（肉）	nya [sha]	25a1	——	Diptychus [K], Glyptosternon [I], Glyptosternum [B,L], Gymnocypris [B,H,L], Gymnodiptychus [B,K], Pareuchiloglanis [B,L], Ptychobarbus [B,F,L,N], Schizopygopsis [B,L], Schizothorax [B], Teleostei（亜綱と目の間の分類群）[C], Triplophysa [B,L]
酒	chang	24a5	——	
サデー	sra 'bras	27a5	石蓮子	Aspidocarya [H], Berchemia [L], Caesalpinia [D,L], Eugenia [C,G], Milletia [G], Nelumbo [A,L], Rosa [L], Schisandra [G], Smilax [G], Syzygium [B,D,F,H,I,J,K,L,N]
猿（骨）	spre'u	29a4	猴骨 (spre'u'i rus pa)	Macaca [B,C,D,F,H,I,L,N]
サルジカ	sardzi ka	28b4	苗烏梅	Ustilago [B,C,D,E,F,G,I,J,K,L,N]

和訳名	チベット語	ロケーション	蕃 漢	属 名
珊瑚	byu ru	25b6	白珊瑚 (byi ru dkar po)	Corallium [D,F,I,K,L], Melitodes [D,I,L]
サンツィワ	zangs rtsi ba	28b3	——	Artemisia [A,B,C,D,E,F,G,H,I,K,L], Galium [A,B,C,D,F,G,I,J,K,L,M,N], Rubia [F]
サンティク	zangs tig	27b5	紫花蒂丁	Gentiana [A,D,G], Gentianella [N], Comastoma [D], Gueldenstaedtia [A,G], Halenia [A], Saxifraga [B], Swertia [B,D,F,I,J,K,L,M]
石榴	se 'bru	24a5 / 26b5 / 30b2 / 30b3	石榴	Punica [A,B,C,D,E,F,G,H,I,J,K,L,M,N]
シェルタ	shel ta	27a1	没藥	Larix [A], Myrrha [A], Pinus [F,G,J,N]
紫檀	tsan dan dmar po	26b1 / 30a5	紫檀	Dalbergia [B,F], Pterocarpus [A,C,D,E, F,H,I,J,K,L,N]
膝蓋骨	ser ba rus	29a4	——	
シムティクレ	zhim thig le	28a4	——	Chelonopsis [B,I,L], Elisholtzia [C], Erodium [B,C,K,L,M], Euphrasia [B,D,G,L], Galeopsis [F,J,J], Geranium [A,C,G], Lagopsis [B,F,I,L], Lamium [F], Leonurus [B,H,M], Marrubium [C,G], Nepeta [C,F,I,J,L], Phlomis [F], Plectranthus [C,D,E,G], Rabdosia [B,I,K,L,N], Salvia [D,F,J], Stachys [F,J]
シャカル	bsha' dkar	26a3	——	cassiterite [D,H,J,K], native tin [B], stannic ore [G], tin [C,I], tin ore [E]
シュクパ・ツェルチェン	shug pa tsher can	28a3	赤栢枝 (shug tsher)	Biota [M], Cupressus [I,M], Empetrum [A,G], Juniperus [A,B,C,E,F,G,I,J,K,L,N], Platycladus [I,M], Sabina [B,D,G,I,L,M], Thuja [M]
シュケン	zhu mkhan	28b1	石南 / 枇杷葉	Arcea [A], Eriobotrya [A,C], Skimmia [F,J,L], Symplocos [B,C,D,F,G,H,I,J,K,L,N]
シュダ	shu dag	27a6 / 30b5	白芷 / 白菖蒲 (shu dag dkar po)	Acorus [A,B,C,D,E,F,G,H,I,J,K,L,M,N], Angelica [A], Menyanthes [A]
シュモサ	shu mo za	28a5	胡羅巴	Daucus [A,G], Trigonella [B,C,D,E,F,G,H,I,J,K,N]
シュリーカンダ	shr'i khaNDa / shri kha Na	27b3 / 30b6	——	Calotropis [C], Euphorbia [G], Fritillaria [A], Rhus [F], Toxicodendron [K]
生姜	sga gsher	24a6	閩姜	Zingiber [A,F]
ショマン	sho mang	28b3	牛旁	Acalypha [B], Cremanthodium [B,J], Ligularia [B,J], Oxyria [D], Petasites [F,J], Rheum [L], Rumex [A,B,C,D,E,F,G,H,I,J,K,L,M,N]
白いキュンデル	khyung sder dkar [po]	27b1 / 30a6	鈎藤 (khyung sder)	Gambier [J], Nauclea [A,G], Saussurea [F], Uncaria [B,C,D,F,G,H,I,K,L,N]
白いセ	srad dkar ba	28b2	老荳 (srad dkar)	Astragalus [A,B,C,E,F,G,I,J,L], Hedysarum [C], Oxytropis [A,B,D,G,H,I,K,L,M,N]
白いパーオ	dpa' bo dkar [po]	27b1 / 30a6	——	Nerium [E], Phytolacca [A,B,C,F,G,H,I,J,M,N]
白いボンガ	bong nga dkar [po]	24a6 / 27b1 / 30a5 / 30a6	麥冬	Aconitum [A,B,C,D,E,F,G,H,I,J,K,L,M,N], Delphinium [C,M], Trollius [D]
白いシラ	zi ra dkar po	26b3	巨勝子	Bupleurum [B,F,M], Cuminum [B,C,D,E,F,G,H,I,J,K,L,N], Foeniculum [A,B,C,D,I,K,L], Galium [B], Lactuca [A], Peucedanum [A], Pleurospermum [B], Thalictrum [I,L], Tongoloa [B]
白チクトゥプ (草)	dkar po chig thub (草)	28a4	人参 (sngo dkar po gcig thub)	Corydalis [D], Mandragora [H], Panax [A,C,E,F,G,I,L,], Pterocephalus [J], Soroseris [N], Stephania [I,L]
白チクトゥプ (石)	dkar po chig thub (石)	26a1	——	anhydrite [D], quartz [I], white pyrolusite [C,G], zeolite [C]
白いパンゲン	spang rgyan dkar po	27b6	玉瑱花	Chrysanthemum [A], Gentiana [B,C,F,G,H,I,J,K,L,M,N]

和訳名	チベット語	ロケーション	番 漢	属 名
白ベルギャブ	dkar po sbal rgyab	26a1	——	hematite [G,I], halloysite [D], iron hydroxide [C,E,J], stalactite [G,J]
シンガル	shing mngar	24a4 / 27b1 / 30b1	甘艸	Glycyrrhiza [A,B,C,D,E,F,G,H,I,J,K,L,N]
シンクン	shing kun	24b1 / 26b6 / 30b2 / 30b4	阿魏	Caesalpina [C], Ferula [A,B,C,D,E,F,G,H,I,J,K,L,N]
シンシン〔ナマ〕〔の実〕	srin shing sna ma / srin shing 'bru	28a3 / 30b4	蘭花子 (sna ma'i 'bras bu)	Abutilon [G], Daphne [B,F,G,H,I,J,L,M], Forsythia [A], Jasminum [B,D,N], Morus [C,E], Spiraea [A], Stellaria [G]
真珠	mu tig	25b5 / 25b6	珎珠	Anodonta [F,I], Cristaria [F,I,K], Hyriopsis [D,F,I,K], Pinctada [B,I,K,L], Pteria [F,H]
シンツァ	shing tsha	24a5 / 26b6 / 30b3	官桂 (shing tshwa)	Cinnamomum [A,B,C,D,E,F,G,H,I,J,K,L,N]
シンドゥラ	sindhu ra	26a5	太一餘粮	halloysitum rubrum [H], limonite [G,J], limoniterra [D,F,K], natural oxide of lead [G], vermilion [E], yellow ochre [C]
磁石	khab len	26a1	慈石 / 歃鉄石	lodestone [G], magnetic ore [G], magnetite [B,C,E,I,J,K], magnetitum [D,F]
麝香	gla rtsi	24a6 / 26b3 / 30a6 / 30b4	麝香	Moschus [B,C,D,F,H,I,K,N]
ジャムデー	'jam 'bras	27a5 / 30b3	——	Caesalpinia [B,C,D,F,G,H,I,J,L], Cesalpinoideae（科名）[A,K], Mimosoideae（科名）[A], Nelumbo [A], Pongamia [A,C,G]
ジャーティ	dz'a ti	26b2 / 30b3	肉豆寇	Jasminum [A], Myristica [A,B,C,D,E,F,G,H,I,J,K,L,N]
スクダ	sug 'dra	27b5 / 30b1	桔梗	Cheiranthus [D], Gypsophila [D,G], Melandrium [D,F], Phaeonychium [N], Platycodon [A], Rhodiola [C], Solms-laubachia [F,G,J,M], Stellaria [A]
スクメル	sug smel	26b2 / 30b3 / 30b5	白荳寇	Alpinia [I,L], Amomum [A,B,D,F,H,I,K,L], Elettaria [B,C,E,F,G,I,J,N], Hornstedtia [D]
雀（肉）	mchil pa	29b1	——	Passer [B,C,D,F,G,H,I,K,L,N]
スブカ	srub ka	24b1 / 28b4 / 30b3	——	Anemone [A,B,C,E,F,G,H,I,J,K,L,M,N], Pulsatilla [A,G], Ranunculus [G]
スムチュティク	sum cu tig	27b4	——	Gentiana [A,G], Pleurogyne [A], Saxifraga [B,C,D,E,F,G,H,I,J,K,L,M,N]
精糖	ka ra	24a4 / 30a3	——	Saccharum [A,C]
セグー	se rgod	27b3 / 30b1	——	Ribes [B,D,K,L,M], Rosa [B,C,E,F,G,H,I,J,K,L,M,N]
セグーの実	se rgod 'bras bu	28a3	慈梅子	Ribes [A,L], Rosa [A,C,G,L]
セツァ	ze tsha	24a5 / 26a5	火硝 (ze tshwa)	mirabilite [G], nitre [B], nitrokalite [K], nitrum [D,F,H,J], potassium nitrate [E], saltpetre [C,G]
雪鶏（糞）	gong mo	30a1	——	Tetraogallus [B,C,D,F,G,H,I,K,L,N]
セブル	bse sbur	30a2	——	Blatta [G], Catharsius [H,I,L], Coleoptera(目名) [C], Geotrupes [G], Nezara [D], Periplaneta [G]
セマ	gze ma	29a1	蒺藜	Astragalus [B], Tribulus [A,B,C,D,E,F,G,H,I,J,K,L,M,N]
セヤブ	bse yab	24a5 / 26b5 / 30b2	酸李乾	Aegle [C], Chaenomeles [A,B,C,D,F,G,I,J,K,L,M,N], Cydonia [E], Pyrus [A], Tamarindus [A]
セルキチェマ	gser gyi bye ma	26a4 / 30b5	海金沙	evansite [B], golden sand [C,E,G], Lygodium [B,F,I,K,L], vermiculite [B,I,K], vermiculitum [D,F,J]
セル〔キ〕プ〔ブ〕	gser [gyi] phud [bu]	26b4 / 30b5	——	Lagenaria [E], Luffa [B,C,F,H,I,J,K,L], Momordica [B,D], Thladiantha [A,G,N]

和訳名	チベット語	ロケーション	番 漢	属 名
セルキメトー	gser gyi me tog	24a6 / 26b4 / 30a5 / 30a6	金線沐鼈	Herpetospermum [A,B,C,D,F,G,H,I,J,K,L,N], Momordica [A,C,E,F,G,L], Thladiantha [B,L], Trichosanthes [B,M]
セルクー	gser skud	28a1	兎児絲	Cetraria [F], Cuscuta [A,C,E,G,I], Evernia [B,K], Lethariella [B,I,K,L,N], Letharnia [B], Parmelia [C,G], Thamnolia [B,K,M], Teloschistes [D], Usnea [B,D,F,G,I,J,K,L,M]
セルシル	gser zil	26a2	蜜陀僧	lead monoxide [C,E], litharge [G,I], lithargyrum [D], pyritum [F,J], vermiculite [G]
セルド	gser rdo	26a2	金星石	aurum [D], chalcopyrite [F], gold ore [G], marcasite [C,E,J], phlogopite [B,K]
セルモ鳥（骨）	zer mo	29a4	──	Ithaginis [F], Pucrasia [G], Upupa [C,L]
セワの花	se ba'i me tog	28a2	慈梅花	Rosa [A,B,C,D,E,F,G,H,I,J,K,L,M,N]
栴檀	tsan dan	24b1	白檀香 (tsandan dkar po) / 紫檀 (tsandan dmar po)	Santalum [C,D,F,I]
センデン	seng ldeng	27b3 / 30a5 / 30b4	紫檀 / 木禾木	Acacia [A,C,E,F,G,H,N], Cephalotaxus [B,F,J], Dalbergia [D], Dichrostachys [F], Pterocarpus [L], Rhamnella [B,D,F,I,J,K,L], Rhamnus [A,H], Santalum [A,L], Uncaria [F], Xanthoceras [B,F,I,J,M]
草食動物（脳）	ri dwags	29b4		
ソクカワ	sogs ka ba	28b5	──	Capsella [A,B,C,D,E,F,G,H,J,K,L,M,N]
ソ〔ン〕チャ	so cha / son cha	27b3 / 30b5	娑羅子	Aesculus [G,I], Boschniakia [B], Randia [C,E,G], Sesbania [A,C,G,J,N], Xeromphis [A]
粗糖	bu ram	24a4 / 30a2 / 30b3	黒糖	Saccharum [A,C,D,F,K]
ソルゴンワ	srol gong ba	27b5	──	Lactuca [A,G], Saussurea [B,D,I,L,M], Soroseris [B,C,D,E,F,G,H,I,J,K,L,M,N], Syncalathium [F]
ソロ	sro lo	27b5	沙参	Adenophora [A], Cardamine [A], Cissampelos [E], Cochlearia [D,G], Pegaeophyton [J], Phaeonychium [B,M], Platycodon [G], Rhodiola [B,D,F,G,H,I,J,K,M,N], Solms-laubachia [B,D,F,I,J,K], Stellaria [A], Strobilanthes [G]
ソロカル	sro lo dkar	30b1		Armoracia [M], Cochlearia [C,D,G], Pegaeophyton [B,F,H,I,J,K,L], Platycodon [G], Rhodiola [L], Solms-laubachia [B,I,L,N], Stellaria [A], Thermopsis [C]
尊勝アルラ	a ru ra rnam [par] rgyal [ba]	27a4	──	Terminalia [C]
ソーマラージャ	so ma ra [dza]	26b4 / 30b4	線麻子	Abelmoschus [D,F,I,J,K,L,M], Abutilon [A], Cannabis [A,C,D,G], Hibiscus [C], Psoralea [E]
増益アルラ	a ru ra 'phel byed	27a4	──	Terminalia [C]
ゾモ	mdzo mo	28b2 / 30a5	蘇木 (mdzo mo shing)	Caesalpinia [A,H,I,L], Caragana [A,B,C,D,E,F,G,H,I,J,K,L,M]
タクカン	khrag rkang	30a6	──	Coptis [C,N], Thalictrum [I,L,M]
〔タクキャ〕ハボ	[brag skya] ha bo	28a5 / 30b1	覆盆	Aleuritopteris [B,H,I,L,M], Bergenia [C,E], Corallodiscus [A,B,C,D,F,G,H,I,J,K,L,N], Dryopteris [A,G], Polystichum [L], Rubus [A], Woodsia [A,G]
タクシャ	stag sha	27b6 / 30b1	翻白岬	Calophaca [C,G], Oxytropis [A,B,C,D,E,F,G,J,K,M,L,N], Potentilla [A,G]
タクシュン	brag zhun	24a6 / 26a6	五灵脂	bitumen [C,J], Ochotona [B,F,H,I,K,L], Trogopterus [D,F]
タクプー	brag spos	28a6	山茶花	Camellia [A], Lepisorus [A,B,C,D,E,F,G,H,I,J,K,L,M,N], Platygyria [B], Pyrrosia [B,I,L], Thymus [A], Valeriana [I]
タパク	rta lpags	27b6	玉英葉	Ajuga [B,F,J,L], Colquhounia [C,G], Lagopsis [A], Lamiophlomis [A,B,D,F,G,H,I,J,K,L,M], Marrubium [A,G], Oreosolen [B,D,L,N], Phlomis [C,E,I]
タプセン	stab seng	27b2	杜仲	Eucommia [A,C,G,I,L], Fraxinus [C,D,E,F,G,H,I,J,K,L,N]

和訳名	チベット語	ロケーション	番 漢	属 名
タミク	rta rmig	28b2	淫羊艸	Aristolochia [G], Asarum [G,I], Caltha [D,F,I,N], Epimedium [A,G,I], Viola [B,C,E,F,G,H,J,K]
タラム	tha ram [s]	28b5 / 30b5	大葉馬藍 (tha raM)	Plantago [A,B,C,D,E,F,G,H,I,J,K], Polygonum [A,B]
タルヌ	thar nu	28b5 / 30b6	狼毒	Aconitum [A], Baliospermum [G], Croton [G], Euphorbia [B,C,D,E,F,G,H,I,J,K,L,M,N]
タルブ	star bu	24a5 / 26b5 / 30b1 / 30b2	慈梨膏 / 鯪刺膏	Elaeagnus [L], Eucommia [L], Euphorbia [A], Garcinia [E], Hippophae [B,C,D,F,G,H,I,J,K,L,M,N]
タンクン	tang kun	28a2	當歸 (tang kun pa)	Angelica [A,B,C,D,E,H,I,K,L,N], Chaerophyllum [G], Cnidium [G], Cyclorhiza [K], Ledebouriella [D], Peucedanum [B,C,G], Pleurospermum [B,M], Sinolimprichtia [F,J]
タンシル	stang zil	26a2	——	lithargyrum [D], tourmaline [C,E,J]
タントム	thang phrom	28a3 / 30b4	佛茄 / 當陸 / 商陸 (以上はthang phrom dkar po) / 補骨脂 (thang phrom nag po)	Anisodus [B,D,F,G,I,H,J,L], Datura [C,D,G,J], Hyoscyamus [D,J,K], Mandragora [B,D,F,I,L], Physochlaina [A], Phytolacca [A], Psoralea [A], Przewalskia [B,D,F,H,I,J,K,L,M], Scopolia [A,C,G,M,N]
胆嚢	mkhris pa	24a6 / 29b2	——	——
ダゴ	'bra go	27a6	柿子 / 糯棗	Diospyros [C,D,E], Phoenix [D,F,J,L,N], Polygonum [G], Zizyphus [C,F]
ダチー（肉）	da byid	29a5	大雲虎	Batrachuperus [F,J,K,N], Lacertidae(科名) [C], Phrynosoma [G]
ダティク	da trig	24a5 / 27b3 / 30b4	五味子 / 葛藤果	Rhamnus [A], Rhus [B,C,D,F,G,J], Schisandra [A,B,D,F,G,H,I,K,L,M,N], Tamarindus [A]
ダマの根	gra ma'i rtsa ba	28b2	——	Caragana [A,C,D,E,G,K,M,N]
ダムブカラ	'dam bu ka ra	28a4	三稜艸	Catabrosa [B,F,I,J,L,M], Eleocharis [C,G], Hippuris [A,B,D,F,G,H,I,K,L,M,N], Juncus [C,E,G], Scirpus [C]
ダリ	da lis	30b3	——	Rhododendron [A,B,C,D,F,G,I,J,M,N]
ダルヤカン	dar ya kan	27b6	葶藶	Arabis [I,L], Astragalus [B,G,I,L,M], Chamaenerion [M], Cynanchum [M], Corydalis [B,C,D,E,M], Draba [A,G], Epilobium [M], Leguminosae(科名) [A], Lepidium [C,F,G,K,N], Moehringia [A,G], Scabiosa [A,G]
ダワ	dwa ba	24b1 / 30b4	——	Allium [A], Arisaema [C,F,G,I,J,K,L,M,N], Paris [D], Pinellia [F,J,M]
ダワの根	dwa ba'i rtsa ba	28a4	南星	Allium [A], Arisaema [A,B,D,E,G,J,M], Pinellia [M], Typhonium [G]
チェウラプク	bye'u la phug	28b4	——	Dilophia [B,F], Dimorphostemon [B,M], Dontostemon [A,C,E,G], Draba [B,G,I], Hutchinsia [N], Malcolmia [A,B,G], Torularia [B,D,F,J,K,L]
チェツァ〔ワ〕	lce tsha [ba]	24b1 / 28b4 / 30b3	——	Operculina [E], Ranunculus [A,C,D,G,J,K,M,N]
チェニャンツァ	lce myang [tsha]	24a5 / 25a2 / 27a2	黒塩 (lce myang tshwa)	alum salt [E], halitum [F,J], red alum salt [C], sol [D]
チゴ	byi mgo	26a2	石燕子 (bye mgo)	Cyrtospirifer [G,K], fossilia spiriferis [D,F,I,J], fossilized invertebrate [C], sparrow head [E]
チタンガ	byi tang ga	27a1 / 30b3 / 30b4	曼荊子 (byi tangka)	Embelia [A,B,C,D,E,F,G,H,I,J,K,L,N], Myrsine [B,L], Vitex [A]
チツェル	byi tsher	28b1 / 30a6	——	Agriophyllum [A], Bidens [B,I,L,M], Cynoglossum [A], Fagonia [A,E,G], Lappula [A], Morina [F,M], Xanthium [A,B,C,D,F,G,H,I,J,K,L,N]
チトラカ	tsi tra ka	26b6 / 30b3	秦椒	Capsicum [A,B,C,D,F,H,I,J,K,N], Plumbago [E,G]
チャカン	bya rkang	28b5 / 30b5	——	Delphinium [A,C,D,E,F,G,H,I,J,K,L,L,M,N], Dictamnus [A]
チャガ	bca' sga	24a6	——	Zingiber [C,F,J,N]

和訳名	チベット語	ロケーション	番 漢	属 名
チャクティク	lcags tig	27b5	——	Comastoma [I,L], Gentiana [L], Gentianopsis [A,B,C,D,F,G,H,I,J,K,L,M,N], Halenia [B,D,F,I,K,L], Lomatogonium [B,G,I,L,M], Swertia [B]
チャゴープー	bya rgod spos	27b5	——	Delphinium [A,B,C,D,E,F,G,H,I,J,K,L,N], Dracocephalum [F], Megacarpaea [B]
チャポツィツィ	bya po tsi tsi	28a5	大黄豆 (bya pho tsi tsi)	Celosia [A,G], Ceratostigma [B,C,D,E,F,G,J], Corydalis [B,D,I,L,M], Fritillaria [F], Goniolimon [G], Impatiens [A,C], Limonium [G], Melandrium [B], Pisum [B,N], Silene [B,M], Statice [A]
チャマチ（ムササビ）（飛膜）	bya ma byi	29b5	鸎鼠羽毛 (bya ma byi'i sgro)	Petaurista [B,C,D,H,I,K,L], Pteromys [F,I,N], Trogopterus [F,I], Vespertilio [G]
チャムパ	lcam pa	28b1	小蜀□ / 小葵子	Alcea [F], Althaea [B,C,D,J,M], Dalbergia [G], Malva [A,B,C,D,E,F,G,H,I,J,K,L,M,N], Primula [D]
チャワ	lca ba	24a4 / 28b6	玉竹	Acronema [B], Angelica [A,B,C,F,G,J,N], Anthriscus [B,F,I,J,L], Bletia [A], Changium [C,J], Cyclorhiza [D], Notopterygium [J], Nothosmyrnium [B,C], Peucedanum [A,C], Pleurospermum [B,D,I,K,L,N], Polygonatum [A,G], Selinum [C,E,J], Sphallerocarpus [B,L,M],
チャンツェル	spyang tsher	28b5 / 30b5	大小薊	Carduus [A,B,C,I,F,H,J,K,M], Cephalonoplos [I,L], Cirsium [A,B,C,D,F,G,H,J,M,N], Cousinia [B], Echinops [G], Morina [B,C,D,E,F,G,H,I,J,K,M], Xanthopappus [B,L,M]
チュカン	cu gang	24a4 / 26b2 / 30a5 / 30b1	石膏	aragonite [C], Bambusa [A,C,E,F,J], calc-sinter [K], calciosinter [D,F,J], gypsum [L], kaolin [C,J], Leptocanna [K], Schizostachyum [B,D,F]
チュツァ	chu rtsa	28b6 / 30b6	亜大黄	Rheum [A,B,C,D,E,F,G,I,J,K,L,N], Rumex [A]
チュブル	chu sbur	30a2	——	Cybister [F,J], Dytiscidae（科名）[C]
チュマツィ	chu ma [r]tsi	24b1 / 28b1	——	Chenopodium [A], Polygonum [C,E,F,I,K], Rheum [A,F,I,J,K,L], Rumex [A]
チュムツァ	lcum rtsa	28b6 / 30b6	大黄	Rheum [A,B,C,D,F,G,H,I,J,K,L,M,N], Rivea [E], Rumex [B]
チュルク	chu rug	28a2	——	Cardamine [B,F,I,L,M], Halerpestes [B,C,D,G,J,K,N], Potamogeton [A,C], Ranunculus [C]
チョクラマ	cog la ma	26a2	——	cinnabar [E,G,I,J,K], cinnabaris [D,F,H], natural cinnabar [C]
チョンシ	cong zhi	26a4	寒水石	calcite [B,C,G,I,J,K], calcitum [D,F], calcitum, gypsum [C], limestone [C], sulphate [E]
チルク	byi rug	28b2	荊芥	Elsholtzia [A,B,C,D,E,F,G,H,I,J,K,L,M], Mentha [N], Nepeta [A,C,D], Schizonepeta [A]
チンチントゥル	bying bying thu lu	30a2	——	Aspongopus [D], Eupolyphaga [B,F,H,I,J,L,N], Scarabaeus [C]
ツァク	btsag	26a4	紅土	halloysite [G], hematite [B], lateritum [D,F,J], limonite [H], ochre [E], quartz [B], red orchre [C]
ツァティー	rtsa mkhris	28b1 / 30a5	鷲食	Cicerbita [B,D,G,I,L,N], Dubyaea [I,L], Ixeris [B,C,D,E,F,G,J,K,L], Saussurea [B,D,F,J,K,L,M], Sonchus [C,G,L], Youngia [A]
ツァプルツァ	tsabs ru tsha	24a5 / 27a2 / 30b3	——	common salt [C], crag halite [G,J], processed salt [E], sales alcalinorum [D,F]
ツァプ（発酵のスターター）	rtsabs	24a5	——	Rheum [J]
ツァラ	tsha la	27a3	硼砂	borax [E,C,D,F,G,H,I,J,K], tin calconite [B]
ツァルボン	tshar bong	28a2	——	Artemisia [A,B,C,D,E,F,G,I,J,K,L,M,N]
ツィタク	tsi stag	30b6	——	Polygonum [C], Rheum [G]
ツゥ	btsod	28b1 / 30a6	茜艸 (gtsod)	Galium [M], Rubia [A,C,D,F,G,H,I,J,K,L,M,N]
ツゥ	tshos	28b1 / 30a6	紫艸茸	Butea [A,G], Ficus [A,C], Laccifer [G], Lithospermum [G]
ツェドゥム	mtshe ldum	28b2	麻黄	Ephedra [A,B,C,D,E,F,G,H,I,J,K,L,M,N], Equisetum [F,J]
ツェル	mtshal	26a3	銀朱	calomel [C], cinnabar [B,C,J], cinnabaris [E,F], hydrargyrum sulphidum [D]

和訳名	チベット語	ロケーション	番 漢	属 名
ツェルグン	tsher sngon	28a1	白頭翁	Anemone [A], Meconopsis [A,B,C,E,F,G,H,J,K,L,M,N]
ツェー	rtsad	28a1 / 30b1	——	Ligusticum [B], Piper [F], Pleurospermum [B,C,D,F,G,J,L], Sinolimprichtia [B]
ヅェツァ	mdze tsha	24a5 / 27a3	皮硝 (mdze tshwa)	glauber's salt [C,J], sodium sulphate [E]
ティクタ	tig ta	24a6 / 27b2 / 30a5	蒂丁	Androsace [B], Cerastium [C,M], Comastoma [B,M], Erysimum [F], Gentiana [A,C,D,I], Halenia [C], Mentha [B,D,M], Rhodiola [M], Saxifraga [F,J,K,M], Swertia [A,B,C,D,E,F,G,H,I,J,K,L,N], Viola [A]
ティンギュー	mthing rgyus	26a3	馬起石	actinolite [B,G], asbestos [C,E,H], distine [C,J], glaucopanum [D], stibine [G]
鉄	lcags	25b5	鉄	ferrum [D,F,H], iron [C,E,G,I,J], native iron [B,K]
テルツァ	thal tsha	24a5 / 27a2 / 30b3	灰塩 (thal tshwa)	ash salt [E]
テーカドルジェ	thal ka rdo rje	26b4 / 30b4	艸決明 (thal kar rdo rje)	Caragana [A], Cassia [A,B,C,D.E.F,G,H,I,J,K,L,M,N], Piptanthus [C]
ディタサジン	'bri ta sa 'dzin	28a5 / 30b5	地錦／雀□蚕艸	Cuscuta [A,G], Fragaria [A,B,C,D,E,F,G,J,K,M,N], Lagotis [B,C,F,I,L,M], Polygonum [A,B,F], Saxifraga [A,D,G,K]
デガ	bre ga	28b3	猫児眼	Ailanthus [A,G], Euphorbia [A], Rhinanthus [A], Thlaspi [A,B,C,D,E,F,G,H,I,J,K,L,M,N]
デワ	de ba	28b1 / 30a6	——	Aster [C,D], Corydalis [F,I,J,N,M], Gentiana [C,D,K], Populus [C,G,J], Primula [G], Saussurea [J], Swertia [C,E,I,L,M]
デンダ	danda	30b6	蓖麻子 (dan ta)	Baliospermum [A], Croton [C,D,J,K], Ricinus [C,D,F,J,N]
デンロク	dan rog	27b3	巴豆	Croton [A,C,D,F,G,H,I,J], Jatropha [C], Ricinus [B,K,N]
デーマの実	dres 'bru	30b4	——	Iris [B,C,F,G,L,M,N]
デーメーケサル	dres ma'i ge sar	28a3	馬蘭子	Aster [A], Catabrosa [M], Iris [A,C,G,H,J,M,N]
トゥク（睾丸）	thug	29b1	——	——
トゥマ	spru ma	30b4	——	Helleborus [A], Heracleum [B,C,D,F,G,I,J,K,L,M,N], Mirabilis [M], Notopterygium [B,D,F,I,J,K,L,M], Thalictrum [M], Valeriana [B,M]
トゥマの虫	spru ma'i 'bu	30a2	——	Colias [L]
蜥蜴（肉）	rtsangs pa	29b1	雲虎 / 海馬 (rtsang pa)	Agama [B,C,D,F,G,I,K,L,N], Batrachuperus [B], Eumeces [B], Gekko [B,I,L], Lygosoma [I,L], Sphenomorphus [H]
虎（骨）	stag	29a3	——	Panthera [B,C,D,F,I,L,N]
トルコ石	g-yu	25b5	松児石	turquoicum [D,F], turquoise [B,C,E,G,H,I,J,K]
トンシン	sgron shing	27b2	油松	Abies [B], Cedrus [E], Larix [B], Picea [B,F], Pinus [A,B,C,D,F,G,H,I,J,K,M,N]
トンブ	khron bu	28b6 / 30b6	——	Clerodendron [G], Euphorbia [B,C,D,E,F,G,H,I,J,K,L,M,N], Physalis [G]
ドゥクモニュン	dug mo nyung	24a6 / 26b4 / 30a5	雀瓜 / 蓮翹	Chamerion [F], Cynanchum [A,B,C,D,F,G,H,I,K,L,M], Cynoctonum [A], Epilobium [B,I,L,M], Holarrhena [C,D,E,F,G,H,I,J,K,L,N], Periploca [A], Pycnostelma [I,L,M], Strophanthus [D], Trachelospermum [B], Vincetoxicum [A]
ドゥシ	gru bzhi	26a2	自然銅	analcite [G], calcitum [D], galena [G], limonite [F,J], pyrite [B,C,E,G,I,K]
ドゥムタク	ldum stag	28a1	——	Strychnos [B,C,E,F,G,H,J,N]
ドゥルチ	dur byid	28b5 / 30b6	離婁	Baliospermum [A,G], Corydalis [M], Euphorbia [A,B,C,D,F,G,J,K,N], Iris [A,G], Jatropha [G], Operculina [E]
銅	zangs	25b5	銅	copper [C,E,G,I,J], cuprum [D,F,H], native copper [B,K]
ドギュー	rdo rgyus	26a3	陽起石	actinolite [B,D,G], actinolitum [H], asbestos [C,D,E,F,J,K], stibine [G]

和訳名	チベット語	ロケーション	番 漢	属 名
ドソル	rdo sol	26a3	煤	charcoal [C,E], coal [B,F,G,J]
ドチュ	rdo chu	26a3	——	actinolite [G,J]
ドティー	rdo mkhris	26a3	石中黄	glauconite [C,E,G], limonite [D], siderite [H], yellow ochre [G,J]
ドテル	rdo thal	26a4	石灰 (rdo thal / rdo zhun)	calcaria [D], calcium [H], calcium carbonate [E], limestone [B,F,G,J], petracalicis [D], slaked lime [C]
ドデク	rdo dreg	26a6	石花	Dermatocarpon [I,L], lichenes [C], Parmelia [D,F,G,J,L,M], Vetiveria [A]
ドレー	rdo klad	26a2	脳石	brain shaped stone [C,E], halloysite [G,J]
ドンガ	dong ga	24a4 / 27b3 / 30b6	牙皂	Betula [A], Cassia [A,B,C,D,E,F,G,H,I,J,K,L,N], Ceratonia [A], Dracocephalum [M], Gleditschia [A], Nepeta [M], Pterospermum [A], Swertia [I], Veronica [M]
ドンルー	ldong ros	26a3	雄黄	realgar [B,C,D,E, F,G,H,I,J,K], red orpiment [E,G]
ナムパル	rnam par	30b1		Aster [F,J], Cacalia [C], Senecio [F,G,J,N]
ナラム	na ram(s)	28b5 / 30b5	車前子 (na raM)	Bistorta [A], Plantago [B,D,I,K,L,M], Polygonum [A,C,G], Triglochin [B,D,F,I,J,L,M]
ナレシャム	na le sham	24a6 / 26b5	胡椒	Piper [A,B,C,E,F,G,H,J,L,N]
ナーガケサル	n'a ga ge sar	26b3	——	Bombax [C,D,F,I,J,K,L,N], Crocus [A], Mesua [A, G], Quisqualis [A,G]
ナーガプシュパ	n'a ga puSHpa	26b3	——	Bombax [B,C,J,N], Mesua [E,G], Quisqualis [G]
ナーワ（毛）	gna' ba	29b5	——	Capra [L], Ovis [G], Pseudois [B,C,D,F,G,I,J], Rupicapra [G]
ニェシン	nye shing	24a4 / 28b6	黄精 / 天冬	Asparagus [A,B,C,D,E,F,G,H,I,J,K,L,M,N], Notopterygium [C], Polygonatum [A,G], Sium [A]
ニガー	nyi dga'	30b5		Malva [C,F,G,J,N]
肉	sha	24a4	——	
ニャチ	nya phyis	25b6	石決明	Anodonta [F], Cristaria [B,K], Haliotis [D], Hyriopsis [F], Margaritiana [B,K], Pteria [C,F,H]
ニャロ	rnya lo	28b3	紫蘇 (snya lo)	Aconogonon [N], Polygonum [A,B,C,D,E,F,G,H,I,J,K,L]
ニャンツィテ	myang rtsi spras	28a6	黄連	Adonis [A,G], Coptis [A,B,C,D,E,F,G,H,I,J,K,L,N], Thalictrum [A]
ニワ	snyi ba	28a5	貝母 (snyi ba'i rtsa ba)	Chenopodium [A], Codonopsis [A,B,C,D,F,G,H,I,J,K,L,N], Fritillaria [A,G,M], Polygonum [A]
鶏（トサカの血・糞）	bya	29b2 / 30a1	——	Gallus [C,F,I,L,N]
ニンショシャ	snying zho sha	27a5	建酸棗 / 廣酸棗	Choerospondias [B,D,F,H,I,J,K,L], Prunus [A], Spondias [C,G,N], Terminalia [A], Ziziphus [A]
ニンバ	nim pa	24a6	山豆根	Azadirachta [A,C,N], Cajanus [A], Picria [D], Menispermum [H,I,M], Sophora [F,J,M]
葱	btsong	24b1 / 30b2	葱	Allium [A,C,D,F,H,I,M], Galium [B], Rubia [B]
鼠（皮・糞）	byi ba	29b4 / 30a1	——	Apodemus [I,L], Mus [C,I], Rattus [D,F,H,I,L]
野鴨（肉）	ngur pa	29b1	——	Anas [G,L], Charadrius [L], Tadorna [B,C,D,F,G,H,I,K,L,N]
野雀（肉）	nas zan	29b1	——	Passer [C,D,F,J]
ノロ鹿（角）	kha sha	29a2	——	Capreolus [B,C,D,F,G,H,I,L,N]
ハシク	ha shig	26a4	滑石	alabaster [C,E], talc [B,G,I,J,K], talcum [D,F,H]
蜂蜜	sbrang [rtsi]	24a4 / 25a1 / 30a3	紅蜜 / 生蜜 (sbrang rgod) / 白蜜 (sbrang dkar)	Apis [B,C,F,H,I,K]

和訳名	チベット語	ロケーション	番 漢	属 名
鳩（糞）	phug ron	30a1	鴿糞 (phug ron brun)	Columba [B,C,D,F,G,H,I,K,L,N], Streptopelia [F]
斑猫	byang pa	30a1	斑猫虫	Mylabris [B,C,D,F,G,H,I,J,K,L,N]
バシャカ	ba sha ka	24a6 / 27b2 / 30a5	鬧陽花	Adhatoda [B,C,D,E,F,G,H,I,J,K,N], Agrimonia [I], Corydalis [B,F,I,L,M], Dianthus [I], Euphrasia [A], Justicia [A], Odontites [A,C], Rhododendron [A], Veronica [B,C,D,G,I,K]
バター	mar	24a5	──	──
バチ（肉）	rba byi	30a2	──	Cinclus [C,F,G,J,L]
バツァ	lba tsha	24a5 / 27a3	鹹塩 (lba tshwa)	[anti-]goitre salt [C], halite [H], humus [D,J], saltpetre [G], soda salt [G]
バヌ	ba nu	26a3	石中乳	Galaxea [D], stalactite [B,C,D,E,I,J,K]
バムポ	'bam po	28a6	──	Achillea [A,G], Filipendula [G], Heracleum [D,H], Ligusticum [F,I,J,N], Pleurospermum [C,E], Trachydium [F,J]
パヤクの根	pa yag rtsa ba	28b4	──	Lancea [A,B,C,D,E,F,G,I,J,K,M,N], Salvia [G], Viola [G]
バラ	ba bla	26a3	石黄 / 雌黄	arsenolite [G], auri pigmentum [D,F,I?], orpiment [B,C,H,J,K], yellow orpiment [G]
バル	ba lu	28b5	冬青子	Abies [A], Ligustrum [A], Rhododendron [A,C,E,F,G,J,K,N]
バルラ	ba ru ra	24b1 / 25a3 / 27a5	川練	Azadirachta [A], Crataegus [A], Melia [A], Terminalia [A,B,C,D,E,F,G,H,I,J,K,L,N]
バレカ	ba le ka	27b2	木通	Akebia [A,G], Aristolochia [A,B,C,D,E,F,G,H,I,J,K,L,N], Clematis [L], Menispermum [A,G]
パクゴ	phag mgo	26a2	──	fossilized invertebrate [C,E], pig's head fossil [G,J]
パルパタ	par pa ta	28a4 / 30a6	秦艽根 / 秦膠根 (par pa ta'i rtsa ba)	Arabis [A], Corydalis [I,L], Fumaria [A,E,G], Hypecoum [A,B,C,D,F,G,H,I,J,K,L,M,N], Zanthoxylum [A]
パンゲン	spang rgyan	30b1	──	Gentiana [A,B,C,D,E,G,H,I,J,K,M]
パンツィドウォ	spang rtsi do bo	27b4 / 30a6 / 30b1	老鸛筋	Primula [C,E], Pterocephalus [A,B,D,F,G,H,I,J,K,L,M,N], Saussurea [A,B,G]
パンプー	spang sbos	28a6	甘松	Nardostachys [A,B,C,D,F,G,H,I,J,K,L,M,N], Valeriana [A,B,L]
パンマの果実	phang ma'i 'bras bu	28b2	益母子 / 茺蔚子	Elaeagnus [G], Leonurus [A,G], Lonicera [B,D,F,I,J,K,L,M], Lycium [C,E,G,N]
羊（肉・骨・脳）	lug	25a1 / 29a4 / 29b3	──	Ovis [C,D,F,H,I,K,L,N]
人（頭蓋骨・腰骨・焼いて粉末にした人骨・落雷死した人骨・腸の病で死んだ頭蓋骨・肩甲骨の灰・脂肪・脳・尿・糞・肉・子宮の血）	mi	29a2 / 29a3 / 29a4 / 29b2 / 29b3 / 29b4 / 29b6	──	Homo [C]
ビクペン	big pan	26a6	膽礬	blue vitriol [C], chalcanthite [B,G,I,K], chalcanthitum [D,F,J], copper sulphate [E]
白檀	tsan dan dkar po	26b1 / 30a4	白檀香	Santalum [A,B,C,D,E, F,H,I,J,K,L,M,N], Syringa [B]
ビルバ	bil ba	30b4	──	Aegle [A,C,D,F,H,J,L,N], Citrus [A], Cucurbita [A]
ピピリン	pi pi ling	24a6 / 25a3 / 26b5 / 30b3	蓽撥	Piper [A,B,C,D,E,F,G,H,I,J,K,L,N]
梟（羽毛）	'ug pa	29b5	──	Asio [I], Athene [I], Bubo [B,C,D,F,H,I,N], Glaucidium [I]

和訳名	チベット語	ロケーション	番 漢	属 名
古いハダカムギ	nas rnying	25a1	青□ (nas)	Hordeum [A,B,C,D,F,I,L]
ブキョク	'bu skyogs	29a4 / 30b4	——	Bellamya [B,I,K,L], Bradybaena [I], Cipangopaludina [B,D,F,G,I,K,L], Helicidae(科名) [C,J], Viviparus [B,K,L]
ブスハン	'bu su hang	28a2	——	Delphinium [E], Hydrocotyle [A], Lotus [G], Medicago [A,B,C,D,F,G,I,J,L,N], Potentilla [A], Trigonella [B,C,F,G,H,I,J,K,L,M]
豚（骨・糞・舌・血・脂肪）	phag [pa]	29a3 / 29a6 / 29b2 / 29b3 / 29b6	——	Sus [B,C,D,F,H,I,K,L,N]
葡萄	rgun 'brum	24a4 / 26b4 / 30b1	葡萄 (rgun 'bruM)	Vitis [A,B,C,D,E,F,H,I,J,K,L,M,N]
ブルトク	bul tog	24a5 / 26a5	碱	natron [C,E,J], sodium bicarbonate [G], trona [B,D,F,H,I,K]
プシェル〔ツェ〕	pu shel	27b1	射干 (pu shel tse)	Belamcanda [A,G], Coelogyne [C], Dendrobium [A,B,C,D,F,G,H,I,J,K,L,M,N], Ephemerantha [F,M], Iris [A], Vetiveria [A,E,G]
プシュカラムーラ	puShka ra m'u la	27a6	川木香	Aplotaxis [G], Costus [A], Dolomiaea [K], Inula [C,E,F,G,J], Iris [G], Vladimiria [B,D,G,H,N]
プリヤング	pri yangku	27b4	厄子花	Aglaia [E], Callicarpa [A,G], Dracocephalum [A,B,C,D,F,G,H,I,J,K,L,M,N]
プルモの灰	phur thal	30b4	——	Artemisia [A,C,D,G,K,N], Caryopteris [J]
プーカル	spos dkar	27a1 / 30b4	芸香	Ailanthus [D], amber [F], Boswellia [A,D,F,G,H,I,K,L], Commiphora [I,L], Murraya [A], Pistacia [A], Shorea [A,C,E,G,J,N], Vatica [A]
蛇（肉・脂肪・抜け殻）	sbrul	29a5 / 29b3 / 29b4	蛇肉 (sbrul sha)	Bungarus [B,F,L], Dinodon [F], Elaphe [B,C,D,F,G,I,L], Opheodrys [B,F,L], Python [B,F,L], Thermophis [B,L], Trimeresurus [D,I,K], Zaocys [D,F,K,N]
ベナプ	be snabs	26a1	——	chalcedony [F], halysite fossil [C,E], yellow halloysite [G]
ペマケサル	padma ge sar	26b3	——	Aegle [A], Bombax [A,C,L,N], Mesua [G], Quisqualis [G], Rosa [A]
法螺貝	dung	25b6	瑲琚 / 貝	Charonia [B,F], Murex [F,I,K,L], Rapana [B,D,F,H,I,K,L]
ホンレン	hong len	24a6 / 27b4 / 30a5	胡連	Lagotis [B,C,D,F,G,H,I,J,K,L,M], Picrorhiza [A,B,C,D,E,G,I,K,L,M,N], Scutellaria [A]
ポワリ	pho ba ris	30b3	——	Piper [A,C,D,I,J,K,N]
マク	smag	24b1 / 27b3 / 30b5	臭裡子	Arenga [B,K], Caryota [B], Melia [C], Metroxylon [B,D,F,H,I,J,L,N], Padus [A,G], Spiraea [F,L,M]
マヌ〔パトラ〕	ma nu [pa tra]	27a6 / 30b2	青木香	Aristolochia [A], Cissampelos [A], Inula [C,D,E,F,H,I,J,K,L,M,N], Iris [G]
マルツェ	ma ru tse	27a1 / 30b4	可瓜	Butea [A,B,C,D,E,F,G,H,I,J,K,L,N], Caesalpineae(科名) [A], Cucumis [A]
マンジラ	manyjira	26a1	菩薩石	amniote [N], muscovite [G], ophicalcite [E,G,J], ophicalcite fossil (sic.) [C]
マーモット（肝臓）	'phyi ba	29a5	——	Marmota [B,C,D,F,G,H,I,K,L,N]
ミクパ	rmigs pa	30a2	——	Eremias [F,G,J,N], Lygosoma [L], Phrynocephalus [B,C,D,G,H,I,K]
水鼠（肉）	chu byi	30a2	——	Arvicola [C], Cinclus [B,D,I]
無畏アルラ	a ru ra 'jigs med	27a4	——	Terminalia [C]
ムクチュンデンヨン	smug chung mdan yon	28a1	——	Cremanthodium [I], Meconopsis [A,B,C,D,E,F,G,H,I,J,K,L,N]
ムンチャラ	mon cha ra	24b1 / 27b3 / 30b4	象子	Ginkgo [A], Quercus [A,C,D,F,G,I,J,K,N]

和訳名	チベット語	ロケーション	番　漢	属　名
牝牛（尿）	ba	29b6	──	Bos [C,F,I,K,L,N]
メトクルクミク	me tog lug mig	28a6	菊花	Aster [A,B,C,D,E,F,G,H,I,J,K,L,M,N], Chrysanthemum [A], Erigeron [B]
メトセルチェン	me tog ser chen	28a5	金蓮花	Calendula [N], Dicranostigma [D], Ixeris [F,J], Limnanthemum [A], Papaver [A,C,E,G,H,K], Tagetes [G], Trollius [G,I,L,M]
モデ	mo rde	26a4	──	female urinary stones [C]
ヤキ〔マ〕	g-ya' kyi [ma]	27b5 / 30a5 / 30b5	──	Arctostaphylos [A], Chrysosplenium [C,D,E,F,I,J,K,L,M], Dianthus [I], Pyrola [A,G], Saussurea [A], Saxifraga [A], Vaccinium [A]
山羊（肝臓・血・脳）	ra	29a6 / 29b1 / 29b3	──	Capra [C,D,F,H,I,K,L,N], Naemorhedus [L]
野生のパー〔オ〕	dpa' rgod	27b1	──	Curcuma [C,J,N], Phytolacca [D,K]
野生の羊（角）	gnyan	29a2	──	Ovis [B,C,D,F,G,H,I,K,L,N]
野生のヤク（角・血・肉）	g-yag rgod / rgod g-yag	25a1 / 29a2 / 29b2	──	Bos [C,D,F,K,L,N], Budorcas [G]
ヤバクシャーラ	ya bakSHa ra	24a5 / 26a5	芒硝	aragonite [G], humus [J], mirabilite [D,I,K], mirabilitum [F], natrii sulfas [H], nitrate of potash derived from burnt barley [C], potassium bicarbonate [E], saltpetre [C,J], thenardite [B], Ustilago [J]
有蹄類（骨）	bshul chags	29a4	──	──
ユク	yug	26a4	──	fluoritum [D], fluorite [I], halloysite [G,J], hematite [B], light blue substitute for ochre [C], ochre [J]
ユクシン	yu gu shing	27b6	三七 / 山漆	Aster [F,J], Cacalia [C,G], Gynura [C,E], Sambucus [B,D,G,H,I,L,M], Saussurea [B,I,L,M], Senecio [A,B,C,D,F,G,H,I,J,K,L,N], Verbascum [C], Veronica [G]
ユモデチン	yu mo mde 'byin	27b5	──	Dianthus [A,G], Erodium [A,G], Isopyrum [I,L], Paraquilegia [B,C,D,E,F,G,H,I,J,K,L,M,N]
ユンア	yung ba	27a6 / 30b1	姜黄	Curcuma [A,B,C,D,E,F,G,H,I,J,K,L,N], Xylanche [M]
ユンカル	yungs kar	30b5	白芥子 (yungs dkar)	Brassica [A,B,C,D,J,L], Sinapis [A,B,C,F,I,L,M]
ヨーグルト	zho	24a5	──	──
酪漿	dar	24a5	──	──
ラゴルショシャ	gla gor zho sha	27a5	木腰子	Entada [A,F,G], Mucuna [B,C,D,I,K,L,N]
ラツァ	rwa tsha	24a5 / 27a2 / 30b3	──	horn salt [E,G]
ラニェ	ra mnye	24a4 / 28b6	白及	Bletia [A], Polygonatum [A,B,C,D,E,F,G,H,I,J,K,L,M,N]
ラピスラズリ	mu men	25b6	青金	lapis lazuli [C,D,E,G,J], lazurite [B,I,K], lazuritum [F]
ラララプー	la la phud	26b4 / 30b3	蛇床子	Carum [C], Chamaesium [D,L], Cnidium [B,C,D,G,K,L,M], Conioselinum [A], Foeniculum [F,H,J], Lepidium [A], Peucedanum [A], Pimpinella [C], Salsola [A], Saposhnikovia [A], Trachydium [B,L], Trachyspermum [A,C,E,G,N]
ランタンツェ	lang thang tse	28a3 / 30b4	浪蕩子	Anisodus [C], Datura [F], Hyoscyamus [A,B,C,D,F,G,H,I,J,K,L,M,N]
リクブミク	lig bu mig	26a4	雲母石 / 長石	chalcedony [C,E], malachite [G,J]
リシ	li shi	26b2	丁香	Eugenia [B,C,D,F,I,J,L], Primula [I,L], Syzygium [A,E,K,N]
リショ	ri sho	28b5 / 30b5	──	Ligularia [A,B,C,D,E,F,G,H,I,J,K,L,M,N], Rumex [A,G], Tragopogon [A]
リディ	li gri	26a3	黄丹 (li khri)	minium [C,D,F,G,I,J], red oxide of lead [E]
竜骨	'brug rus	29a3	龍骨	apatite [K], calcite [K], fossilia [F], fossilia ossis [D,I]

和訳名	チベット語	ロケーション	番 漢	属 名
ルクゲル	lug ngal	28b3	——	Corydalis [B,C,D,F,E,G,I,J,K,L,N], Linaria [A,G], Pedicularis [F,M]
ルクチュン	lug chung	28b3	旱連艸	Aster [A,B,C,D,E,G,H,I,K,L,N], Eclipta [A], Heteropappus [B,C,F,J,K,M]
ルクムル	lug mur	28a5		Leucas [G], Phlomis [A,B,C,D,F,G,H,I,J,K,L,M,N], Smilacina [M]
ルタ	ru rta	27a6 / 30b1 / 30b2	廣木香	Aucklandia [B,D,F,I,K,L], Costus [A,G], Rosa [A], Saussurea [A,C,D,E,G,J,N], Vladimiria [F,I,L]
レコン	re skon	24a6 / 27b4 / 30a6	丹参	Acomastylis [B], Coluria [B,I,L], Corydalis [B,C,D,F,G,H,I,J,K,L,N], Pomatosace [B,H,I,L,M], Potentilla [A,B,G,I,L], Salvia [A,C,E]
レチャク〔パ〕	re lcag [pa]	28b6 / 30b6	大戟艸	Euphorbia [A,I,L], Stellera [A,C,D,E,F,G,I,J,K,L,M]
レテー	sle tres	25a2 / 27b1 / 30b2	苦参	Polygonum [B,I,L,M], Robinia [A], Sophora [A], Stephania [N], Tinospora [A,B,C,D,F,G,H,I,J,K,L]
レレル	re ral	28b1 / 30b1	管仲 / 骨砕補	Adiantum [A,B,G,M], Aleuritopteris [C,D,I,L], Asplenium [I,L], Corallodiscus [J], Cyrtomium [I,L], Drynaria [B,D,F,G,I,J,K,L], Dryopteris [B,C,E,I,K,L,N], Lepisorus [J], Polystichum [B,D,F,G,I,K,L]
驢馬（舌・血・蹄）	bong [bu]	29a6 / 29b2 / 29b4	——	Equus [C,D,F,H,I,K,L]
鷲（肉・糞）	[bya] rgod	29a5 / 29b6	——	Aegypius [B,D,F,H,I,K,L,N], Gyps [C]
鰐（爪）	chu srin	29b4	——	Alligator [L], Crocodylus [N], Gavialis [C], Manis [F]
ワンポラクパ	dbang po lag pa	28b5	仙人掌 (dbang lag)	Belamcanda [A], Coeloglossum [B,I,M], Dactylorhiza [J,N], Gymnadenia [A,B,C,D,F,H,I,K,L,M], Habenaria [C,F,I], Herminium [B,I,M], Orchis [A,B,C,E,G,I,L,M], Spiranthes [B,M]

注

[1] チベット語題名は *bdud nad gzhom pa'i gnyen po rtsi sman gyi nus pa rkyang bshad gsal ston dri med shel gong, bdud rtsi sman gyi rnam dbye ngo bo nus ming rgyas par bshad pa dri med shel phreng* (1875)。漢訳名は『晶珠本草』上海科学技術出版社, 1986年である。

[2] ただし、見出しとなっているのは鉱物115種、植物324種、動物104種である。

[3] 中でも『水晶の球・水晶の数珠』(*shel gong shel phreng*)、『ターラー尊の十万本草』(*sgrol ma sngo 'bum*)、『ユトクの十万本草』(*g-yu thog sngo 'bum*) の引用回数が一番多い。後二者については本書第3章第2節参照。

[4] 複数の研究書がラテン語のミススペルを共有してお

り、これは各研究書間の参照関係を示している。本データベースでは可能な限りミススペルを修正して入力した。

略号表一覧

人民版漢訳　本書第1章注20
上海版漢訳　本書第1章注21
Clark (1995)　本書第4章第1節文献G
BhD (1995)　本書第4章第1節文献E
BN=『青瑠璃』　本書第1章注12
GZ=『四部医典』　*bdud rtsi snying po yan lag brgyad pa gsang ba man ngag gi rgyud. I. rtsa ba'i rgyud. II, bshad rgyud, III, man ngag gyi rgyud, IV. rgyud phyi ma.*（本書第1章第1節注4）

KB=『チベット医学史』　本書第1章注12
DTMM　本書第4章第1節文献J
Men-Tsee-Khang 2008　本書第4章第1節文献N
MZ=『祖先の教え』　本書第1章注11
Sh=水晶の球・水晶の数珠　Principles of Lamaist Pharmacognosy : being the texts of *the Dri med shel gong, Dri med shel phreng, and the Lag len gces bsdus of Dildmar dge-bshes Bstan-'dzin-phun-tshogs.* Leh, 1970 (Smanrtsis Shesrig Spendzod, 6).

TMP　本書第4章第1節文献C

あとがき

　1970年代の終わり、長澤元夫（東京理科大学名誉教授）と谷田伸治が、チベット医学を研究せんとの志を持ち、東京大学の山口瑞鳳先生（東京大学名誉教授）、ついでシルクロード研究所の星実千代先生の下でチベット語を学びはじめた。1990年10月27日、山口教授が「チベット医学に興味をもつものを集めてくれ」と声かけをし、東洋文庫に長澤元夫、谷田伸治、中川和也、西脇正人の四人が参集すると、そこには「チベット医学研究会発会式」という紙が貼られていた。以後、月一回のペースで四人の勉強会が始まったが、中川和也は、『チベットの精神医学』（春秋社、1993年）および『ユトク伝』（岩波文庫、2001年）の翻訳に専念するために引退し、代わって90年代前半より、福田洋一（大谷大学教授）、石濱裕美子（早稲田大学教授）が研究会に加わった。会合場所は最初の内大半は門前仲町の伝統医学協会であり、伝統医学協会が事務所を閉鎖した後は、早稲田大学の石濱研究室において必要に応じての参集となった。

　購読したテクストは、『アシュターンガ・フリダヤ・サンヒター』のサンスクリット・チベット語対照テクスト、続いて、ジェ・ミパムの水銀薬の製造法のテクスト「宝のごとき水銀を調合する物語」（成果は『史滴』35、2013年、81-199頁に発表）、ついでダライラマ五世の摂政サンゲギャムツォの著した医学史（sde srid sangs rgyas rgya mtsho. *gso rig sman gyi khog 'bugs*. 甘粛民族出版社、1982年）、そして『四部医典』の薬材の章（第2部第19章-21章）を講読し現在に至る。本書第1章・2章はこの研究成果である。長澤元夫教授は2000年、『四部医典』の講読の最中に高齢により引退した。

　第3章で訳注を行ったチベット本草図譜は、東本願寺の僧、寺本婉雅が1898年に北京のチベット僧院雍和宮において入手したものである。筆記体のチベット語で書かれた本図譜は西脇が解読・注記し、編集と一部訳注は石濱が行った。

　寺本婉雅は20世紀初頭の日本の大陸政策に仏教界から深く関わった人物である。1899年にラサ入りを目指して東チベットのバタンにまで入り、1900年に起きた義和団の乱にあたっては陸軍通訳として北京入りし、日本で初めてチベット版大蔵経を入手した。1905年にはダライラマ十三世不在のラサに入り、シッキムに抜けた。1906年には青海のクンブム大僧院（中国名塔爾寺）でダライラマ十三世と謁見し、キリスト教という共通の宗教をもつ西欧列強に対して、アジアは仏教を絆にして立ち向かうべきことを説いた。1908年には西本願寺の連枝大谷尊由（大谷光瑞の弟）とダライラマ十三世の五台山での会見をセッティングし、この会見を最後に寺本はチベットとの直接交渉から退き、晩年は大谷大学教授となりチベット学の教鞭を執った。

　寺本婉雅の死後、その遺品は四散し、その一部が養子昌雄氏の実家である宗林寺（富山県南砺市）の蔵に代々伝えられていた。本書で訳注を施した本草図譜もこの中にあった。宗林寺の現住職である桂恵子師は、寺本の遺品の来歴について親しくご教示くださり、また、出版に際しても様々な便宜をはかって下さった。ここに深甚の感謝を表したいと思います。

　第4章 第2節の「チベットの薬材名と属名の対応表」は『四部医典』第19から第21章に現れる薬材名の下で、従来どのような動植物が用いられてきたのかを総覧したデータ集である。作成にあたっては、まず14冊の先行研究を著者四人で分担し、そこに記された学名をExcelの表に入力した。そのExcelの基礎データからデータベースを構築し、オンラインで参照・編集のできるWebアプリケーションを福田が作成した。このアプリケーションによって、アクセス権のある各人が遠隔地からでも同一のデータベースにアクセスし、追加・修正が可能となった。本書第4章の対応表は、2014年8月時点のデータベースから、薬材名の和訳名、チベット語、出現箇所、『番漢薬名』の漢語、

属名情報のみを抽出して整理したものである。詳細な情報についてはオンラインのデータベースを参照していただきたい。また、現在のデータベースには、寺本婉雅将来本草図譜のみにみられる薬材データや、その後出版された研究成果は入力されていない。今後ともデータベースに新しい情報を入力し、維持し続けることは大きな課題となる。

本データベースには昭和大学薬学部生薬学・植物薬品化学教室の鳥居塚和生教授が平成23年度厚生労働科学研究費補助金（地域医療基礎開発推進研究事業）で分担金を配分して下さった。鳥居塚先生は本書の完成を見ることなく2014年5月24日に永眠された。ご冥福をお祈りいたします。

また、藝華書院社長岸本健治氏、編集の竹見洋一郎氏には念校直前まで原稿に多くの訂正・変更を加えることになり、大変なお手数をおかけした。厚く感謝いたします。

チベット医学は中国医学・インド医学にも比肩する豊かな伝統をもつものであり、本書はそのほんの一端を明らかにしたにすぎず、それですら理解の至らない点が多いかと思われる。後に続く方たちがより広く深くチベット医学を究明していく入り口になれれば幸いであると思う。

※本書の出版に当たっては平成26年度科学研究費補助金・研究成果公開促進費（学術図書）の補助を受けた。

2015年1月21日

石濱　裕美子

チベット伝統医学の薬材研究

2015年2月20日　初版第1刷発行

著　　　者：石濱裕美子、西脇正人、福田洋一、谷田伸治

編　　　集：竹見洋一郎
編集協力：浅野靖菜
装　　　幀：宗利淳一

発 行 者：岸本健治
発　　　行：株式会社 藝華書院
　　　　　　〒113-0033 東京都文京区本郷1丁目35番地27号
　　　　　　Tel. 03-5842-3815　　Fax. 03-5842-3816
　　　　　　http://www.geika.co.jp　e-mail. info@geika.co.jp

本文デザイン・組版：有限会社 修学舎
印刷・製本：株式会社 八洲

© 2015 Yumiko Ishihama / Masahito Nishiwaki / Youichi Fukuda / Nobuharu Tanita
Printed in Japan
乱丁・落丁本は小社宛にお送りください。送料小社負担にてお取替いたします。
無断転載複写禁止

定価：本体15,000円＋税
ISBN　978-4-904706-10-7　C3047

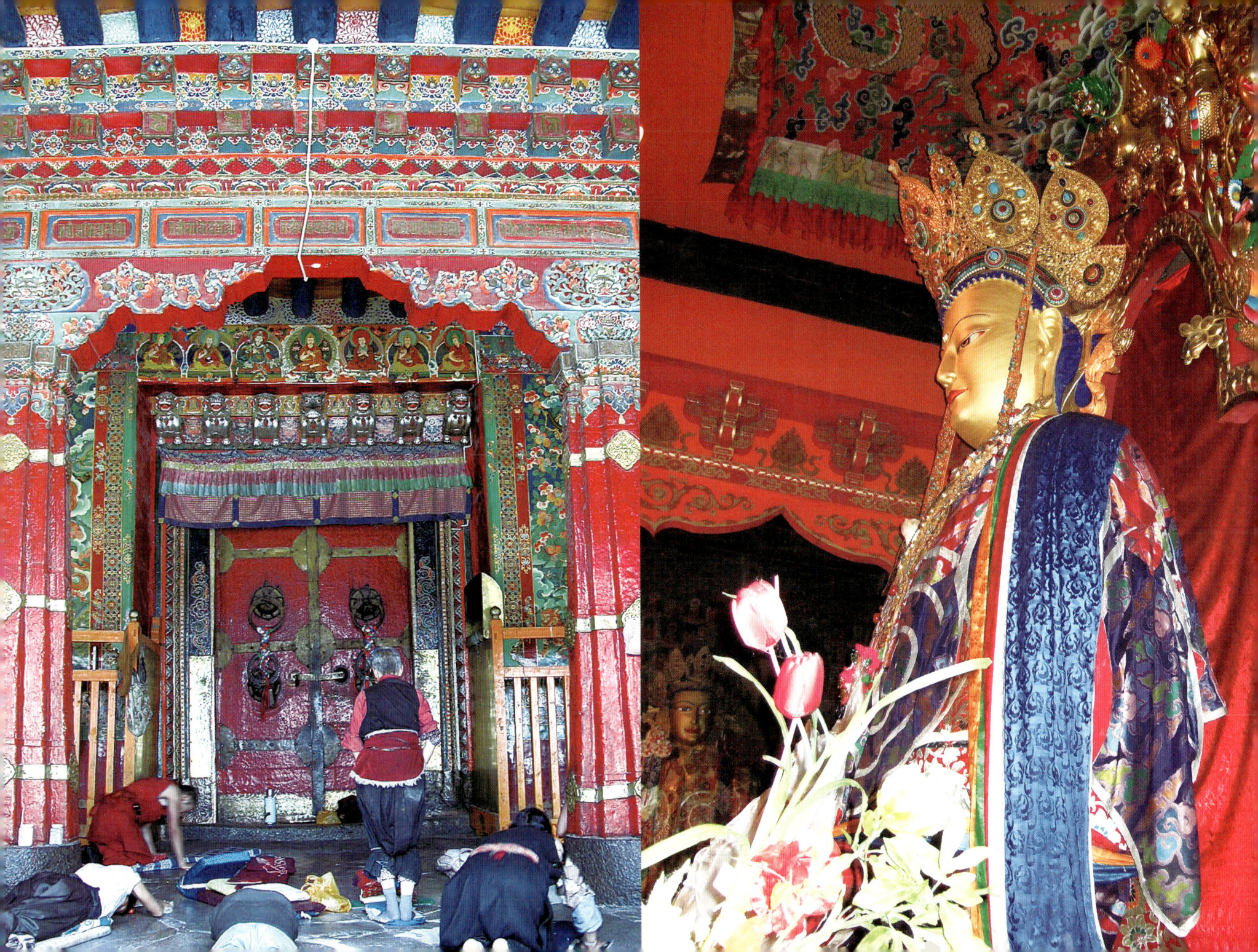